HANS-OTTO THOMASHOFF

Im Wahn gefangen

GEGENSÄTZE Inspektor Sperling ist kultivierter Bohemien, Opernliebhaber und Dackelbesitzer: ein Wiener aus vergangenen Tagen. Widerwillig stolpert er in einen Fall, bei dem er selbst zum Opfer wird. Ein Psychiatrieprofessor hat ein Heilmittel für Schizophrenie gefunden und ist untergetaucht, weil ein Pharmamulti ihn und seine Entdeckung vernichten will, um das eigene Medikament zu schützen. Da Sperling von der Tochter des Professors um Hilfe gebeten wird, gerät er auf die Abschussliste des Pharmakonzerns. Eines Mittags wird er von Fremden niedergeschlagen und entführt. Der Inspektor erwacht in der Psychiatrie am Steinhof, wo er als vermeintlich psychisch Kranker gegen seinen Willen festgehalten wird. Als ihm klar wird, welch grauenvollen Plan der Pharmamulti in Wahrheit verfolgt, kämpft er mit allen Mitteln, um ihn aufzuhalten. Kann Sperling aus der Psychiatrie fliehen und die Umsetzung des Plans verhindern?

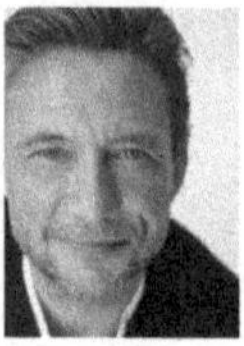

Hans-Otto Thomashoff ist Psychiater und Kunsthistoriker. Er arbeitet als Psychoanalytiker und Psychotherapeut in eigener Praxis in Wien. Er ist Ehrenmitglied des Weltpsychiaterverbandes und Präsident der Sektion für Kunst und Psychiatrie, wissenschaftlicher Beirat in der Sinn-Stiftung und Aufsichtsrat der Sigmund-Freud-Privatstiftung. Zudem ist er Autor von Sachbüchern zur praktischen Anwendung von Hirnforschung im Alltag und Schöpfer von Wiener Kriminalromanen, die die Atmosphäre der alten Kaiserstadt einfangen zwischen Oper und Psychoanalyse, zwischen Big Business und den Abgründen der Geschichte.

HANS-OTTO THOMASHOFF

Im Wahn gefangen

Kriminalroman

GMEINER

Personen und Handlung sind frei erfunden.
Ähnlichkeiten mit lebenden oder toten Personen
sind rein zufällig und nicht beabsichtigt.

Immer informiert

Spannung pur – mit unserem Newsletter informieren wir Sie
regelmäßig über Wissenswertes aus unserer Bücherwelt.

Gefällt mir!

Facebook: @Gmeiner.Verlag
Instagram: @gmeinerverlag
Twitter: @GmeinerVerlag

MIX
Papier aus verantwortungsvollen Quellen
FSC® C083411

Besuchen Sie uns im Internet:
www.gmeiner-verlag.de

Im Ehnried 5, 88605 Meßkirch
Telefon 07575/2095-0
info@gmeiner-verlag.de

2. Auflage 2020

Lektorat: Katja Ernst
Herstellung: Mirjam Hecht
Umschlaggestaltung: U.O.R.G. Lutz Eberle, Stuttgart
unter Verwendung eines Fotos von: © Karl Allen Lugmayer / stock.adobe.com
Druck: CPI books GmbH, Leck
Printed in Germany
ISBN 978-3-8392-2721-3

Alexandra gewidmet

Mir ist der Hals wie ein Fabrikschlot
Ein Schornstein in größter Not!
Die Luft ist wie ein Schwangeres Tier
Es will raus aus mir
Die Wehen pressen sich Kratzcent
Durch den Schlund
Auf macht sich der Muttermund
Tut Schmatzen Schlucken gar Spucken
Wieder eine Totgeburt
Wieder ein Lebensriss

Heinz Müllerh, 02. November 2004

BEVOR ES LOSGEHT

Die vorliegende Geschichte ist frei erfunden. Alle Orte, an denen die Geschichte angesiedelt ist, sind reale Orte, die mit ihrer allgemeinen Bekanntheit und ihrer historischen Bedeutung die Authentizität der Geschichte ermöglichen. Der Steinhof ist wie die Staatsoper ein bekanntes Kulturgut, ein Gesundheitszentrum Nibelheim gibt es jedoch weder am Steinhof noch anderswo und wird es so hoffentlich nie geben. Sämtliche Firmen, Kliniken, Sekten sind ebenfalls frei erfunden – dies gilt auch für die handelnden Personen – und sollen in keiner Weise realen nahekommen oder gar suggerieren, hier trage sich Vergleichbares wie in der Geschichte zu. Dem Kenner wird nicht entgehen, dass die Figuren von der Welt aus Richard Wagners Ring inspiriert wurden. Wagner und Psychiatrie, das war einfach eine zu verlockende Kombination, um sie nicht literarisch zu nutzen. In dem langjährigen Bestreben, auf die Stigmatisierung psychisch Kranker und deren Ausgrenzung aufmerksam zu machen, war es mir ein Anliegen aufzuzeigen, dass es keine scharfen Grenzen zwischen »krank« und »gesund« gibt, dass jeder von uns in Situationen geraten kann, in denen er auf das Verständnis und auf die genuin menschliche Hilfe anderer angewiesen ist. Mein Wunsch ist, dass dieses Verständnis den Grundstein für das Bestreben legt, jedem anderen mit Achtung und Würde zu begegnen, wie auch immer sein aktueller Zustand gerade sein mag. Dafür war es wichtig, in die Extreme der menschlichen

Psyche einzusteigen, mit ihren Ängsten, ihrer Aggression, ihrer Verzweiflung, ihrem Wahnsinn, aber auch mit ihrem unausrottbaren situativen Humor, der gelegentlich bitter sein kann.

1

»Sie müssen mir helfen!«

Die Angst in ihrer Stimme war spürbar. Noch bevor er seinen Namen hatte nennen können, warf ihm die Unbekannte diese Worte durch das Telefon an den Kopf.

»Ja, bitte, mit wem spreche ich denn?«

»Es geht um meinen Vater. Er ist in höchster Gefahr!«

Sperling befand sich gerade auf dem Weg in die Mittagspause, hatte kurz innegehalten, als der Anruf gekommen war, wäre beinahe über seinen zu lang geratenen Zwergdackel Marilyn gestolpert und ärgerte sich jetzt darüber, dass seine Neugier größer gewesen war als sein Hunger. »Ich glaube, Sie sind bei mir nicht an der richtigen Stelle. Hier ist die Mordkommission. Das heißt, wir sind nur zuständig, wenn es einen Mord gegeben hat. Ich stelle Sie zu einem Kollegen durch.«

Er wollte sie abwimmeln. Wer in Gefahr war, lebte allem Anschein nach noch. Doch sie unterbrach ihn.

»Lassen Sie mich nicht im Stich.«

Ihre Not traf einen Nerv in ihm. Er versuchte, sich dagegen zu wehren. »Es tut mir leid, aber bei uns hat halt alles seine Ordnung.«

Ein solcher Satz aus seinem Munde, er biss sich auf die Zunge. Mit seiner Zuständigkeit war es wie bei den Leichenwagen, in denen keine Kranken transportiert werden durften, so wie umgekehrt in Krankenwagen keine Leichen. Sie waren kein Mordverhütungsdezernat, leider. Das Gesicht seines Vorgesetzten wollte er sehen angesichts einer Messingtafel an dessen Tür: »Oberst Stankovic, Verhütungsdezernat Wien«.

»Mein Vater ist Professor Lapinsky.«

»Aha.« Den Namen hatte Sperling nie gehört, wartete ungehalten auf eine Erläuterung.

»Sie kennen ihn sicher aus dem Fernsehen oder aus der Zeitung, *der* Biochemiker aus Heidelberg.«

»*Der* Biochemiker aus Heidelberg«, wie sie das sagte, als ob es dort nur den einen gäbe. Nicht, dass Sperling überhaupt einen Biochemiker gekannt hätte oder einen gewöhnlichen Chemiker oder auch sonst jemanden aus Heidelberg. Da beschlich ihn ein Verdacht. »Mit Verlaub, aber heißt das, dass Ihr Vater in Heidelberg und gar nicht in Wien ist?«

»Ja, das stimmt. Aber ich, ich lebe doch in Wien.«

Sperling räusperte sich, fragte sich, was ihn dieser nicht einmal existierende Fall überhaupt anging. Nervös blickte er auf seine Taschenuhr, wie um irgendetwas Sinnvolles zu tun, die Zeit, die er mit diesem Telefonat vergeudete, zu legitimieren. Hätte ihn nicht die Verzweiflung im Klang ihrer Stimme eigentümlich in ihren Bann gezogen, er hätte den in Wien üblichen, immer die Form wahrenden Umgangston über Bord geworfen und wäre dem Drängen seines wenig auf Etikette bedachten Magens gefolgt, der inzwischen zum Protest aufrief. »Wenn ich Sie richtig verstanden habe, rufen Sie mich also bei der Mordkommission an wegen eines Mordes, der sich erstens gar nicht ereignet hat und zweitens nicht einmal hier, sondern in Deutschland?«

Sein Bemühen um eine förmliche Sprache sollte seinen Worten Autorität verleihen, was sie ignorierte, vielleicht, weil sie die Gepflogenheiten der Stadt nicht kannte oder weil stärker war, was sie von ihm wollte. Sie wirkte verletzlich, war voller Furcht, das berührte ihn. Er hatte Hunger, und doch ertappte er sich dabei, wie er sich in Gedanken ihr Erscheinungsbild auszumalen begann. Die Direktheit ihres Hilferufes hatte etwas Schamloses an sich, dem er sich nicht entziehen konnte.

»Sie müssen mir helfen. Ich habe es schon überall versucht. Mein Vater ist ein Genie. Er hat die Lösung gefunden. Er weiß, wie man Schizophrenie heilen kann, für immer. Er ist die Hoffnung für Millionen Kranke. Deshalb sind sie hinter ihm her.«

»Die Kranken?« Sperling kannte sich nun gar nicht mehr aus, verlor die Geduld.

»Die Industrie mit ihren Machenschaften, sie wollen ihn beseitigen. Da ist eine Verschwörung im Gange.«

Eine Verschwörung, wie ein Signal wirkte dieses Wort. Sperling hatte genug. Wie oft schon waren ihm unsinnige Verschwörungstheorien aufgetischt worden, gefragt und ungefragt, bei seinen Ermittlungen oder einfach so, irgendwo im Gewirr der Gassen dieser Stadt, die den Irrsinn magisch anzuziehen schien. »Verstehen Sie mich bitte nicht falsch. Aber könnte es sein, dass Sie selbst mit der Psychiatrie, ich meine …?«

»Ja sicher, gerade deswegen ist es doch so wichtig für mich. Sie dürfen mich nicht abweisen. Ich muss Sie treffen und Ihnen alles erzählen. Aber wir müssen vorsichtig sein, auch ich werde verfolgt.«

Sperling seufzte, während Marilyn, ganz Dackel, ausgehbereit an der Bürotür stand und ihn mit ihren dunklen Augen anbettelte. Warum ich?, schoss es ihm durch den Kopf, doch er hütete sich davor, das zu fragen. Irgendeine geisteskranke Person rief ausgerechnet ihn an, zwängte sich ohne Rücksicht in seine geschätzte Mittagspause, hielt ihn gefangen, verpflichtete ihn ganz gegen seinen Willen. Kam er nicht sonst immer zu spät, dann, wenn ein Mord bereits geschehen war und es kein Zurück mehr gab? Sperling war durcheinander, fühlte sich einer unsichtbaren Macht unterworfen, sah offenen Auges dabei zu, wie er sich auf etwas einließ, das ihn nicht nur um sein Mittagessen zu bringen drohte. Ratlos blickte er zu Marilyn hinab und beneidete sie um die Selbstverständlichkeit, mit der sie schwanzwedelnd auf ihr Recht pochen konnte.

Sperling gab also nach. In dem Versuch, das Beste aus der Situation zu machen, verabredete er sich mit der Unbekannten »zu einem kurzen Treffen«, wie er sagte, in der Börse. Sie arbeite dort in dem Blumenladen, hatte sie gemeint. Der Wiener Wertpapierhandel selbst hatte das prachtvolle Gebäude am Ring längst verlassen, weil er sich dessen Luxus nicht mehr hatte leisten können. Die Zeiten Maria Theresias, als Wien größter Börsenplatz der Welt gewesen war, lagen weit zurück. So wie das ganze Land entgegen dem Willen seiner Protagonisten lediglich noch eine Nebenrolle auf der Weltbühne spielte, hatte auch die Börse jahrelang in einem Etagenbüro in einer kleinen Seitengasse ihr karges Dasein gefristet. Erst jüngst war sie dann ausgerechnet in jenes Innenstadtpalais übersiedelt, in dem angeblich zum ersten Mal in Wien die Marseillaise erklungen war. Wie dem auch sei, an das Blumengeschäft lag ein Restaurant angeschlossen – eingebettet in die Pracht und in den Duft frischer Blüten –, weshalb Sperling sich für seinen außerordentlichen und ungewollten Einsatz zumindest mit einem guten Essen belohnt wissen konnte.

Draußen sprang Marilyn erleichtert voraus. Da sie nicht wusste, wohin sie gingen, drehte sie sich immer wieder vergewissernd um. Es war ungewöhnlich warm draußen. Als sei es ihr letztes Mal, bäumte sich die Sonne auf und gewährte den Bewohnern der Stadt eine Atempause vor den frostigen, nebelverhangenen Tagen und Nächten, aus denen es bald kein Entrinnen mehr geben würde. Sperling sog ihre Kraft ein, so tief es ging, ließ sich von ihren Strahlen in Gedanken zurücktragen zu den Sommerwochen am Meer. Dort, fern jeder Alltagsrealität, waren Chiara und er sich näher gewesen als jemals zuvor. Sie war seine langjährige Geliebte, seine einzige Vertraute, seine Ahnung vom wahren Leben. Und doch blieb ihre Beziehung verworren, war es ein Hin und Her, in dem sie lebten und sich liebten. Zu viel trennte sie. Sie entstammte einer steinreichen Reederfamilie aus Triest. Ihr Urgroßvater war vom Kaiser in den Adelsstand erhoben worden, und standesgemäß hatte er sich ein Palais in Wien in Hofburgnähe gekauft. Während Chiara in der Welt herumjettete und sich vor allem in Afrika für Wohltätigkeiten engagierte, war Sperling ein klassischer Wiener Staatsbeamter wider Willen. Aus dem Streben nach Sicherheit heraus war er dem Reiz des Beamtendaseins erlegen, obgleich es so gar nicht zu seiner wahren Natur passen wollte. Mehr durch Zufall, genauer durch die Empfehlung eines alten Schulfreundes, der seinen Posten zuvor innegehabt hatte, war er bei der Kriminalpolizei gelandet. Sein Vorgänger, ein Inspektor Federer, war einfach verschwunden. Wahrscheinlich hatte er Hals über Kopf das Handtuch geworfen und war ausgestiegen. Komplett auf irgendeine Südseeinsel. Sogar seinen Hund hatte er dagelassen, im Dezernat bei seinen Kollegen. Keiner hatte ihn in ein Tierheim geben und keiner hatte ihn haben wollen, und so war Sperling zusätzlich zu seiner Anstellung auch gleich auf den Hund gekommen. So verschieden Chiara und er auch waren, verband sie beide dennoch mehr, als andere je erfahren würden. Ihm war, als könne er sie jetzt beinahe spüren. Er lehnte sich auf gegen ihre Unerreichbarkeit. Der vergangene Sommer hatte sein Versprechen erfüllt, war jedoch unwiederbringlich zu Geschichte geworden. Sperling war wieder allein. Im Herbst hatten sie sich noch einmal gesehen, seither hatte er nichts von Chiara gehört. Aber brauchten sie nicht diese Trennungen, weil ohne die Distanz zwischen ihnen die Bedingungslosigkeit ihrer Liebe nicht aufrechtzuerhalten wäre? Oder redeten sie sich das nur ein?

Erst als Marilyn wie angewurzelt stehen geblieben war, weil sie sich weigerte, ihre Pfoten auf die in das Souterrain führende Metalltreppe zu setzen, bemerkte Sperling, dass er bereits am Ziel seines kurzen Spaziergangs angelangt war. Er hob den Hund hoch und trug ihn hinab. Das prachtvolle Stiegenhaus durchquerend, trat er auf eine unscheinbare Tür mit dem Namen des Restaurants zu, öffnete und fand sich in dem schmalen Gang direkt neben der Küche wieder, in der gerade Hochbetrieb herrschte. Von dort aus erreichte er den Speisesaal und zwängte sich zwischen geschäftig speisenden Büroangestellten und Damen auf Einkaufspause hindurch, bis zur halbrunden Verkaufstheke des Blumenladens, wo er, den Blicken einer der Verkäuferinnen nach zu urteilen, bereits erwartet wurde.

Der Hund auf dem Arm war das vereinbarte Erkennungszeichen, aber die Wartende schien nur Sperlings Augen zu sehen, gab sich wie von ihnen hypnotisiert.

Das schmeichelte ihm, traf sich auch mit der lasziven Barmusik, die den Raum erfüllte, doch Sperling mochte ihre Begehrlichkeiten nicht erwidern. Hatte ihn seine Fantasie so trügen können, fragte er sich erschrocken. Er rechnete sich nicht zu den Menschen, die nach Äußerlichkeiten urteilten, aber ihre Erscheinung übte so gar keine Anziehungskraft aus auf ihn. Er fand die Art, wie sie ihn anstarrte, aufdringlich und ohne jeglichen Reiz. Er war beruflich hier, bestärkte er sich. Der wahre Beweggrund für sein Kommen, diese undefinierbare Anziehungskraft ihrer Stimme am Telefon, schien nie existiert zu haben. Sie sog ihn förmlich auf, doch er widerstand ihr spielend leicht und zog sich zurück auf seine Rolle als ermittelnder Kriminalbeamter in einem Fall, den es gar nicht gab.

2

Die Blumenfrau sprang auf Sperling zu und redete auf ihn ein, ohne ihren Vater eines einzigen Wortes zu würdigen. Ihr Blick hing fest an seinen Lippen, und seine höflich hilflosen Versuche, sie abzuschütteln, scheiterten kläglich.

Es war helllichter Tag, und sie spielten »Strangers in the Night«. Unweigerlich musste Sperling an die Fangarme des Oktopus denken, der ihm vorhin in einer Vitrine der Restaurantküche aufgefallen war. Die immer noch Unbekannte stand zu dicht vor ihm. Er hasste aufgezwungene Nähe. Der Regen feiner Speicheltropfen, den sein Vorgesetzter regelmäßig versprühte, wurde durch die Weite von dessen übergroßem Schreibtisch abgefangen, hier war es anders. Marilyn lag an Sperlings Brust, ruhig, unbeteiligt. Die Distanzlose sagte, sie liebe Hunde.

»Ist der süß, Ihr kleiner Dackel. So einen habe ich auch einmal gehabt. Aber er ist leider gestorben, es war schrecklich.«

»Entschuldigen Sie, ich denke, wir sollten jetzt …«

»Sie verstehen das sicher. Stellen Sie sich vor, ihn einfach zu verlieren.«

»Ihr Vater …«

»Mein Vater? Ach, der ist so süß, der Kleine. Lässt er sich streicheln? Wie heißt er denn?«

Während die an Reizen Arme so weitersprach, ohne dass ihr an einer Antwort auf ihre Fragen gelegen zu sein schien, streckte sie ihre Hand nach Marilyn aus. Auch der Hund entkam ihr nicht, dachte Sperling. Marilyn nahm es gelassen. Da berührte die Hemmungslose Sperlings Arm, wie zufällig und doch plump. Er schreckte zurück, reflexartig. Wo war sein sonst von Toleranz geprägtes Menschenbild angesichts der penetranten Aufdringlichkeit dieser Person? Ihm war, als müsse er sich gegen einen Angriff zur Wehr setzen, und dabei hatte er doch nur helfen wollen. Doch für die Art von Hilfe, die sie von ihm begehrte, war er nicht der richtige Mann, dessen war er sich sicher. Er gab sich Mühe, brüsk und abweisend zu wirken. Noch machte er nicht auf dem Absatz kehrt, weil ihn aus reiner Neugier interessierte, was es mit der ominösen Bedrohung auf sich haben mochte. Sie aber blieb bei ihren verbalen Belanglosigkeiten.

»Feiern Sie und Ihr süßer kleiner Hundi denn bald Weihnachten zusammen?«

»Nein, wir feiern nicht. Sie ist Jüdin, gerade konvertiert, aber …«

»Oh, er ist eine sie.« Und schon floss er weiter, der Wortschwall, in dem es für Sperling kein Halten gab. Es gelang ihm nicht, sein Anliegen vorzubringen, das ja eigentlich das ihre war. Nickend wie einer jener Plastikdackel auf der Hutablage eines Autos stand er an der Theke mit knurrendem Magen und ließ es mit sich geschehen. Er betrachtete sie, ohne ihr zuzuhören, rätselte, was einen Menschen wie sie nur dazu bewegen mochte, sich so gehen zu lassen. Ihre Körpermaße versinnbildlichten ihre ausufernde Gier, alles zu verschlingen, selbst ihn, hier vor aller Augen. In dem zaghaften Bestreben, ihr zu entkommen, setzten sich Sperlings Füße kaum merklich in Bewegung und trugen ihn in kleinen rückwärtigen Schritten zu den Blumenregalen hin, aber die mutmaßlich Wahnsinnige – hatte sie nicht selbst von der Psychiatrie gesprochen? – blieb an ihm hängen wie eine Klette. Da, wieder wurde er berührt, diesmal an der Schulter. Sperling erschrak aufs Neue, sprang zur Seite.

»Entschuldigen Sie.«

Jetzt war es gar nicht sie, die ihn antippte, sondern ein ihm engelsgleich erscheinendes Geschöpf. Herausgerissen aus seinem erfolglosen Fluchtversuch, hatte er sich umgewandt und blickte nun in zwei grünlich schimmernde Augen, deren jugendlicher Glanz eine so große Anziehung auf ihn ausübte, dass seine Wangen schamhaft erröteten.

»Sie müssen der Inspektor sein.«

»Ich? Ja. Wieso?«

»Ich hatte Sie vorhin angerufen.«

»Ach Sie waren das. Und nicht Sie?« Die zweite Frage hatte er an seine bisherige Gesprächspartnerin gerichtet, aber keine der beiden Frauen verstand ihn, und es gab eine verlegene Pause. Sperling kannte sich zwar aus auf dem glatten Parkett der Wiener Förmlichkeiten, doch wenn Konflikte in der Luft lagen, wurde es ihm zu viel und er kam zu dem Entschluss, dass er heute auf sein Mittagessen verzichten würde. »Ich, ich glaube, ich gehe dann jetzt. Es war eine absolut unsinnige Idee von mir, hierherzukommen.«

»Nein. Gehen Sie nicht.«

Wie einstudiert kam die Antwort gleichzeitig aus beider Munde. Sperlings Sympathie flog ganz der ihm himmlisch anmutenden Schönen zu, was die Gesichtszüge ihrer unvorteilhaften Gegenspielerin zum Entgleisen brachte. Nervös zupfte sich Sperling am Kragen. Er war kein Freund von Auseinandersetzungen, schon gar nicht, wenn sie seinetwegen eskalierten, und fühlte sich bestärkt in seinem Entschluss zu gehen, selbst wenn er dafür darauf verzichten müsste, die Hintergründe des ominösen Anrufs zu erfahren, und nicht nur darauf.

»Gudrun, lass uns allein. Ich habe eine Verabredung mit dem Herrn.«

Widerwillig folgte die Aufgeforderte, verschwand hinter dem Grün der dicht gestellten Topfpflanzen.

»Bitte, bleiben Sie.«

Sperling war allein mit der Anruferin, allein unter dem weiten Tonnengewölbe, inmitten der Farbenpracht tropischer Orchideen und riesig anmutender Farnwedel, umwoben von Musik, die sonst nur gewissen Stunden vorbehalten war. Sie war schön. Nicht nur ihre ebenmäßigen Züge und ihre grünlich schimmernden Augen, ihre vollen Lippen und ihr luftig wallendes offenes Haar hatten etwas unverschämt Verführerisches, es war vor allem das Direkte ihrer Art, das die Anbetungswürdige noch jugendlicher erscheinen ließ, als sie sein mochte, und etwas entwaffnend Lebendiges hatte. Sperlings Kompliziertheiten schien sie einfach zu überspringen. Der fleischfressende Kelch einer Kannenpflanze, von dem er Marilyn fernhielt, erinnerte ihn noch einmal flüchtig an die unliebsame Begegnung, der er soeben entkommen war. Worauf er sich jetzt einließ, lag außerhalb seiner Vorstellungskraft. Unvermittelt blickte die Anmutige irritiert um sich, drängte ihn in eine zwischen Sträuchern versteckte Ecke und flüsterte ihm zu: »Ich sagte Ihnen schon, ich werde verfolgt.«

Geheimnisvoll und zugleich keck sah sie ihn an, stand unter einer Vanillestaude, deren Duft betörend war. Einen kaum merklichen Augenblick lang nur lag ein zerbrechlicher Ausdruck in ihrem Blick, der Sperling signalisierte, dass sie hinter ihrer Stärke und Bestimmtheit zart war und seines Schutzes bedurfte. Er spürte, wie das die Macht seines Willens brach. Stundenlang hätte sie jetzt sprechen können, er hätte ihr nur dabei zuschauen, sich dem wohligen Kitzel, den sie in ihm weckte, aussetzen mögen. Beinahe achtlos streifte ihre Hand eine der samtenen schneeweißen Blütenspitzen, offenbar ohne dass ihr klar war, welche Wirkung sie damit auf ihn ausübte. Oder ahnte sie es doch? Warf sie nicht ihr Haar mit einem leichtfertigen Schwung zur Seite, der absichtsvoll sein musste, vom Spiel ihrer Lippen ganz zu schweigen? Ihre Worte nahm Sperling nur noch gedämpft wahr, wie durch einen Nebel betörender Klänge hindurch.

»Wie ich Ihnen am Telefon bereits andeutete, hat mein Vater den entscheidenden Durchbruch in der Behandlung der Schizophrenie erzielt.« Wieder schaute sie sich nervös um. »Weltweit suchen alle großen Pharmakonzerne danach.«

Ihn ging nichts an von dem, was sie sagte. Sein Hunger war längst verflogen. Der süßliche Blütenduft, ihr Anblick, die Bewegungen ihres Körpers, alles war losgelöst von ihrem Bericht, sprach eine eigene Sprache, die ihn in einen gemeinsamen Tanz mit ihr zu ziehen schien, in den er sich willig hineinfallen ließ.

»Sie wollen seine Arbeit vernichten, haben bereits bei ihm zu Hause nach Unterlagen gesucht, ihm gedroht!«

Ein Einbruch in Deutschland, das hatte wirklich nichts mit seinem Aufgabenbereich zu tun, bestätigte Sperling sich und lächelte doch verständnisvoll.

»Wenn er nicht bereit ist, mit ihnen zu kooperieren, dann werden sie ihm etwas antun. Ich habe Angst um ihn!«

Ihre Anziehungskraft auf Sperling wurde mit jedem Moment, den er ihr weiter lauschte und zusah, unwiderstehlicher. Marilyn lag immer noch ruhig an seiner Brust, und beiläufig begann er sie zärtlich zu streicheln.

»Der Markt für Psychopharmaka ist ein Milliardengeschäft, das sich die Firmen sorgfältig untereinander aufgeteilt haben. Das sind Dimensionen, von denen man sich normalerweise keine Vorstellung macht. Nehmen

Sie nur zum Beispiel Prozac®. Das wird in den USA so häufig verschrieben, dass es sich bereits im Trinkwasser angereichert hat und für die zunehmende Unfruchtbarkeit vor allem in den großen Städten mitverantwortlich gemacht wird.«

Sperling hatte von all dem bislang nichts gehört, fragte sich, ob es schon bald mit Viagra® ähnliche Probleme geben würde – wenn auch mit anderen Konsequenzen.

»Durch die Entdeckung meines Vaters werden alle existierenden Medikamente zur Schizophreniebehandlung mit einem Schlag überflüssig und erst recht die ganzen Mittel gegen deren Nebenwirkungen. Er ist in Gefahr, hält sich jetzt an einem geheimen Ort versteckt, um dort die letzten Ergebnisse zusammenzutragen und sie auf einer Internetseite zu veröffentlichen, damit sie für jeden zugänglich werden. Wenn ihm das gelingt, können sie ihm nichts mehr anhaben, weil sein Wissen sich dann blitzartig verbreiten wird und nicht mehr aus der Welt geschafft werden kann. Es ist ein Wettlauf gegen die Zeit.«

Ihre Geschichte, sofern sie denn stimmte, gewann an Konturen. Sie hatte immer noch nichts mit Sperling zu tun, doch etwas an der Art der Fremden übte eine unwiderstehliche Macht auf ihn aus, war das passende Gegenstück zu seiner komplexbehafteten Gehemmtheit. Sie hielt inne, blickte ihn fragend an, ob er sie verstanden habe, und er nickte. Ja, er fühlte, er würde sie verstehen.

»Wir müssen vorsichtig sein. Ich denke, wir sollten besser nicht zusammen gesehen werden. Können wir irgendwohin verschwinden, wo wir ungestört sind?«

Nichts wünschte er sich im Moment mehr, und gerade das irritierte ihn. Und doch, wenn ihre Augen auch nur eine Spur von dem hielten, was er in sie hineinzulesen versucht war … Er zögerte, blickte verstohlen zur Seite. Je stärker es ihn zu ihr hinzog, desto mehr gemahnte ihn eine innere Stimme zur Flucht. »Also ich weiß nicht, und eigentlich wollte ich etwas essen.«

Sie lächelte ihn an, entwaffnend.

»Ich kümmere mich darum. Bleiben Sie noch einen Moment hier, und gehen Sie dann zu dem Ausgang, der gleich hinter der Küche liegt. Ich werde Sie im Stiegenhaus wieder treffen.«

Noch bevor er etwas entgegnen konnte, war sie verschwunden.

Sollte er sie mit in sein Büro nehmen, schließlich handelte es sich ja um einen Fall? Möglicherweise jedenfalls. Er musste sich im Internet vergewissern. Gäbe es die Website, von der sie gesprochen hatte, wirklich, konnte etwas dran sein an ihrer Schilderung. Aber das ließe sich auch von Zuhause aus überprüfen, dazu musste er nicht aufs Dezernat. Sicher, er war Kriminalbeamter, aber bislang gab es keine offizielle Ermittlungssache, sondern eher so etwas wie eine persönliche Beratung außerhalb jeder beruflichen Zuständigkeit. Eine Biene setzte sich direkt vor seiner Nase auf eine der weißen Orchideenblüten, und Marilyn versuchte nach ihr zu schnappen – erfolglos. Ihm war heiß. War er im Begriff, sich zu verlieben? Es war ein Gefühl, das ihn kribbelnd packte, ihn mit sich riss wie ein rauschender Strom, dem er sich nicht entgegenzustemmen vermochte und auch nicht wollte. Hatte er dieses ewige Alleinsein nicht satt? Sie war ein Engel, vom Himmel gefallen, er kannte sie erst seit Minuten, wusste nicht einmal ihren Namen, und doch war sie wie ein offenes Buch für ihn. Oder redete er sich das alles nur ein, erlag er einer Illusion? War es nur der Reiz ihrer

Jugend, weil er damit haderte, dass sein Alter mit ersten grauen Haaren sein Recht einforderte? Ratsuchend blickte er Marilyn an, die er immer noch eng an sich gepresst hielt, doch sie wusste ihm nicht zu helfen.

Er beschloss, es einfach geschehen zu lassen, was auch immer es sein mochte, und begab sich, ihrer Anweisung folgend, ins Stiegenhaus, wartete dort an eine der Marmorsäulen gelehnt. Mit Chiara verband ihn viel. Hatte er nicht doch die ganzen Jahre über mit der versteckten Hoffnung gelebt, er könne sie eines Tages zum Bleiben bewegen, und war er damit nicht gescheitert, endgültig? Starr blickte er vor sich hin. Seine Liebessehnsucht war eindeutig im Moment stärker als sein analytisches Denken.

Marilyn wurde unruhig, da legten sich ihm von hinten Hände auf die Augen. Sperling erschrak nicht, schmunzelte stattdessen. Das konnte nur die vertraute Fremde sein. Und sie war es auch.

»Ich habe etwas Feines für uns«, hauchte sie ihm zu. »Austern.«

Mochte er, zuckte es ihm durch den Kopf, sich am helllichten Tag mit Austern satt essen? Spielte sie damit subtil an auf die kommenden Stunden oder auf den Altersunterschied zwischen ihnen? Er lächelte zustimmend.

»Sag, wo müssen wir hin? Wir sollten nicht zusammen gesehen werden, und da ist es besser, wenn ich vorausgehe und du mir dann einen Augenblick später nachkommst.«

Sein Lächeln hielt sich, und er nickte wortlos.

»Nun?«

»Ach so, ja. Schottengasse.«

Der Koch musste sie gut kennen, Austern, dachte Sperling.

»Ja, und wo in der Schottengasse?«

»Nummer drei, Melkerhof. Im hinteren Hof. Das Haustor steht offen. Sie … man kann drinnen im Hof warten.«

»Gut.«

Schon sprang sie davon, wandte sich an der Tür nach draußen noch einmal kurz ihm zu, um zu signalisieren, dass die Luft rein war, und war schon entschwunden.

Das »Du« war ihr ganz selbstverständlich über die Lippen gekommen. Sollte er lange warten? Nein, entschied er sich und war schon hinter ihr her. Sollte ihr etwas zustoßen, wäre er so zumindest rechtzeitig zur Stelle. Beim Verlassen des Börsegebäudes wurde er wieder von der Sonne geblendet, doch es hätte auch schneien können und ihm wäre warm gewesen. Er sah gerade noch, wie sie, oben an der Metallstiege angekommen, auf die Straße trat. Hastig erklomm er selbst die Stiege und folgte ihr dann mehr oder weniger unauffällig auf ihrem Weg durch die Innenstadt, ein Stück weit hinter ihm sein Hund, der sich nur widerwillig damit abfand, jetzt nicht getragen zu werden, sondern selbst laufen zu müssen.

Sperling behielt die vorauseilende Schöne die ganze Zeit über fest im Auge, verfolgte jede Bewegung der bezaubernden Fremden und malte sich aus, wie sie sich lieben würden, denn dass sie sich lieben würden, davon war er überzeugt.

Streifige Wolken kündigten einen Wetterwechsel an, doch das tangierte ihn nicht. Ein wenig außer Atem erreichte er den Melkerhof, wo sie bereits auf ihn wartete.

3

»Übrigens, ich heiße Alice.«

Sie gingen die Stiege hinauf. An seiner Wohnungstür angekommen, schloss er auf.

»Ich bin …, ich heiße …, ja, Benedict.« Er bat sie hinein und nahm ihr den Mantel ab, hängte ihn an die Garderobe, dann den seinen gleich daneben. »Einfach geradeaus, da ist mein … Arbeitszimmer, mein Computer.«

Die Wegbeschreibung zu seinem Arbeitszimmer galt weniger ihr als ihm selbst als Bekräftigung für seine hehren Absichten. Er wollte wissen, woran er bei ihr war, bekräftigte er sich. »Damit kannst du ins Internet und mir dann alles zeigen. In der Zwischenzeit werde ich mich um das Essen kümmern. Kann ich dir etwas zu trinken anbieten?«

»Ja, bitte ein Wasser.«

»Oder etwas anderes?«

»Nein, ist schon fein. Ich trinke immer nur Wasser.«

Das Wiener Wasser war zwar berühmt für seine besondere Qualität, aber zu Fines de Claires? Sperling war nach Gehaltvollerem zumute. Alice nahm vor dem Computerbildschirm auf seinem Arbeitssessel Platz. Er musste sich über sie beugen, um das Gerät einzuschalten, wobei seine Wange flüchtig ihr Haar streifte, dessen Duft ihn betörte. Er fühlte sich erinnert an Maiglöckchen im Frühling. Sperling öffnete den Browser und zog sich dann mit der Tasche, in der die Austern auf ihn warteten, in die Küche zurück. Er breitete die Schalentiere vor sich auf der Anrichte aus – zwei Dutzend waren es – und stand nun vor dem Problem, sie zu öffnen. Ein Austernmesser besaß er nicht. Er überlegte, kramte suchend durch Küchenschubladen und -schränke.

»Klappt bei dir alles?«

»Ja, ich bin auf der Website. Willst du sie sehen?«

»Gleich, ja.«

»Dann sende ich eben noch eine Nachricht an meinen Vater.«

»Ja, ja, mach das.«

Ein schweres Brotmesser, ein Schraubenzieher, ein Hammer und ein Korkenzieher waren alles, was er als mögliche Hilfsmittel auftreiben konnte. Wie die edlen Meeresgeschöpfe so verschlossen und lebend vor ihm lagen, fiel es ihm schwer, sich zu entscheiden, welche zuerst dran glauben sollte. Wahllos griff er schließlich eine der Austern heraus, hielt sie hochkant und bemühte sich, das Messer von oben in sie hineinzurammen. Sein Angriff schlug fehl, er glitt ab, aber noch hatte er alle Finger, tröstete er sich und schüttelte den Kopf darüber, was er alles zu tun bereit war. Machte allein die vage Aussicht auf Sex ihn als Mann unweigerlich zum Trottel?

Während der Korkenzieher kaum einen Versuch wert war, versprach die Kombination von Schraubenzieher und Hammer mehr Erfolg. Doch wieder rutschte er ab, fluchte leise, aber bestimmt.

»Bist du okay?«

»Ja, ja, ich bin gleich so weit.«

Verzweifelt blickte er sich um. Sollte er sie lieber zum Essen einladen, unten in das Restaurant, den Melker Stiftskeller? Doch sie würde das sicher nicht wollen, hatte Angst, verfolgt zu werden. Das mochte ein Hirngespinst sein. Aber auch seine Absichten ließen sich nicht mit einem Restaurantbesuch vereinbaren. So griff er noch einmal zu Schraubenzieher und Hammer, schlug beherzt zu und rammte sich den Schraubenzieher in die Innenseite seiner Hand, die daraufhin heftig zu bluten begann.

»Verflucht«, zischte er durch die Zähne, wickelte sich ein Geschirrtuch um die Wunde und rannte in sein Badezimmer. Alice hatte offenbar von seinem Missgeschick nichts mitbekommen und rief ihn zu sich.

»Gleich, gleich«, wiegelte er ab.

Unter fließend kaltem Wasser ließ der Schmerz ein wenig nach. Die Salbe, die er anschließend auf den tiefen Riss in seiner Haut auftrug, brannte, obgleich auf der Packung stand, sie fördere die Heilung. Mit einem frischen Handtuch um seine Verletzung gebunden, wollte er sogleich zurück in die Küche, doch er hielt inne, um sich noch kurz seinen Mund mit einem frischen Mundwasser auszuspülen. Als er an ihr vorbeiging, fing Alice ihn ab, streckte ihren Arm nach ihm aus, ohne ihren Blick vom Bildschirm abzuwenden.

»Schau einmal kurz. Das ist die Website meines Vaters. Dass er sie ›Rheingold‹ genannt hat, ist eine Anspielung auf die Bedeutung seiner Entdeckung, und außerdem liebt er Wagner. Hier kannst du sehen, wovon ich dir erzählt habe. Komm, setz dich.«

Sie machte den Platz auf dem Stuhl frei, er setzte sich und sie glitt ganz selbstverständlich auf seinen Schoß.

»Schau, hier in dem Überblick steht alles genau erklärt.«

Sperling – glücklich, einstweilen den Hartschalentieren entkommen und in körperlicher Nähe zu Alice zu sein – überflog die Zeilen, in denen vor dem Hintergrund eines stilisierten Eiweißmoleküls erläutert wurde, dass

Professor H. J. Lapinsky der entscheidende Durchbruch im Kampf gegen Schizophrenie gelungen sei. Anders als bislang angenommen, sei nicht ein einzelnes Gen für die Erkrankung verantwortlich, sondern die Erkrankung entstehe aus dem Wechselspiel zwischen Umwelteinflüssen und ganz unterschiedlichen Genen. Jeder der verschiedenen Entstehungswege münde allerdings in eine einzige spezifisch veränderte hyperaktive Variante eines Transportproteins im Bereich der Nervenendigungen bestimmter Hirnzentren, vor allem im sogenannten limbischen System. Nicht mittels gentechnischer Maßnahmen, sondern durch eine irreversible Blockade des für die Proteinumwandlung verantwortlichen Enzyms sei damit eine dauerhafte und wirksame Heilung von Schizophrenie möglich, einfach, kostengünstig und zudem gänzlich nebenwirkungsfrei, da das betreffende Enzym im ganzen Körper nur diesen einen chemischen Prozess steuere. Zu den wissenschaftlichen Einzelheiten wurde auf eine andere Website verwiesen, die zurzeit noch in Arbeit sei, deren Inhalt aber in Kürze in der Zeitschrift »Science« veröffentlicht werde. Es folgte ein dringender Aufruf zur Verbreitung dieser revolutionären Entdeckung, da Teile der Pharmaindustrie mit aller Macht versuchten, sie zu sabotieren, um den milliardenschweren Psychopharmakamarkt zu schützen. Denen sei offenbar jedes Mittel recht. Eine enge Mitarbeiterin des Professors sei bereits spurlos verschwunden, und er selbst habe sich daher an einen geheimen Ort zurückgezogen, um dort den angekündigten Artikel zu schreiben und sich bis zu dessen Erscheinen versteckt zu halten.

Alles stand genau so dort, wie Alice es gesagt hatte. Sperling wandte sich ihr zu.

»Glaubst du mir jetzt?«

Ihre Lippen glänzten, standen halb geöffnet. Ein Knopf ihrer Bluse hatte sich gelöst, gab den Blick frei auf ihren Busen, und Sperling näherte sich ihrem Mund, berührte ihn zärtlich. Sie schloss die Augen, gab sich seinem Kuss hin. Nach einer Weile hielten sie inne.

»Ich hatte dich eigentlich älter eingeschätzt nach unserem Telefonat, hatte dich für so einen grauen, pragmatisierten Beamten gehalten, der sich den ganzen Tag über grantig hinter seinem Schreibtisch verbarrikadiert und froh ist, wenn er in Ruhe gelassen wird.«

Sperling schmunzelte geschmeichelt, und sie küssten sich wieder, leidenschaftlicher. Ihre Unbekümmertheit ließ sie auf eine Weise frei sein, wie es ihm nie möglich gewesen war. Sie glitten hinab auf den Teppich, und er begann sie auszuziehen, strich dabei sanft über ihre Haut, was sie mit einem wohlig entspannten Stöhnen beantwortete, das ihn vollends dazu brachte, an nichts anderes mehr zu denken als an sie, wie sie hier halb neben, halb unter ihm lag, eine Erfüllung verborgener Träume hineingeworfen in seinen tristen Alltag.

»Das ist eigentlich gar nicht meine Art.« Mit diesen Worten öffnete sie den Reißverschluss seiner Hose, und wenig später liebten sie sich, elektrisiert vom Reiz des Neuen. Das Klingeln des Telefons, das auf dem Arbeitstisch neben ihnen stand, war bedeutungslos. Sie befanden sich außerhalb banaler Realitäten.

»Benedetto, ciao, mio caro, ich bin es, Chiara.«

Sperling stockte. Sie, jetzt, durchzuckte es ihn, die ihm so vertraute Stimme ausgerechnet in diesem Augenblick? Alice spürte sofort, dass etwas nicht stimmte.

»Ich muss dich sprechen. Ich bin zu Hause bei mir, hier

in Triest. Ich weiß nicht, wie ich es dir sagen soll.« Sie machte eine Pause. »Also, nun … also … ich, ich bin … schwanger, und …«

In dem Moment war die Aufnahmezeit des Anrufbeantworters zu Ende. Hatte er richtig gehört? Alice blickte ihn fragend an, eine Ahnung vorwurfsvollen Entsetzens schlich sich in ihre Gesichtszüge. Der Liebeszauber zerstob. Ohne dass er ein Wort gesagt hatte, schien sie zu verstehen, stand auf, warf sich in Windeseile ihre Kleidung über.

»Ich …« Er war sprachlos. Wochenlang hatte Chiara nicht angerufen, Anfang Oktober hatten sie sich zuletzt gesehen, und jetzt das. Hatte er richtig gehört? Er musste sich vergewissern. Hilflos schaute er Alice nach, wie sie das Zimmer verließ. Die Haustür fiel ins Schloss, und er war allein. Noch immer nackt erhob er sich, nahm sein Handy und wählte hastig die Nummer in Italien. Ich werde Vater, schoss es ihm durch den Kopf. Er sollte sich freuen, doch war er im Augenblick unfähig dazu.

Chiara war sofort am Apparat. »Pronto.«

»Chiara, ich bin es. Ich kam gerade … durch die Tür, als ich deine Nachricht hörte.«

»Gut, dass du zurückrufst. Ich hatte es dir ja eigentlich nicht am Telefon sagen wollen, aber es ist zu wichtig. Also …« Sie hielt inne, und er fand, dass sie merkwürdig verlegen wirkte. »Ich, ich bekomme ein Kind.«

»Ja, das habe ich noch von deiner Nachricht mitbekommen.« Er wollte ihr sagen, wie sehr ihn das freute, doch es kam nicht über seine Lippen.

»Aber, es … es ist wahrscheinlich nicht von dir.«

»Bitte was?« Darauf war er nicht gefasst gewesen. Er wurde bleich, stammelte etwas Unverständliches.

»Ja, ich … es tut mir leid, dass du es so erfährst.«

»Du, du kannst doch nicht einfach …« Da schrillte die Türglocke. Marilyn sprang kläffend in die Diele.

»Entschuldige bitte kurz, es hat geläutet.«

Sperling war erleichtert über die Unterbrechung, fast so, als könne er anschließend das Gespräch von Neuem beginnen, mit verändertem Inhalt.

»Ich komme gleich«, rief er in Richtung Tür und zog sich eilig sein Hemd über. Dann warf er sich ein Handtuch um die Lenden. Ob Alice zurückgekommen war? Er könnte ihr alles erklären. »Bin schon so weit.« Er öffnete und vernahm ein blitzartiges Krachen. Dann verlor er das Bewusstsein.

4

Seine erste Wahrnehmung, die sich wie in Zeitlupe einstellte, bestand in einem rhythmisch hämmernden Pochen mitten in seinem Kopf, der darunter zu zerbersten schien. Sperling lag vollkommen reglos, versuchte nach einer Weile, vorsichtig die Augen zu öffnen, was ihm nur mühsam gelingen wollte. Alles um ihn herum war schwarz. Er strengte sich an, etwas zu sehen. Da erst bemerkte er, dass er am ganzen Körper gefesselt war. Wie von einem Stromschlag ausgelöst, setzten Muskelkrämpfe ein, durchzuckten seinen Rücken, zogen hinauf bis zum Hals, sodass der sich schmerzverzerrt wand. Schweiß trat auf seine Stirn, obwohl ihn fror. Minutenlang musste er so ausharren. Sollte er um Hilfe rufen? Doch er konnte nicht. Er bemühte sich verzweifelt, zu denken, sich an irgendetwas zu erinnern. Hatte man ihn entführt, aber warum und wohin? Da verkrampfte sich sein Unterkiefer, und er biss sich auf die Zunge. Der süßlich metallische Geschmack von Blut sammelte sich in seinem Mund. Jeder seiner Versuche, den Krämpfen entgegenzuwirken, war zwecklos. So bohrte er sich schließlich seine Fingernägel in das Fleisch seiner Handflächen, bis er irgendwann erschöpft einnickte.

Ohne Zeitgefühl wachte er wieder auf. Immer noch war es vollkommen finster. Seine Wahrnehmung war wie gelähmt, anders als sonst, zerlegt in Bruchstücke, die er nur mühsam fassen konnte, die Dunkelheit, seine Bewegungslosigkeit, die Schmerzen, die einem Muskelkater gewichen waren, ein penetrant beißender Gestank in der Luft, ein Gemisch aus Angstschweiß, Desinfektionsmittel und altem Urin. Er kannte den Geruch, ohne zu wissen woher, suchte im Dunkeln nach Orientierungshilfen. Befand er sich in einem Keller, in einem Versteck ohne Fenster, war es immer noch Nacht? Unvermittelt zog es seine linke Schulter unter höllischen Schmerzen hoch bis an sein linkes Ohr. Wieder ein Muskelkrampf. Sperling versuchte sich dagegenzustemmen, aber seine Fesseln ließen das kaum zu. Ihm blieb nichts, als passiv dazuliegen und abzuwarten. Es verging eine Ewigkeit, die nur von den plötzlichen Attacken seiner Muskulatur unterbrochen wurde. Sie trieben ihn an den Rand des Wahnsinns, aber er wollte nicht wieder wegdämmern, sondern endlich wissen, was geschehen war. Sein Körper war ihm so präsent wie sonst nie. Jede Faser, die normalerweise selbstverständlich und unbemerkt zu ihm gehörte, forderte seine Aufmerksamkeit ein in einer qualvollen Folter, deren Ursache Sperling nicht kannte, aber deren Folgen er hilflos ausgeliefert war. Wie in einen Nebel gehüllt, kamen Erinnerungsfetzen zurück, das Telefonat in seinem Büro, das Treffen mit der Unbekannten, bei ihm zu Hause der Sex, dann Chiara. Hatte es nicht an der Tür geläutet?

Doch was war das jetzt? Erklang nicht auf einmal Musik? Ja, jemand sang, nebenan oder über ihm. Sperling lauschte angestrengt, die Melodie war ihm vertraut: »Gefangen bist du, fest mir gefesselt, wie du die Welt, was lebt und webt, in deiner Gewalt schon wähntest …« Das war von Wagner, die Stimme Wotans aus dem Rheingold.

An was für einem Ort mochte er nur gelandet sein? Sperling rätselte, fand keine Erklärung, verharrte starr in einer undefinierbaren Leere und wartete, ohne zu wissen worauf.

Die Musik war längst verstummt, als mit einem Mal durch ein Lammellengitter hindurch gedämpftes Licht in den Raum fiel. Die Tür wurde geöffnet, jemand trat herein, auf ihn zu, und er vernahm die angenehm warme Stimme einer Frau.

»Sind Sie wach? Wie geht es Ihnen?«

Noch bevor Sperling antworten konnte, paralysierte ein neuerlich einschießender Krampf seine Kiefermuskeln, und er brachte kein Wort heraus. Dann spürte er einen Nadelstich, seine Lider wurden schwer, er entspannte sich und war gleich wieder eingeschlafen.

Als er nach langer Zeit völlig benommen wieder zu sich kam, nahm er als Erstes durch seine geschlossenen Augenlider hindurch Helligkeit wahr. Der Versuch, seine Arme zu heben, misslang, er war immer noch gefesselt. Er erinnerte sich an die furchtbaren Muskelkrämpfe, doch die schienen vorüber. Ihm war kalt. Es herrschte Ruhe, aber er war nicht allein, das spürte er. Zaghaft blickte er auf, sah vor sich das grinsende Gesicht eines Glatzkopfs, der ihn mit weit aufgerissenen Augen angaffte. Sperling erschrak so heftig, dass er laut aufschrie. Sofort kam Leben in seine Umgebung. Es entstand ein Tumult, Schritte eilten herbei, wieder gab es einen kurzen Stich, und er sackte weg.

5

»Wachen Sie auf! Können Sie mich verstehen?«

Nur langsam, wie aus weiter Ferne drangen die Worte zu ihm vor, aber ihr Klang war wohltuend. Er fühlte sich wie in Watte gehüllt, gleichgültig und dabei bewegungsunfähig wie ein gefällter Baumstamm. Gerne hätte er sich gereckt.

»Hören Sie mich?«

Jemand rüttelte ihn leicht. Er schnaufte, blinzelte dann matt. »Wo, wo bin ich?«

Sein Mund war trocken, seine Zunge eigenartig dick und pelzig. Über ihn gebeugt war eine Frau. Sie hatte etwas Mütterliches an sich, das war sein erster Eindruck. Doch sie war nicht allein, drei Männer waren bei ihr. Sperlings Kopf surrte, sein Atem ging schwer, er suchte nach einem Orientierungspunkt, blickte sich zögerlich um. Er war immer noch an Armen und Beinen festgebunden, lag in einem Bett, auf einem Gang. Es herrschte reger Betrieb, dabei war alles ungewöhnlich leise, wie schallgedämpft. Er verstand nicht. Hatte man ihn entführt, und wieso war er jetzt unter Menschen und trotzdem nicht frei?

»Sie können uns also nicht sagen, wo wir hier sind?« Die Frage kam von einem der drei Männer, der, auf Sperlings ratloses Kopfschütteln hin, bestätigend in die Runde nickte. »Sie sehen, er ist nicht orientiert.«

Die beiden anderen traten näher an Sperling heran.

»Ich bin Richter Donnerschlag, und dies ist der Patientenanwalt Herr Fröhlich. Können Sie uns bitte aus Ihrer Sicht schildern, was sich zugetragen hat?«

Ein Richter, Sperling seufzte erleichtert, er war also in Sicherheit. Doch das Sprechen strengte ihn an. Seine Muskeln schmerzten, und aus irgendeinem Grund lief andauernd Speichel aus seinem Mund. Warum nur war er gefesselt? Mühsam rang er nach Worten. »Ich, ich bin Inspektor.« Er musste innehalten.

»So, Inspektor sind Sie?« Derjenige, der sich als Richter vorgestellt hatte, schien amüsiert, glaubte ihm offensichtlich nicht. Mit gedämpfter Stimme, aber laut genug, dass Sperling es hörte, tuschelte er mit dem Patientenanwalt. »Was die Leute sich so ausdenken? Einen Inspektor haben wir noch nicht hier gehabt.«

Beide nickten zustimmend.

»Man … man hat mich entführt.« Sperlings Schädel dröhnte bei jeder Bewegung, die Artikulation jeder Silbe zog sich endlos hin, aber er musste berichten, was geschehen war.

»Sicher waren Sie einer großen Sache auf der Spur?«

Donnerschlag nahm ihn nicht ernst, der Unterton seiner Worte war spöttisch. Was wurde hier gespielt? Sperling begriff es nicht. Sein Denken und sein Sprechen waren gehemmt. Er musste unter Drogen stehen.

»Nun, weshalb sind Sie hierhergekommen?« Sperling schwieg, und der Richter blätterte in einer Akte, überflog darin eine Seite. »Aus dem Polizeibericht geht hervor, dass Sie gestern Nachmittag eingewiesen worden sind, weil Sie auf der Wipplinger Straße halbnackt, mit einem Brotmesser bewaffnet, hinter einer jungen Frau hergelaufen sind und gedroht haben, sie zu erstechen. Als eine Streife Sie aufgehalten hat, haben Sie den Versuch unternommen, sich die Pulsadern aufzuschneiden, sich dabei eine Verletzung an der linken Hand zugefügt. Sie haben einen akut verwirrten Eindruck gemacht, haben zum Kampf für die Säuberung unseres Landes von ausländischen Elementen aufgerufen und wurden daraufhin direkt hierhergebracht. Übrigens haben Sie sich auch den Einsatzbeamten gegenüber als Inspektor ausgegeben.«

Der Richter schmunzelte bei dem Gedanken daran, wie ein Halbnackter sich am helllichten Tag auf der Straße mit einem Messer in der Hand den Polizeibeamten gegenüber als Kollege vorgestellt hatte. »Und dabei sind Sie – hier steht es schwarz auf weiß – von Beruf Kartenverkäufer bei den Bundestheaterkassen.«

Da endlich stieg eine dumpfe Ahnung in Sperling auf.

»Und … und wo bin ich?«

»Im Pavillon 10 des Gesundheitszentrums Nibelheim.«

»Auf der Baumgartner Höhe, in guten Händen.« Dieser Kommentar kam von Fröhlich, dem Patientenanwalt, und war alles, was dieser beizusteuern hatte.

So schwer Sperling das Konzentrieren weiterhin fiel, war ihm nun klar, dass man ihn an den Steinhof gebracht hatte, wie der Komplex im Volksmund weiter hieß, in den als Stadt am Rande der Stadt gebauten, riesigen psychiatrischen Klinikkomplex, dessen Namen man immer wieder änderte, um von den traurigen Wahrheiten abzulenken, die hinter seinen Mauern Wirklichkeit geworden waren. Sperlings Mutter war hier gewesen, früher, während ihrer Psychosen. Er hatte sie besucht. Daher hatte er den Geruch der Station wiedererkannt. Erst jetzt bemerkte er, dass er unter der Bettdecke nackt war und in Ermangelung einer Toilette ins Bett gemacht hatte. Sein Zustand war erbarmungswürdig. War er psychisch krank, so wie seine Mutter, die sich deshalb das Leben genommen hatte? Nein, das konnte, durfte nicht sein. Verzweifelt sträubte er sich dagegen. »Aber, was Sie da behaupten, stimmt doch gar nicht.«

»Dann erzählen Sie uns doch bitte Ihre Version.«

»Es muss sich um eine Verwechslung handeln.« Er unterbrach sich selbst, denn kaum, dass er den Satz begonnen hatte, begriff er. Alles, was er sagte und was nicht diesem merkwürdigen Polizeibericht entsprach, wurde zu einem Beweis für seine Verrücktheit.

Der Richter bestätigte diese Vermutung sogleich. »Ja, ja, wir verstehen Sie schon.«

»Aber mein Ausweis.«

»Den haben wir hier in den Unterlagen sichergestellt.« Jetzt sprach der dritte Mann, der sich bisher noch nicht vorgestellt hatte. Sein weißer Kittel wies ihn als Arzt aus. Er war von mittlerer Größe, hatte streng nach hinten gekämmtes graues Haar und trug über dem rechten Auge eine schwarze Augenbinde. Mit seinem stahlblauen linken fixierte er Sperling stechend. Bei aller Kälte, die dieser Arzt ausstrahlte, war seine Stimme klangvoll und von eigenartiger Schönheit. Er entnahm der Krankenakte in seinen Händen einen Ausweis und reichte ihn dem Richter.

»Wolfsohn, Victor Salomon Wolfsohn, bitte sehr, da ist er.«

Auch wenn sie ihn bis an den Rand der Bewusstlosigkeit mit Medikamenten vollgepumpt hatten, war Sperling jetzt im Bilde über das, was hier vor sich ging. Nur den Grund dafür kannte er noch nicht. Das Ganze war kein Zufall, sondern ein abgekartetes Spiel. Er war in die Psychiatrie eingeliefert worden, wurde dort festgehalten, und sie würden ihn nicht gehen lassen. Die einzige denkbare Erklärung, die ihm in den Sinn kam, war ein Zusammenhang mit Alice. Ob auch sie verschleppt worden war? Aber was mochten sie von ihm wollen, und wer waren sie?

Der Richter räusperte sich, schaute auf seine Uhr und meinte dann an die anderen gewandt: »Ich glaube, wir haben uns einen ausreichenden Eindruck verschaffen können. Herr Doktor, Sie haben uns ja freundlicherweise bereits im Vorhinein eine eingehende Erläuterung des Sachverhalts abgegeben, und die hat sich uns eindrucksvoll bestätigt. Wenn Sie uns nun bitte noch Ihre Einschätzung zu Protokoll geben würden.«

Gründlich auf seinen Einsatz vorbereitet, antwortete der Einäugige im Stakkato. »Der Betroffene leidet an einer akuten schizophrenen Psychose mit ausgeprägt wahnhafter Verkennung der Realität, sowohl die eigene Identität als auch die Orientierung betreffend. Krankheitsbedingt ist er hochgradig eigen- ebenso wie fremdgefährdend, weswegen eine weitere Unterbringung des Betroffenen einschließlich freiheitsentziehender Maßnahmen für einen Zeitraum von zumindest einer Woche aus fachärztlicher Sicht dringend indiziert ist. Wie ich Ihnen ja bereits im Detail ausgeführt habe, erscheint ein Netzbett in seinem Fall unzureichend, weswegen wir uns notgedrungen für eine Fixierung in Gurten unter engmaschiger Überwachung entscheiden mussten.«

»Herr Anwalt?«

Dieser nickte und schwieg.

»Also eine Woche, gemäß Paragraf 3 Unterbringungsgesetz, beschlossen und verkündet, Wien, den … und so weiter … Meine Herren, ich danke Ihnen.« Der Richter stellte sein Diktiergerät aus, stand auf und ging hinaus, gefolgt von dem Patientenanwalt, mit dem er eine entspannte Unterhaltung begann.

»Warten Sie!« Sperling nahm seine ganze Kraft zusammen. Wenn er wegen Alice hier war, befand er sich in den Händen einer skrupellosen Pharmamafia. Dann war das jetzt möglicherweise seine letzte Chance. »Das ist ein Irrtum. Sie müssen mir helfen! Ich bin entführt worden!«

Ungerührt schenkten ihm Richter und Patientenanwalt keinerlei Beachtung mehr, und der Oberarzt nickte der

Frau kurz zu, die Sperling geweckt und der ganzen Verhandlung beigewohnt, aber kein Wort gesagt hatte. Sie hielt bereits eine aufgezogene Spritze in ihrer Hand und war gleich bei ihm.

»Nein!«

»Es wird Ihnen guttun.«

Ein flüchtiges Stechen, das Ziehen der eindringenden Flüssigkeit, und um Sperling herum versank die Welt wie ein sich plötzlich verflüchtigender Albtraum.

6

Aber es war kein Traum.

Als Sperling wieder zu sich kam, herrschte Dunkelheit, und er war allein, lag nicht mehr auf dem belebten Gang. Sein Bett stand jetzt an einem Fenster, und er vernahm das sachte knisternde Geräusch von Schneeflocken, die wie freudig vom Himmel herunter in ihren Tod zu springen schienen. Er hatte keine Ahnung, welche Uhrzeit es sein mochte, die Nächte waren lang zu dieser Jahreszeit, begannen schon am frühen Nachmittag. Seine

Glieder waren lahm und schmerzten. Er versuchte, einen Arm zu heben, aber er war immer noch bewegungsunfähig verschnürt wie ein Paket, konnte sich nicht drehen und wenden und fand so auch kein Entkommen aus den blitzartig einschießenden Muskelkrämpfen, die ihn von Neuem ohne Vorwarnung überfielen. Er gab sich Mühe, sich zu konzentrieren, sich zumindest die Illusion eines Auswegs aufrechtzuerhalten, doch es gelang ihm nicht. Sein Hirn schien zu einer zähen Masse verbacken zu sein, seiner Kontrolle entzogen wie sein Körper. Er war von einer Gleichgültigkeit befallen, die er so an sich nicht kannte. Hatte er sich aufgegeben, oder war auch dies eine Folge der Medikamente, die sie ihm einflößten? Nicht einmal Wut empfinden konnte er. Über allem lag ein zehrender Mehltau. Nur Warten blieb ihm, die Zeit wie in einem Dämmerzustand zu durchstehen, im Niemandsland, irgendwo zwischen Existenz und Auslöschung. Seine Hand strich in dem kleinen Kreis, den seine Fessel zuließ, über das Laken, und er spürte, dass sein Bett frisch bezogen worden sein musste. Und eine Hose hatten sie ihm übergezogen. Er hatte nichts davon mitbekommen. Äußerlich war er beinahe wieder er selbst, lediglich seiner Freiheit und seiner Kraft zu denken beraubt.

Dort von oben, er hielt den Atem an, kam wieder Musik. Sie wurde lauter, war nun deutlich zu erkennen, wieder Wagner. In dem Raum über ihm spielte jemand die Walküre. »Niederspritzen und Dauerbeschallung mit Wagner«, dachte Sperling. »Leb wohl, du kühnes, herrliches Kind! Du meines Herzens heiligster Stolz! Leb wohl! Leb wohl! Leb wohl!« Das Finale der Walküre, Wotans schmerzlicher Abschied von Brünhilde, seiner Tochter, mit dem der Gott, gefangen im Konflikt zwischen scheiternder Pflichterfüllung und wahrem Gefühl, sein eigenes Ende besiegelte. Sperling lauschte dem Gesang, er war ihm ein Gruß der Zivilisation. Was für eine Aufnahme mochte das sein, rätselte er. Es war sonderbar, aber ja, er täuschte sich nicht, der Wotan wurde doppelt gesungen, wobei der begleitende Bariton ein klangvolles und eigenartig schönes Timbre hatte, aber offenbar kein perfektes Gehör. Voller Inbrunst sang er beharrlich an den Noten vorbei. So wohlklingend seine Stimme auch war, er scheiterte kläglich. Zum Zauber des Feuers drohte der zweifache Wotan mit der Spitze seines Speeres, und der Spuk war vorbei. Wieder war alles lautlos und schwarz.

Mit dem Verstummen der Musik schien ein letztes Band zur Welt draußen gerissen zu sein. Eine tiefe Melancholie überfiel Sperling. Die Einsamkeit wurde ihm unerträglich. Würde er eines Tages so sterben, im letzten Atemzug die Isolation vollenden, die ihm im Laufe seines Lebens immer schonungsloser zur Gewissheit geworden war? Vielleicht war der Zeitpunkt näher, als ihm lieb war. Er hatte nackte Angst. Langsam legte sich seine Müdigkeit, die Wirkung der Spritzen schien nachzulassen. Umso deutlicher nahm er jetzt seine ausgelieferte Lage wahr, für die er immer noch keine Erklärung hatte. Jeder Moment erschien ihm endlos, hatte weder Vergangenheit noch Zukunft. Er wartete, ohne zu wissen worauf. Hatte er wieder etwas gehört? Nein, es herrschte vollkommene Stille. Die Luft war stickig, stand vor staubig trockener Heizungshitze. Ihn fröstelte längst nicht mehr, er hatte Durst. Gerne wäre er eingeschlafen, hätte er Kräfte gesammelt, aber auch das gelang ihm nicht. Er konnte sich nicht in ein Schicksal fügen, das er gar nicht kannte.

7

Gleißend hell blendete ihn das Licht ohne Vorwarnung. Panik schnürte ihm den Hals zu. Nichts geschah, bis seine blinzelnden Augen erkennen konnten, dass jemand bei ihm war. Wortlos stand der andere da, musterte Sperling. Es war der einäugige Arzt. Wehrlos war Sperling dem überlegenen Schweigen des Psychiaters unterworfen, bis dieser endlich das Wort ergriff. »Sie sind also wach, das ist gut so.«

Als der Psychiater daraufhin aus der linken Tasche seines Kittels eine Spritzennadel hervorzog, ahnte Sperling, was nun auf ihn zukommen würde. Er wollte kurz rebellieren, gab aber gleich wieder auf, da er einsah, dass es keinen Sinn ergab. Vielleicht war es sogar besser, wieder zu schlafen, als die Dumpfheit der ausweglosen Situation zu ertragen. Wollten sie ihn erst in den Wahnsinn treiben oder direkt in den Tod? Der Arzt entfernte die Nadel aus ihrer Schutzumhüllung und entnahm seiner rechten Tasche eine Medikamentenkapsel, die er anstach, um sie dann Sperling vor die Lippen zu halten. »Nehmen Sie diese Kapsel, und behalten Sie die auslaufende Flüssigkeit einen Moment lang unter ihrer Zunge.«

Sperling blickte den Arzt ungläubig an, hielt wie im Reflex seine Lippen fest verschlossen.

»Das Mittel wird Ihnen guttun, vertrauen Sie mir. Es wird Sie von den Krämpfen befreien.«

Sperling war skeptisch, doch er hatte nichts mehr zu verlieren. Der Psychiater strahlte eine ruhige und kalte

Autorität aus. Auf wessen Seite er stand, wusste Sperling nicht, doch er gab nach, verzog keine Miene, als sich unter dem scharfen Blick des Arztes der bittere Geschmack der Medizin in seinem Mund verteilte. Beide schwiegen. Sperling schloss die Augen, und das Medikament begann seine Wirkung zu entfalten. Seine Muskeln entspannten sich, er war erleichtert, beinahe euphorisch. Seine Kräfte kehrten zurück. Nur nutzen konnte er sie nicht. Er schlug die Augen wieder auf. »Danke.«

Sperling war vertraut mit dem Phänomen, dass Opfer sich ihrem Täter unterwarfen und sich ihm ergeben verbunden fühlten, und spürte, wie etwas Vergleichbares gerade mit ihm geschah. Er musste sich zusammenreißen, oder meinte der Einäugige es wirklich gut mit ihm?

Der Psychiater schien nicht überrascht. Er nahm sich den Stuhl, der neben Sperlings Bett stand, und setzte sich ruhig darauf. »Ich glaube, wir sind jetzt so weit, dass wir uns unterhalten können.«

Sperling nickte fragend, versuchte, den Rest der lähmenden Spritzenwirkung von sich zu schütteln, was ihm nur mäßig gelang. »Wer sind Sie?«

»Mein Name ist Vartan. Doch das tut nichts zur Sache. Sagen wir, ich bin ein Freund.«

Der Name stimmte, Sperling konnte ihn aufgenäht auf den Kittel des Arztes lesen: Dr. Vartan – Oberarzt.

»Ich nehme an, Sie wissen, warum Sie hier sind.«

Sperling schüttelte den Kopf. Selbst wenn es um Machenschaften irgendwelcher Pharmafirmen gehen sollte, hatte er keine Ahnung davon, was die gerade von ihm wollten.

»Uns fehlt nur eine Kleinigkeit, und ich bin sicher, dass wir sie von Ihnen bekommen werden. Ich baue ganz auf Ihre Mithilfe.« Ein höhnischer Unterton in den Worten

Vartans stellte klar, wer auf wessen Hilfe dringender angewiesen war. »Als meine Mitarbeiter so freundlich waren, Sie zu diesem kleinen Ausflug in unser Spital zu motivieren, fanden sie auf dem Bildschirm Ihres Computers eine geöffnete Internetseite, die für uns von nicht unerheblicher Bedeutung ist. Ich hatte mittlerweile die Gelegenheit, mir diese Seite im Detail anzuschauen, und musste zu meinem Bedauern feststellen, dass dort Dinge behauptet werden, die so nicht stehen bleiben dürfen. Kurzum, wir benötigen das Passwort, mit dem wir die Seite überarbeiten können.«

Spöttisch ließ Vartan hierbei den Blick seines stahlblauen Auges über die Fesseln seines Opfers gleiten. »Es sind absurde Behauptungen, die dort aufgestellt werden, die in niemandes Interesse sind und nur vermeintliche Hoffnungen wecken, die dann schmerzlich enttäuscht werden. Verschaffen Sie uns den Zugang zu der Seite. Damit helfen Sie uns und vielen verzweifelten Menschen. Was ist schon so ein kleines Wort, nicht wahr?«

Das war es also, was sie von ihm wollten. Sperling wurde wacher, verstand, warum sie ihn entführt und nicht gleich umgebracht hatten. Aber gleichzeitig bedeutete das, dass sie ihn beseitigen würden, sobald sie das gesuchte Passwort hätten. Er kannte es gar nicht, doch er musste Vartan in dem Glauben lassen, das war seine einzige Chance. Er musste Zeit gewinnen.

Und wie stand es um Alice? Hatten sie sie ebenfalls hierher verschleppt oder ihr womöglich Ärgeres angetan, und, wenn sie hier war, würde sie dichthalten? Die Miene des Arztes hatte sich indessen verfinstert.

»Wie ich Ihrem fortgesetzten Schweigen entnehme, scheinen Sie die Tragweite meiner Ausführungen noch nicht ganz erfasst zu haben. Sollten wir nicht umgehend zu einer Einigung kommen, dann garantiere ich Ihnen, werden Sie bereits in Kürze alles, aber auch wirklich alles, was Sie wissen, neu überdenken. Oder anders ausgedrückt: Sie werden mich anflehen, mir das Wort sagen zu dürfen, mir aus der Hand fressen.«

Die Überheblichkeit, die der Psychiater ihm entgegenbrachte, machte Sperling trotz seines völligen Ausgeliefertseins und seiner Angst rasend. Wäre er frei gewesen, er wäre diesem Sadisten auf der Stelle an die Gurgel gesprungen. Sperling erschrak über die Heftigkeit der Gefühle, die der andere in ihm weckte.

»Ich kann mich des Eindrucks nicht erwehren, dass die Zeit auf meiner Seite ist. Ich werde damit beginnen, die Dosis Ihrer Medikamente weiter zu steigern. Sie haben das Glück, mein Privatpatient zu sein, sodass ich mich in aller Sorgfalt Ihrer medizinischen Versorgung annehmen kann. Einen ersten Vorgeschmack darauf haben Sie ja bereits bekommen, aber ich werde Ihnen zur weiteren Einstimmung jetzt noch ein wenig aus dem Abschnitt über die Nebenwirkungen der mir zur Verfügung stehenden Mittel vorlesen, beschränke mich dabei auf die psychischen und neurologischen Reaktionen, die Sie geduldig abwarten dürfen.«

Er zückte einen Zettel aus seiner Kitteltasche und zelebrierte jede einzelne Silbe der ungewöhnlichen Worte, die er von sich gab. »Früh- und Spätdyskinesien, Parkinsonoid, Akathisie, epileptiforme Anfälle, malignes neuroleptisches Syndrom, depressive Verstimmung, Lethargie, delirante Syndrome und so weiter.«

Sperling war froh, dass er kaum etwas verstand, wenngleich die Auflistung fraglos eindrucksvoll klang.

»Ich kann auch neue Kombinationen entwerfen, die bisher kaum je versucht wurden, oder ich kann Sie ganz gezielt in eine Medikamentenabhängigkeit hineintreiben, bis Sie mich winselnd anbetteln werden, Ihnen mehr, immer noch mehr zu geben. Allerdings befürchte ich, dass meine Geduld dazu nicht ausreichen wird, ich also den schnelleren Weg bevorzugen werde. Nun, hat es Ihnen immer noch die Sprache verschlagen?«

Sperling saß in der Falle, und dieser Weißkittel flatterte um seinen Käfig herum und machte sich lustig über ihn. Sperling platze der Kragen. Er brüllte los: »Meine Kollegen sind bereits auf der Suche nach mir, und dann werden Sie die Konsequenzen zu spüren bekommen. Machen Sie mich auf der Stelle los.« Sperling war von sich selbst überrascht. Er bebte innerlich. Und doch, vielleicht konnte sein Wutanfall den Arzt einschüchtern, vielleicht war dessen überhebliches Selbstvertrauen nur vorgeschoben.

»Nein.« Vartans Antwort war knapp. Er nickte gelassen, zog spöttisch seine Augenbrauen hoch und sonnte sich in seiner Überlegenheit.

»Nein …, also nein?« Sperling schluckte.

»Das ist alles?«

Es entstand eine für Sperling unbehagliche Pause. Vartan räusperte sich und durchbohrte ihn mit einem zynischen Blick aufgesetzten Mitleids.

»Schauen Sie, Sie sind aktenkundig in der Psychiatrie. Sie sind akut schizophren psychotisch und hochgradig suizidgefährdet, und da spricht wohl kaum etwas dagegen, dass es uns trotz aller unserer Bemühungen nicht gelingen wird, Sie davon abzuhalten, sich tragischerweise das Leben zu nehmen. Selbstverständlich wäre das nicht rühmlich für uns, aber Wunder können auch wir nicht vollbringen. Das ist sicher bedauerlich, aber ich nehme an, Sie verstehen?«

»Sie wollen doch nicht …?«

»Ich will. Da können Sie beruhigt sein. Nur ist meine Geduld begrenzt, so wie Ihre Zeit. Wäre das anders, fände ich es durchaus interessant herauszufinden, wie lange es dauern würde, bis Sie mich anflehen, endlich sterben zu dürfen. Doch wie gesagt, es geht mir um Wichtigeres.«

Aus den Fängen des Arztes gab es für Sperling kein Entkommen. In dem Moment, in dem Vartan das gesuchte Passwort hätte oder herausfände, dass er das Wort gar nicht kannte, ginge es ihm an den Kragen. Zu viel wusste er bereits. Seine einzige Möglichkeit bestand darin, die Absurdität seiner Lage an seinen Gegenspieler zurückzugeben. »Ich kann Ihnen das Wort doch gar nicht sagen, weil Sie mich dann umbringen müssen.«

Ein boshaftes Lächeln huschte über das Gesicht des Arztes, und das Blau seines nicht verdeckten Auges schien dämonisch aufzuleuchten. »Da haben Sie wohl nicht ganz Unrecht.« Diesen Satz ließ sich der Psychiater auf der Zunge zergehen, kostete unverhohlen sein kunstvoll nachgeschobenes Schweigen genüsslich aus. »Wir oder vielleicht besser Sie stehen offenbar vor einem tragischen Dilemma. Ob Ihre Willenskraft so stark sein wird, sich zu beherrschen? Na, wir werden sehen: Ein Vöglein schwatzt wohl manches …«

»… kein Mensch doch kann's verstehen.« Intuitiv griff Sperling den Ball auf, erkannte im selben Moment die Stimme Vartans wieder als diejenige des Sängers, der so bedauernswert falsch die Opernaufnahme begleitet hatte. Ein Begeisterter und doch Gescheiterter stand hier vor ihm.

Der Arzt wurde von Sperlings Kennerschaft überrumpelt und empfand auf einmal einen gewissen Respekt für sein Opfer. Ein geheimes Band war geknüpft. »Ich glaube, Sie beginnen mir zu gefallen.«

Sperling war unschlüssig, ob er sich über diesen Anflug von Zuneigung freuen sollte. Aber wenn er überhaupt eine Chance in diesem Spiel bekommen sollte, dann lag sie jetzt vor ihm, und er musste sie ergreifen. »Sie haben mich in der Hand. Das steht außer Frage. Sie können mich quälen, gegen Sie bin ich machtlos. Nur bleibt Ihnen das Risiko, dass ich trotzdem schweigen werde. Und sollte mir durch Ihre Torturen etwas zustoßen, laufen Sie Gefahr, zu spät an das Codewort zu kommen, denn auch Ihre Zeit ist begrenzt, wie Sie sehr wohl wissen. Wie ich Ihnen schon sagte, muss ich doch davon ausgehen, dass Sie mir etwas antun werden, sobald ich Ihre Forderung erfülle. Sie sehen, ich brauche von Ihnen eine Sicherheit, dass mir nichts geschehen wird. Warum sollte ich Ihnen dann das Wort nicht einfach geben und sogar ein wenig an dem partizipieren, was für Sie oder für wen auch immer dabei herausspringen mag? Was habe ich schließlich mit dieser Geschichte zu tun?«

Der Oberarzt blickte ihn misstrauisch prüfend an, doch Sperlings Argumente trafen offensichtlich seine Denkweise. Sperling spürte, dass er seinen Köder geschluckt hatte.

»Besorgen Sie mir eine Garantie, und machen Sie mir ein Angebot, das verlockend genug ist, dass ich ihm nicht widerstehen werde.«

Sperling empfahl sich dem Psychiater als Gleichgesinnten an, und der war empfänglich dafür, biss endgültig an.

»Da muss ich mit gewissen Leuten Rücksprache halten.«

Erleichtert nahm Sperling zur Kenntnis, dass seine Strategie, Zeit zu gewinnen, vorerst aufgegangen war. Er hatte sich den Respekt des Arztes verschafft, der allenfalls zu bedauern schien, dass ihm sein Spielzeug sadistischer Lust abhandenkam.

Vartan stand auf und stellte seinen Stuhl zurück an den vorgegebenen Platz neben dem Waschtisch. »Vorerst bleiben Sie in der Fixierung, damit Sie nicht in Versuchung geraten, sich aus unserer Abmachung herauszustehlen. Dafür erlasse ich Ihnen bis auf Weiteres die Medikamente, werde aber, damit alles seine Ordnung hat, in Ihrer Krankenakte vermerken, dass ich Ihnen eine Spritze mit einem Depot gegeben habe, deren Wirkung einige Tage lang anhält. Verhalten Sie sich möglichst unauffällig, dann belassen wir es im Augenblick dabei, und ich werde wieder auf Sie zukommen, sobald ich mehr weiß. So viel Zeit bleibt uns ja, und wer weiß …« Mit dieser vieldeutigen Bemerkung verließ der Psychiater den Raum.

8

Erleichtert und erschöpft von der Anspannung, in der er sich während des Schlagabtauschs mit seinem ungleichen Kontrahenten befunden hatte, sackte Sperling die wenigen Zentimeter zurück, die sein Bewegungsspielraum zuließ. Vartan hatte das Licht angelassen, und so konnte Sperling erstmals seinen eigenen Zustand und seine Umgebung genauer inspizieren. Um seine Hand- und Fußgelenke herum waren lederne Riemen geschnürt, die am Gestell des Bettes befestigt waren. Sie ohne das dazu notwendige Werkzeug zu lösen, war unmöglich. Er trug ein weißes Anstaltshemd und lag unter einer Decke, unter der seine nackten Füße hervorlugten. Außerdem hing um seinen Hals an einem Bindfaden ein Schlüssel, dessen Zweck ihm nicht einleuchtete, der aber offensichtlich nicht zum Lösen seiner Fesseln taugte.

Die Einrichtung des übermäßig hoch wirkenden Raumes war spartanisch. Direkt über ihm hing an der mit weißen Styroporplatten verkleideten Decke eine grell leuchtende Neonröhre. Die Wände waren cremeweiß getüncht. Ihm gegenüber standen ein karger Waschtisch ohne Spiegel, daneben ein schmaler Wandschrank aus Holz und der Stuhl, auf dem Vartan vorhin gesessen hatte. Schließlich gab es noch einen kleinen gelben Metalltisch direkt neben seinem Bett.

Wie sollte man in so einer Umgebung gesund werden, wenn man wirklich psychisch krank war, fragte Sperling sich. Sein Durst meldete sich wieder, ihm war, als habe er seit einer Ewigkeit nichts getrunken, und Hunger hatte er auch. Er fühlte sich elend und ausgemergelt, aber wenigstens sein Denken gewann die gewohnte Klarheit zurück.

Es klopfte kurz an der Tür, und ein blondes Geschöpf in einem zu engen weißen Kittel, das so gar nicht in dieses triste Umfeld passen wollte, betrat den Raum. »Guten Abend. Ich bin Schwester Hilde und bringe Ihnen das Abendessen.«

Sie hatte jedoch nichts bei sich außer ihren beiden ausladenden Brüsten. Sperling war irritiert.

»Was darf es denn heute für Sie sein? Es gibt Krautfleisch oder gefüllte Paprika.«

Die Normalität ihrer Frage traf Sperling unvorbereitet. Er starrte sie wortlos an, wurde dann seiner Hilflosigkeit gewahr. »Aber wie soll ich denn essen?«

»Ganz einfach, ich werde Sie füttern.«

Sie sagte das so, als sei es das selbstverständlichste der Welt. Nach kurzer Überlegung entschied er sich für das Krautfleisch. »Und bitte etwas zu trinken.«

»Hätten Sie lieber Hagebuttentee oder Pfefferminztee?«

Hagebuttentee erschien ihm in Verbindung mit dem Krautfleisch als das geringere Übel. Nach der Bemerkung, sie werde sofort zurück sein, verschwand die wundersame Erscheinung, und Sperling befürchtete fast, ihr kurzer Besuch könnte nur ein Wunschgebilde seiner Fantasie gewesen sein. Doch sie kehrte zurück mit einem Tablett in Händen, stellte es auf das Metalltischchen neben seinem Bett und hob die Plastikhaube vom Teller, auf dem dampfend und von eigentümlicher Farbe das abendliche Mahl lag. Ob es auf dieser Station nur Einzelzimmer gab, wie sonst war eine solche Speisenauswahl zu verantworten, kam es Sperling in den Sinn, als ihm der Krautgeruch in die Nase stieg.

»Bitte erst etwas zu trinken, ich verdurste.«

»Aber gern.«

Sie goss den Tee aus einer Thermoskanne in einen Plastikbecher, den sie ihm an den Mund hielt, und er trank ihn in einem Zug aus. Das heiße Getränk brannte in seiner Kehle, und die Wärme durchzog seinen ganzen Körper, doch sein Durst war von dem einen Becher nicht gelöscht.

»Bitte auch etwas Wasser.«

Auch das reichte sie ihm, und die kühle Erfrischung tat gut.

»Na, dann wollen wir mal, Inspektor.«

Sperling war überrascht. Wusste sie, wer er war, war sie beteiligt an dem üblen Spiel? »Sie nannten mich Inspektor?«

»Ach so, ja. Hier bei uns auf der Station bekommt jeder einen Spitznamen, der zu ihm passt. Sie sind der Herr Inspektor, und dann haben wir noch ein Orakel, einen Schauspieler, einen kleinen Nazi und viele andere mehr. Sie werden sich schon einleben bei uns, das ist bisher noch jedem gelungen. Und wenn Sie sich irgendwann in unserer Mitte richtig zu Hause fühlen, dann wollen Sie gar nicht mehr weg. Sie werden sehen.«

Während sie so plauderte, begann sie Sperling löffelweise mit dem Krautfleisch zu füttern, der sich dabei ertappte, wie er die Skurrilität seiner Lage bereits als beinahe normal erlebte.

»Und Therapie machen können Sie bei uns auch. Beschäftigungstherapie, Töpferkurs, oder wie wäre es mit der Trommelgruppe?«

»Ich hätte da eher an ein paar hundert Stunden Analyse gedacht.« Sperling hatte diesen Gedanken wirklich gehegt – die Liste seiner Neurosen war lang –, ihn jedoch wie alle echten Neurotiker ad infinitum vorerst verworfen.

»Ist ja ein Zufall. Ich habe früher in der Dialyse gearbeitet. Und eine feste Aufgabe mit Verantwortung bekommen Sie für den Stationsalltag zugeteilt, vielleicht das Amt des Fischefütterns?«

»Fische füttern?« Er hielt kurz inne, um zu kauen. »Ich kann doch gar nicht aufstehen. Da gehen die Fische sicher ein.«

»Ach, so etwas kommt vor. Aber das ist doch nicht so tragisch. Dann gibt es halt wieder ein paar neue.«

Sperlings erster Hunger war gestillt, doch er beschloss, die sich ihm bietende Gelegenheit zu nutzen, um mehr über Vartan in Erfahrung zu bringen, dabei aber nicht zu direkt vorzugehen. »Arbeiten Sie denn schon lange auf dieser Station?«

»Zwei Jahre sind es bald.«

»Und gefällt es Ihnen hier?«

»Ich glaube, ich möchte nie mehr etwas anderes machen. Es ist so wichtig, dass man in seinem Leben aufrichtig ist, Gutes tut und den Menschen hilft, diesen vielen armen Gestalten, die bei uns landen. Und was für Geschichten ich hier zu hören bekomme, da kann ich Ratschläge geben und werde wirklich gebraucht. Hier findet das richtige Leben statt in seiner ganzen Vielfalt. Außerdem ist die Zusammenarbeit in unserem Team ganz toll. Aber wieso erzähle ich Ihnen das eigentlich alles?«

Sie kicherte keck, und Sperling verlangte nach mehr Essen, um das Gespräch nicht abreißen zu lassen.

»Und der Oberarzt?«

»Doktor Vartan? Der ist die Seele unserer Station, jeder mag ihn. Er ist so gut zu den Patienten. Darin ist er uns ein lebendiges Vorbild. Es gibt sicher keinen zweiten Arzt wie ihn. Er ist beinahe wie ein Vater zu uns, hat immer ein offenes Ohr und bleibt sogar oft nachts und am Wochenende hier, nur damit er möglichst sofort zur Stelle ist, wenn er gebraucht wird. Sie haben bestimmt schon bemerkt, dass ihm ein Auge fehlt. Er soll es verloren haben, als er einem Patienten, der sich umbringen wollte, das Messer abgerungen und ihm so das Leben gerettet hat.«

Sperling war zwar satt, doch er aß brav weiter und weiter, verlangte einen Nachschlag, trank mehr von dem Tee und lauschte verwundert der seinem eigenen Eindruck so krass widersprechenden Schilderung des Arztes, die die Schwester ihm bereitwillig abgab.

»Und gestern hat er uns mitgeteilt, dass er bald eine Privatklinik eröffnen will, draußen im Hoffmann-Sanatorium in Purkersdorf, und unser ganzes Team hat daraufhin sofort einstimmig entschieden, dass wir alle mitkommen wollen, wenn es so weit ist.«

Sperling wurde hellhörig. Wenn Vartan so großzügig für seinen Einsatz an ihm entschädigt wurde, ging es bei seinen Auftraggebern erst recht um viel Geld. Alice hatte offenbar kein bisschen übertrieben. Nur hieß das für Sperling, dass seine Aussichten dadurch alles andere als rosiger wurden. Tapfer ließ er sich mit dem Krautfleisch mästen.

»Sie haben wirklich einen unglaublichen Hunger. Ach, der Herr Doktor Vartan. Wissen Sie, im Vertrauen gesagt, wenn er nicht mit der Frau Doktor Farkic zusammen wäre – zumindest war er das bis vor Kurzem … und ich versichere Ihnen, da bin ich nicht die Einzige von uns Schwestern.« Sie gluckste verschämt, und ein flüchtiges Erröten huschte über ihre Wangen, was ihre offensichtlichen Reize noch unterstrich, wie Sperling sich eingestand.

»Aber die Farkic hat auf ihn aufgepasst wie ein Drache, Gift und Galle gespuckt, wenn eine von uns in seine Nähe gekommen ist. Er ist ja so ein guter … Mensch.«

Sie seufzte, und ihre Stimme hatte fast lasziv geklungen bei ihren letzten Worten. Sperling war mittlerweile vollkommen übersättigt, und verspürte auf einmal einen heftigen Druck auf seiner Blase. Angebunden, wie er war, konnte er weder aufstehen noch eine Harnflasche in Händen halten, ohne die Schwester um Hilfe bitten zu müssen, deren Erscheinung ihn keineswegs gleichgültig ließ. Schweißperlen traten ihm auf die Stirn. Er konnte nicht länger warten. »Meinen Sie, Sie könnten mir vielleicht eine Hand freimachen?« Er wand sich unruhig in seinen Fesseln.

Sie schaute ihn mitleidig an, verstand aber nicht sein dringendes Bedürfnis. »Das geht leider nicht. Der Oberarzt hat ausdrücklich betont, dass Sie äußerst gefährlich sind, und wir haben strikte Anweisung, Sie in der Fixierung zu belassen.«

Sperling fand es absurd, dass man ausgerechnet ihm, der trotz seines Berufs Gewalt verabscheute, Gemeingefährlichkeit bescheinigte, aber das war ihm im Augenblick egal. »Ich …«

Er schluckte, aber es ging einfach nicht mehr. »Ich …, ich muss mal.«

»Dann hole ich Ihnen die Flasche.«

Sperling lächelte gequält. »Wenn Sie meinen.«

Sie ging kurz hinaus und kehrte gleich darauf mit einer Harnflasche zurück. Ohne jedes Zaudern begann sie dann unter seiner Bettdecke zu fingern, und er reagierte wie erwartet. Zu seiner Überraschung war ihm seine Erregung deutlich peinlicher als ihr.

»Na, der will etwas anderes«, bemerkte sie lapidar und setzte sich unsanft mit der Flasche durch, was zwar im ersten Moment schmerzhaft, gleich darauf aber erleichternd für ihn war. »Haben Sie eine Frau?«

Er fragte sich, warum sie das gerade jetzt von ihm wissen wollte. »Nein, ich habe einen Hund. Sie meinen doch im wirklichen Leben als Inspektor oder, was war es doch gleich, als Kartenverkäufer?«

Sie nickte gütig, als könne er ja nichts für seine Verwirrtheit. Es stand eindeutig fest, er war als verrückt gebrandmarkt, und niemand hier würde ihm die Wahrheit glauben.

»Noch einen Bissen?«

»Nein danke. Ich glaube, es reicht.«

»Dann bereite ich alles für Ihre Nachtruhe vor.«

»Bitte, eine Frage habe ich noch: Wozu dient eigentlich dieser Schlüssel, den ich um den Hals trage?«

»Das ist Ihr Spindschlüssel, für Ihren Schrank dort.«

»Aber den kann ich doch gar nicht benutzen.«

»Das wird schon, warten Sie nur ab.«

Sie brachte das Tablett hinaus und kam noch einmal zurück, um seine Flasche zu leeren und auszuspülen. Dann löschte sie das Licht und ließ ihn mit einem milde gehauchten »Gute Nacht« allein, das dem Raum einen Moment lang eine warme Note verlieh, die sich jedoch schon bald in der gespenstischen Stille der Dunkelheit verflüchtigte.

Da bin ich nun, dachte Sperling, bewegungslos wie ans Kreuz genagelt, nur halt flach, nicht aufrecht. Lag man so auf der Couch in einer Psychoanalyse?

Sperlings Rücken schmerzte vom Liegen auch ohne die Nebenwirkungen der Medikamente. Wie lange würde er das noch aushalten? Die aufgezwungene starre Körperhaltung führte ihm seine Hilflosigkeit unmittelbar vor Augen. Er konnte wieder denken, das hatte er sich ausgehandelt, doch das brachte ihn keinen Schritt weiter. Ob er bereits vermisst wurde – nur, von wem?

Marilyn hatte sich sicher in der Küche des Lokals unten im Haus eingenistet, wo sie Stammgast war. Da verließ er sich ganz auf ihren unerschütterlichen Instinkt.

Für die Kollegen aus dem Dezernat war er im Wochenende.

Und Chiara? Hatte sie am anderen Ende der Leitung vielleicht mitbekommen, was geschehen war? Er sehnte sich auf einmal nach ihr, und doch war etwas zerbrochen. Sie hatte das stillschweigende Einverständnis zwischen ihnen, trotz aller Freiheiten zusammenzugehören, aufgekündigt, sei es aus Unachtsamkeit oder aus was auch immer. Wollte sie wieder ein Kind haben? Hatte sie den Verlust ihres Sohnes endlich überwunden? Ihr Mann und ihr damals zweijähriger Sohn waren bei einem Autounfall tödlich verunglückt, und sie hatte seitdem jede feste Bindung gemieden. Doch wer war jetzt dieser andere? Sperling grämte sich, dass er es vielleicht nie erfahren würde. Die trockene Heizungsluft verursachte ihm einen Juckreiz an den unterschiedlichsten Stellen seiner Haut, die sämtlich außerhalb seiner Reichweite lagen. Wie human doch eine Gummizelle sein musste im Vergleich zu diesen starren Ledergurten, dachte er, biss die Zähne aufeinander und spannte seine Muskeln an, bis das Jucken endlich aufhörte. Seine Mutter war hier in der Psychiatrie gewesen, und er wunderte sich nicht, dass sie nie mehr zu sich selbst gefunden, sich schließlich das Leben genommen hatte. Er hatte sie besucht hier, hatte die Bilder von ihren letzten Begegnungen verdrängt, wusste nicht einmal mehr die Nummer des Pavillons, in dem sie gelegen hatte, erinnerte nur, dass sie alle gleich ausgesehen hatten, als er damals durch das parkartige Gelände zu ihr gegangen war. Und der Geruch der Station, der hatte sich ihm eingebrannt, den würde er niemals vergessen.

Was war mit Alice, ob auch sie entführt worden war? Die Erinnerung an ihre jugendliche Leichtigkeit entglitt ihm, erschien ihm immer unwirklicher, wie ein verlockender Traum, den die raue Wirklichkeit ausgelöscht hatte. Sein ganzes Leben war bei näherer Betrachtung eine Aneinanderreihung von Abschieden. Stück für Stück verlor er alles, was ihm lieb war. War es da das Schlechteste, wenn er selbst vor der Zeit die Bühne verließ? Er musste kämpfen, doch in diesem Augenblick wusste er nicht mehr wofür. Reglos lag er umhüllt von der schwarzen Nacht und fand keinen Schlaf.

9

Irgendwann musste er doch eingeschlummert sein, denn er schreckte aus einem merkwürdigen Traum auf, den er sofort wieder vergaß, als im grellen Schein der hoch hängenden Neonröhre ein auffallend breitschultriger Mann vor ihm stand, der sich als Pfleger Herrmann vorstellte und ihm das sonntägliche Frühstück ans Bett brachte. Während der Fütterung saß das Kraftpaket auf Sperlings Bettrand, und der empfand die körperliche Nähe als beengend, konnte ihr aber nicht ausweichen. Der Schweißgeruch des Pflegers war penetrant. Jeder Versuch, ihn in ein Gespräch zu verwickeln oder gar direkt irgendwelche Informationen aus ihm herauszubekommen, war vergeblich. Sperling fragte sich, ob dieser Koloss einer seiner Entführer sein mochte, und musterte ihn skeptisch. Selbst ein Lächeln war dem groben Gesicht nicht zu entlocken, allenfalls ein schnaufendes Grunzen, und so war Sperlings Appetit deutlich schneller gestillt als am Abend zuvor.

Das Licht brannte weiter, als Pfleger und Tablett den Raum verlassen hatten, und Sperling hatte die Gelegenheit, sich erneut in seiner Umgebung umzuschauen, musste aber zu seinem Bedauern feststellen, dass es nichts mehr zu entdecken gab, sah man von einem ausgedehnten Riss in der gegenüberliegenden Wand ab und von den Gittern vor dem Fenster, die ihm bisher nicht aufgefallen waren. Im kalten Neonlicht war das Warten kaum angenehmer als im Dunkeln. Nur gelegentlich drang ein meist undefinierbares Geräusch von der Station her zu ihm durch. Draußen brach zögerlich der Tag an, ohne dass es wirklich hell wurde.

Vor der Tür seines Zimmers herrschte auf einmal Leben, dann Ruhe, wieder Leben, und mit einem Schwung wurde sie plötzlich aufgestoßen. Herein traten Vartan, der imposante Pfleger vom Frühstück mit einem Aktenstapel auf dem Arm und, beiden voraus, ein kleiner, eigentlich schon sehr kleiner Mann, in Sperlings Augen ein Zwerg, der allem Anschein nach einen hohen Wert auf seine äußere Erscheinung legte und dem offenbar die ganze Autorität gehörte. Anders als sonst ging Vartan gebückt, hing devot am Rockzipfel des Kürzeren, den sein frisch gestärkter Kittel ebenfalls als Arzt auswies, ohne dass Sperling den Namen darauf hätte entziffern können. Eine Krawatte, die in Farbe und Muster auf die Socken abgestimmt war, und zueinander passend in Gold eine Halbbrille, Manschettenknöpfe sowie ein zu groß geratener Ring am kleinen Finger der linken Hand ergänzten die Arbeitskleidung des Winzlings.

Keiner der Eintretenden hatte das dezente Rascheln ihrer Geschäftigkeit auch nur mit einem Wort zu durchbrechen gewagt. Sie bauten sich am Fußende von Sperlings Bett auf, und der ihm Unbekannte musterte ihn, ohne sich ihm vorzustellen, unhöflich lang, stumm über den Rand seiner halben Brille hinweg. Dann wandte er sich Vartan zu. »Das ist also der Neuzugang.«

»Ja, Herr Primar, ich berichtete Ihnen ja bereits, vorgestern gekommen.«

Der gestrenge Blick des Primararztes schweifte zu Sperling zurück, als erwarte er von diesem nun eine Erklärung. Sperling rätselte, ob der Zwerg auch an seiner Entführung beteiligt war, und überlegte unter dem Zeitdruck des arroganten Schweigens, das Macht gegen Unfreiheit auszuspielen schien, wie er am besten reagieren sollte. Er entschied sich, das Gespräch zu suchen. »Bitte entschuldigen Sie meine Aufmachung. Das ist sonst nicht meine Art.«

Der Primararzt zog die Augenbrauen hoch. »Der Patient ist ja auffallend guter Dinge.«

Wieder sprach er zu Vartan, als sei Sperling gar nicht anwesend, nicht ansprechbar oder unwürdig für einen Wortwechsel. Dann durchblätterte er interessiert die Krankenakte und fand anerkennende Worte für Vartan wegen der Medikamente, die er Sperling verabreicht hatte. »Wie ist denn nun der Stand der Dinge?«

Zu Sperlings Überraschung war diese Frage auf einmal doch an ihn gerichtet. Er hatte sich dazu entschieden, sich als gewöhnlicher Patient zu präsentieren. War der Primararzt nicht Teil des Komplotts, konnte Sperling ihn vielleicht überzeugen und freikommen. Da war es besser, wenn er nicht auf seiner wahren Identität beharrte, weil er sonst erst recht als verrückt erscheinen würde. War der Psychiater hingegen an den Machenschaften beteiligt, gab es für Sperling im Moment sowieso nichts zu verlieren. »Ich weiß gar nicht genau, was eigentlich passiert ist. Ich habe am Freitag ganz normal gearbeitet, im Kartenverkauf bei den Bundestheaterkassen. Es gab viel zu tun, jetzt vor Weihnachten und Silvester. Auf einmal hatte ich dann eine Art Eingebung, ich sei Inspektor und müsse in einem Fall ermitteln, und dann ist alles Weitere wie von selbst geschehen. Kaum zu glauben, nicht wahr?«

Der Primararzt lauschte mit unbeweglicher Miene. Wusste er wirklich nichts, und war Sperling auf dem richtigen Weg? Er schöpfte Hoffnung. »Hier liege ich gefesselt wie ein Verbrecher, und dabei hat sich der ganze Irrsinn inzwischen in Luft aufgelöst. Ich weiß wirklich nicht, wie es dazu kommen konnte. Ich hatte wohl zu viel Stress in den letzten Wochen. Die Vorstellung, mir oder irgendjemandem sonst etwas anzutun, erscheint mir vollkommen absurd.«

Genau so musste offenbar ein echter Geisteskranker reden, wenn er in die Freiheit zurückwollte, dachte Sperling, so geschickt wie möglich verbergen, was in Wahrheit in ihm vor sich ging. Auch ein Psychiater konnte schließlich immer nur das wissen, was man ihm erzählte.

Sperling richtete seinen Blick direkt auf die Halbbrille des Primararztes, schaute so harmlos wie möglich, flehentlich, unterwürfig, und fragte sich, wie gut seine Schauspielkunst wohl sein mochte. Es entstand eine beinahe unwirklich lange Pause, in der er der prüfenden Blickfixierung durch den Psychiater auswich und zu Boden sah. Die Schuhe des Arztes waren handgemacht von einem jener Schuhmacher, die die sogenannte Gesellschaft in Wien ausstatteten. Inzwischen gab es sogar Bildbände mit Anleitungen dafür, was man wo einkaufen musste, wollte man dazugehören. Stil wurde öffentlich, für jedermann zugänglich, prostituierte sich, verkam zu einer Frage des Geldes. Auch Vartan, der in Anwesenheit seines Vorgesetzten nur noch ein Schatten seiner selbst war, unterworfen unter die Macht des kleinen Mannes, hatte seinen Beruf verraten, sich für Geld verkauft. Befürchtete er jetzt aufzufliegen? Hatte Sperling ihn in der Hand? Er war versucht, von der Entführung zu berichten, aber er hielt sich zurück, denn wenn sein Wort gegen das des Oberarztes stand, würde er, der

Patient, den Kürzeren ziehen. Er konnte vorerst nichts preisgeben, nur versuchen, freizukommen.

Unvermittelt brach der Primararzt in schallendes Gelächter aus. Vartan war erleichtert, aber Sperling begriff, was das zu bedeuten hatte. »Sie glauben wohl, Sie können mich zum Narren halten. Aber da müssen Sie früher aufstehen. Das werden Sie noch von mir lernen.«

Sperlings Hoffnungsfunken zerstob. Den ebenfalls anwesenden wortkargen Pfleger würde er kaum von etwas überzeugen und auf seine Seite ziehen können. Selbst wenn der nicht kriminell war, was Sperling mittlerweile unwahrscheinlich vorkam, wirkte er so einfältig und einsilbig, dass schon deshalb kein Verständnis von ihm zu erwarten wäre. Fieberhaft suchte Sperling nach einer Strategie. Mit dem Dezernat zu drohen, wäre sicher keine gute Idee, würde nur die ihm gewährte Schonzeit aufs Spiel setzen und wäre daher höchst riskant. Nur solange er diesen Psychiatern gänzlich ausgeliefert schien und sie das Codewort von ihm wollten, würden sie ihn am Leben lassen. »Sicher halten Sie sich für einen der größten Nervenärzte, und dabei sind Sie einer der kleinsten. In diesem Spital wird die Hierarchie wohl der Größe nach festgelegt, nur in umgekehrter Reihenfolge.«

Es war sonst nicht Sperlings Art, sich über unverschuldete Unzulänglichkeiten anderer lustig zu machen, aber sein unfairer Angriff löste einen Knoten der Anspannung in ihm. Für einen winzigen Augenblick hatte er die ihm aufgezwungene Machtlosigkeit symbolisch durchbrochen. Zwar kannte er die Achillesferse des Primararztes nicht, aber erfolgreiche Männer waren in der Regel dort empfindlich, wo sie zu wenig hatten. Ohne jede Vorwarnung prustete der Pfleger lauthals los. Sperling fühlte sich dadurch bestärkt. »Wo ist denn Ihre Zipfelmütze, die rote, und Ihr kleiner Spaten? Wahrscheinlich sind Sie nur deshalb Psychiater geworden, weil Sie es nicht geschafft haben, über den Rand des Operationstisches hinwegzuschielen.«

Sperling erkannte sich selbst nicht wieder, doch er fand es unglaublich befreiend, diesem Menschen, in dessen Händen sein Leben lag, alles an Beleidigungen an den Kopf zu werfen, was ihm nur in den Sinn kam, und damit seine Hilflosigkeit zu überspielen. Der Primararzt, dessen Namen er immer noch nicht kannte, lauschte mit ausdruckslosem Gesicht, schien von den verbalen Attacken Sperlings überhaupt nicht berührt zu werden. Dann, mit einem Ruck, drehte er sich auf dem Absatz um, stieß einen drohenden Fluch aus und verließ das Zimmer, gefolgt von dem beschwichtigend auf ihn einredenden Oberarzt.

10

Sperling war beinahe in Hochstimmung, wenngleich ihm klar war, dass sein kleiner Triumph nur von kurzer Dauer und der Preis dafür möglicherweise hoch sein würde. Eine Zeit lang tat sich gar nichts, außer dass die hässliche Neonröhre zu surren begann. Er konnte sie nicht abstellen.

Dann trat Schwester Hilde wieder in sein Zimmer und bot ihm freundlich an, ihn mitsamt seinem Bett zu den anderen Patienten im Multifunktionsraum zu schieben, damit er etwas Ablenkung habe und wieder am normalen Leben teilnehmen könne, wie sie sich ausdrückte.

Bereitwillig stimmte er ihrem Vorschlag zu und fand sich wenig später in einer total verrauchten Wartehalle wieder, in der von einem verschließbaren Holzschrank aus ein Fernseher viel zu laut auf eine Gruppe von vier Mitpatienten einbrüllte, die auf den ersten Blick gänzlich ohne Kontakt zueinander schienen.

Auch Sperling, den Neuen, beachtete niemand. Der widmete seine Aufmerksamkeit zuerst einem verwahrlost wirkenden jüngeren Mann mit kahl geschorenem Schädel. Es war der, der ihm bereits grinsend erschienen war. Jetzt waren sie Leidensgenossen, denn der Glatzkopf hockte eingesperrt in einem von einem Netz aus weißem, geflochtenem Tau überzogenen Bett. Sperling fühlte sich unweigerlich an seinen letzten Zoobesuch in Schönbrunn erinnert. In ekstatischer Erregung hielt der Käfiginsasse die Fernbedienung des Fernsehers in Händen und wechselte ohne Unterlass das Programm, glotzte gebannt auf den Bildschirm und machte sich hektisch die ganze Zeit über Notizen. Gelegentlich sprang er verzückt auf, soweit sein begrenzter Lebensraum das zuließ. Wenigstens bewegen kann der sich …, dachte Sperling, und ich liege hier als einziger Gesunder in Hochsicherheitsverwahrung.

Neben dem nervösen Netzhocker wippte auf einem Stuhl ein monoton vor sich hin quasselnder bärtiger Hagerer auf und ab, dessen rechte Hand vom pausenlosen Rauchen zwischen Zeige- und Mittelfinger bräunlich verfärbt war. Ihm schien die Programmgestaltung des Jüngeren zu missfallen, doch konnte er sich offensichtlich nicht mit genügendem Nachdruck verständlich machen.

In einem Rollstuhl an die Wand gestellt saß reglos eine voluminöse ältere Dame, die, unter einer auffallend ordentlich frisierten Perücke, aus riesigen Brillengläsern die flimmernde Mattscheibe fixierte, anscheinend ohne sich von deren Inhalt tangieren zu lassen. Direkt neben ihr in der Ecke ragte hochgeklappt eine Tischtennisplatte empor, die schon lange niemanden mehr zu interessieren schien, so verstaubt war sie.

Im Zentrum der Halle schließlich, die, wie Sperling fand, mit ihrem hellen Holzmobiliar unter Neonlicht denselben Charme versprühte wie seine Kammer, war am Esstisch ein zierlicher Mittsechziger in eine kleinformatige Zeitung vertieft. Jedes Mal, wenn er umblätterte oder an seiner glimmenden Zigarette zog, fielen seine überschießenden Bewegungen auf, und dazu blitzten seine wässrig hellen Augen, die so gar nicht zu seinem dunklen Teint passen wollten. Eine merkwürdige Anspannung lag in der Luft der Station. Alles schien trotz des Lärms oberflächlich ruhig, und doch brodelte es im Untergrund, so als könne jederzeit ein Pulverfass in die Luft fliegen.

Sperling versuchte dem Springen des Fernsehprogramms zu folgen.

Merkwürdig maskierte Einwohner eines fernen Planeten wurden abgelöst vom Massenschlachten eines Kriegsfilms, der auch ein Antikriegsfilm sein mochte. Der Mann im Netz grunzte begeistert auf. Die sich anschließende Nachrichtensendung unterschied sich auffallend wenig von dem Film, und der Bettgefangene jubilierte, kritzelte eifrig etwas in seinen Notizblock. Sperling zögerte, ihn zu fragen, was er da machte. Von dem Nuscheln des Hageren waren währenddessen nur Bruchstücke zu verstehen. Er wurde dem Fernseher immer ähnlicher. Zwei Worte glaubte Sperling gehört zu haben: »Verundenkungsmaschinerie« und »Geistesvernichtungsfließband«.

Damit er wieder am normalen Leben teilnehmen könne, sei er hier, hatte die Schwester gesagt. Sperling schüttelte den Kopf und folgte einer Fernsehreportage über das bisexuelle Leben der Seehasen. Deren eines Körperende war weiblich, das andere männlich, sodass ihre sexuelle Orientierung vom Zufall abhing, je nachdem, welche Enden zweier Tiere aufeinandertrafen. Gelegentlich entstanden regelrechte Paarungsketten – Gruppensex am Meeresgrund. Dann sprach der amerikanische Präsident, neben ihm seine Frau. Der Sprung zum nächsten Sender schnitt ihm das Wort ab. Eine junge Talkshowmoderatorin präsentierte unter dem tosenden Beifall des Publikums einen Fettleibigen, der vor laufender Kamera eingestand, sich von kleinen Hunden, vor allem wenn diese kaum Fell trugen, sexuell erregt zu fühlen – »Hasenhundaufgeilung«, kommentierte der Hagere –, woraufhin sich eine, wie Sperling fand, dafür viel zu junge Frau den Blicken des Massenpublikums anbiederte, indem sie es live an ihrer Brustvergrößerungsoperation durch skrupelarme Weißkittel teilhaben ließ. Ihm wurde übel. Werbung unterbrach die laufende Sendung, versprach weiße Zähne in nur drei Wochen, Autowachs, Hometrainer, Katzenfutter, Tiefkühlpizza, präsentierte den Entwurf des idealen Menschen: strahlendes Grinsen, glänzendes Auto, glücklich und satt lächelnde Katze auf dem Sofa. Wie weit entfernt das von seinem Leben war, selbst von dem, das er sich gewünscht hätte, dachte Sperling.

Er hatte genug vom Vormittagsprogramm und entschied sich, das Gespräch zu suchen, ohne zu wissen mit wem. »Könnten Sie mir bitte ein Glas Wasser reichen?«

Der feingliedrige Zeitungsleser blickte zu ihm herüber und nickte freundlich. Er stand auf, nahm vom Esstisch eines der dort bereitstehenden Gläser und füllte es mit Mineralwasser. Verbindlich lächelnd kam er dann auf Sperling zu und setzte ihm das Glas an den Mund, wobei er leicht zitterte, wie in Zeitlupe.

»Du musst der Neue sein. Ich bin Albert, aber sie nennen mich hier den Schauspieler.«

Sperling trank, vorsichtig darauf achtend, nicht zu tropfen. »Danke.«

»Noch etwas mehr?«

»Nein danke, ist schon in Ordnung.«

Albert, der Schauspieler, stellte das Glas zurück auf den Tisch, brachte seinen Stuhl herbei und setzte sich neben Sperling. Die ältere Dame im Rollstuhl war auf ihr Gespräch aufmerksam geworden, hatte per Knopfdruck ihr elektrisches Gefährt in Bewegung gesetzt und gesellte sich nun ebenfalls zu ihnen, reichte Sperling ihre Hand.

»Küss die Hand, Sperling, Benedict Sperling. Bitte verzeihen Sie, dass ich Ihren Gruß nur unzureichend erwidern kann.«

»Kassandra Erdmannsky. Es sei Ihnen gestattet.«

Ihre Art wirkte vornehm distanziert, beinahe streng, aber insgeheim schien sie erfreut, jemanden zu treffen, dem es, dem ersten Eindruck nach zu urteilen, so wie ihr selbst nicht an gewissen Umgangsformen mangelte. Sperling schlussfolgerte, dass sie das »Orakel« sein müsse, von dem Schwester Hilde gesprochen hatte. Mit aller Selbstverständlichkeit hatte er sich mit seinem richtigen Namen vorgestellt und nicht mit dem ihm angedichteten, doch die beiden schienen sich nicht daran zu stören.

»Und was hat Sie zu uns geführt?«

Wie kompliziert Sperling auf einmal eine Antwort auf eine banale Frage wie diese vorkam.

»Um ehrlich zu sein, weiß ich das selbst nicht mehr genau. Es ging alles so schnell.«

»Lass ihn doch Kassandra, wenn er nichts sagen will«, bremste der Schauspieler die Neugier der älteren Dame. »Vielleicht sollten wir dir auch erst einmal etwas über uns erzählen. Wie du ausschaust, werden wir ja noch eine ganze Weile beisammen sein.« Seine Augen schweiften zu seiner Anspielung über Sperlings Ledergurte, der ihm nur zu gerne widersprochen hätte.

»Ich selbst bin seit stolzen 33 Jahren auf dem Gelände und habe ziemlich alles miterlebt, was sich hier abgespielt hat. Natürlich war ich nicht immer auf dieser Station, sondern habe eine ganze Reihe der Pavillons kennengelernt. Und eins kann ich dir versichern: Bei uns, da bist du gut aufgehoben. Unser Oberarzt ist wirklich schwer in Ordnung.«

Die betagte Rollstuhlfahrerin nickte bestätigend zu Alberts Worten, während Sperling überrascht zur Kenntnis nahm, dass nicht nur die Mitarbeiter Vartans, sondern auch seine Patienten nur voller Lob von dem Psychiater sprachen. Sind die alle verrückt?, schoss es ihm durch den Kopf.

»Sie wollten mich schon auf die Straße setzen, einfach so, und dann hat Vartan dafür gekämpft, dass ich bleiben konnte. Ich lebe hier. Hier ist alles, was ich habe, und von hier aus werde ich eines Tages die ganze Welt beherrschen.«

Es war die selbstverständliche Gewissheit, mit der er diese Ankündigung von sich gab, die Sperling überraschte. Es klang, als hätte er gesagt, er werde in der kommenden Woche ins Kino gehen oder sich ein Paar Schuhe kaufen. Und dabei glänzten seine Augen beinahe unheimlich, als sei er umspielt von einer majestätischen Aura. Gleichzeitig verriet ein eigentümlicher Akzent seiner wiewohl prononcierten Sprache, dass Albert ursprünglich nicht aus Wien stammte.

»… Ich habe göttliche Wurzeln. Meine Mutter kam ums Leben, als ich noch ganz klein war, bei dem Bombenangriff am 13. Februar 1945 auf Dresden, auf der Flucht aus Danzig. Meinen Vater habe ich nie zu Gesicht bekommen. Er soll Grieche gewesen sein, ein Seemann vom Peloponnes, von den Hängen des Olymps. Das haben sie mir in dem Heim erzählt, in dem ich aufgewachsen bin. Mit 15 bin ich dann auf und davon, bin selbst zur See gefahren, um meinen Vater zu suchen. Ich habe ihn nie gefunden. Wie sollte ich auch? Der Doktor hat es mir erklärt: Nicht mehr der Olymp, sondern Walhall ist die Heimat der Götter. Er singt zu ihnen.«

Sperling traute seinen Ohren kaum, war jedoch sogleich bereit zu glauben, was er über Vartan zu hören bekam, nur verhieß das wenig Gutes für seine unmittelbare Zukunft.

»Bald werde ich hinabsteigen zu ihnen und dann ist die Welt mein. Alle denken: Die Götter sind im Himmel. Das ist ein Irrtum. Sie haben sich in das Erdinnere zurückgezogen, und ich spüre, wie sie mir von dort aus ihre Energien senden. Ich habe auf der Erdoberfläche keine Wurzeln mehr, keine Verwandten, niemanden, habe jeden Kontinent gesehen, und hier am Steinhof ist die ganze Welt im Kleinen, der rechte Ort, um zu warten auf das Zeichen, dass meine Zeit gekommen ist. Bis dahin sammle ich Kraft und bereite mich geduldig vor auf die großen Aufgaben, die vor mir liegen. Wenn der Übergeschnappte dort ...«, er nickte zu dem in seinem Gitterbett immer noch eifrig zum Fernseher stierenden Verwirrten, »... mal nicht seine Leichen zählt, dann verfolge ich das Erdengeschehen am Bildschirm. Und je geübter ich werde, desto besser kann ich es beeinflussen, jetzt schon. Am leichtesten geht das mit den Börsenkursen, ich kann es dir morgen vorführen. Kassandra gibt eine Prognose ab, und ich brauche mich nur ein wenig zu konzentrieren und schon steigen oder fallen die Aktien ganz so, wie ich es will.«

Die Genannte pflichtete ihm bei.

»Damals die Sache mit dem Primar Gruber. Auch die habe ich in Bewegung gebracht. Er war mein Arzt, aber ich habe ihn überdauert. Ich habe ihn geliebt, und deshalb hat er mir nichts anhaben können. Meine Liebe ist unermesslich stark, verleiht göttlichen Schutz, und so ist auch ihm nichts zugestoßen, und er lebt heute unbehelligt in seiner Villa in Purkersdorf am Rande des Wienerwalds.«

Die Affäre um den früheren Primararzt einer Abteilung des Spitals hatte vor Jahren hohe Wellen geschlagen, wie Sperling sich erinnerte. Damals flog auf, dass unter der Leitung von Gruber, einem bis in die 80er-Jahre hinein angesehenen Psychiater und Gerichtsgutachter, in der Nazizeit, als der Steinhof »am Spiegelgrund« geheißen hatte, an Kindern geforscht und mit der zynischen Formulierung »Das Kind kann behandelt werden« Dutzende von ihnen ermordet worden waren.

Wie man sich als Patient fühlen musste, wenn der eigene Arzt plötzlich als Mörder wehrloser Kinder vor einem stand. Sperling schauderte bei dem Gedanken. Morden hatte in diesen Mauern Tradition.

»Aber ...« Albert unterbrach sich, rückte näher an Sperling heran, um nicht so laut sprechen zu müssen, und vergewisserte sich, dass niemand sie belauschte außer Frau Erdmannsky, die unbeeindruckt in ihrer aufrechten Körperhaltung verharrte.

»... trotz oder gerade wegen meiner Position muss ich vorsichtig sein. Überall sind böse Mächte am Werk, die verhindern wollen, dass mein goldenes Zeitalter anbricht. Die haben Gruber nur für die Öffentlichkeit fallengelassen, ein Bauernopfer, um ganz andere Dinge zu vertuschen. Wenn ich dir sage, dass es hier eine geheime Unterwelt gibt, da staunst du, was? Alle Gebäude auf dem Gelände sind unterirdisch miteinander verbunden, ein gigantisches Netzwerk, in dem sie weiter ihre Versuche machen, immer noch. Ich bin ihnen auf die Schliche gekommen, und seitdem passen sie auf, sind vorsichtig geworden. Die Gänge enden alle in der Pathologie, und von dort aus führt ein Korridor geradewegs ins berühmte ›Heilungshaus‹, ins Krematorium des Sankt-Elisabeth-

Spitals. Es ist gar nicht lange her, dass dort Rauch aufgestiegen ist, und sie verbrennen dort sicher nicht nur die Akten, die ihnen zu heiß geworden sind, glaube mir.«

Sperling wurde mulmig zumute. Machte der Schauspieler sich nur wichtig, spielte er ihm eine Rolle vor, oder stimmte, was er sagte, und sollte auch ihm, Sperling, eine letzte Reise in einen Verbrennungsofen bevorstehen?

»Ein alter Mitpatient hat mich auf die Spur geführt. Ich war selbst dort und habe die Asche gefunden mit Knochen dazwischen. Jetzt bekomme ich keinen Ausgang mehr, aber das ist mir immer noch lieber, als auf die Straße gesetzt zu werden. Die sind sich ihrer Sache sehr sicher, denn mir glaubt keiner, auch die Leute vom Fernsehen nicht, denen ich damals geschrieben habe. Die erklären mich für verrückt und gehen ihren schmutzigen Tagesgeschäften nach. Doch mich werden sie nicht aufhalten, niemand wird das!«

Albert hatte sich ganz außer Atem geredet, glühte vor Eifer, war von der Richtigkeit seiner Schilderungen zutiefst überzeugt. Sperling jedoch, seinem Naturell nach eher skeptisch, kam im eigenen Interesse zu der Einschätzung, dass Alberts Geschichte eine fantastische Spinnerei sein musste. Einem Verrücken glaubte man halt nicht. Doch wer würde ihm selbst je abnehmen, dass er als Opfer einer Entführung in der geschlossenen Psychiatrie gelandet war?

11

Zur unterhaltsamen Abwechslung flatterte Schwester Hilde herein, woraufhin Albert sich flugs von Sperling abwandte und unbeteiligt tat. Sie brachte das Mittagessen. Der Alltag kehrte auf die Station zurück. Ein Gong ertönte, und ein Schwarm von etwa einem Dutzend bisher in ihren Zimmern ausharrender Mitpatienten scharte sich schweigend und ungeordnet um den Tisch.

Zum Entsetzen des Käfiginsassen schaltete die Schwester Kraft der Autorität ihrer blau-weiß gestreiften Uniform den Fernseher ab, und das Leichenzählen nahm vorerst ein jähes Ende. Die anderen wirkten dagegen erleichtert über die plötzliche Stille, und selbst der Hagere wurde leiser, brabbelte weniger aufgeregt vor sich hin.

Etwas Gespenstisches war der Szenerie der wortlos schlürfenden Esser zu eigen. Ohne einander zu beachten, saßen sie über die Tafel gebeugt und löffelten, oft zitternd, Linseneintopf in sich hinein, wobei einigen von ihnen ein Teil des Mahls gleich wieder aus den Mundwinkeln in die Teller zurücktropfte. Sperling hatte den Eindruck, als wohne er einer Fütterung defekter Roboter bei. Schwester Hilde hatte es eilig, wechselte kaum ein Wort mit ihm, als sie sich auf seinen Bettrand setzte, um ihn zu versorgen, dabei argwöhnisch aus der Distanz von Albert beäugt. Die Meute der Statisten beendete derweil einer nach dem anderen das Essen und verschwand schweigend, wie sie gekommen war, in ihren Zimmern.

Nach dem Abräumen ließ sich die Schwester auf das flehentliche Bitten des Leichenzählers hin dazu erweichen, das Fernsehgerät wieder einzuschalten, allerdings im Austausch gegen die Fernbedienung, sodass jetzt eine Seifenoper, dezent auf Zimmerlautstärke gestellt, ihr unfreiwilliges Publikum berieselte. In einer zwischengeschalteten Nachrichtensendung gab es entgegen Sperlings Hoffnung keine Meldung zu seinem Verschwinden. Er wurde wohl nicht vermisst, zumindest noch nicht.

Albert war gleich wieder bei ihm und hielt ihm einige Wurststücke vor die Nase, die er offenbar von dem Eintopf übrig behalten hatte. »Die sind für den Hund, ich bin Vegetarier.«

Sperling gelang es nicht nachzuvollziehen, wovon er sprach, doch er wollte nicht nachfragen.

»Die benutzen den Fernseher, um uns zu verwirren, aber ich habe ihre Strategie durchschaut. Der Untergang ist nicht mehr aufzuhalten, das hat Kassandra mir prophezeit. Die Götter werden sich die Welt zurückerobern, werden auf Lavaströmen den Tiefen entsteigen und den Unrat verschlingen, um dann mich zu ihrem Statthalter auf Erden zu ernennen. Erste Anzeichen dafür gibt es bereits, die jüngsten Erdbeben und Vulkanausbrüche. Ohne dass die etwas davon ahnen, ist das Fernsehen meine Verbindung zur Außenwelt, hält mich auf dem Laufenden über mein zukünftiges Reich, und gleichzeitig bin ich hier so sicher wie sonst nirgends. Die Mauern schützen mich vor dem Chaos da draußen, wo doch nur eine pausenlose Hirnwäsche betrieben wird.«

Inzwischen dämmerte es Sperling, dass er in seiner Lage dem auf ihn niederrieselnden Geschwätz nicht entkommen konnte, und er schielte auf der Suche nach

Ablenkung zu dem flimmernden Bildschirm hinüber, auf dem eine Reportage über ein Hamburgerwettessen nahtlos überging in ein Interview zweier Moderatoren mit- und übereinander.

»Gibt es eine Möglichkeit, hier rauszukommen?« Ganz von allein und unbeabsichtigt entschlüpfte diese Frage seinen Lippen wie ein Hilfeschrei, Sperling war selbst überrascht. Albert tat, als habe er nichts gehört, wollte sich in seinem Redefluss nicht aufhalten lassen. Oder war seine Loyalität gegenüber Vartan so groß? Da trat der pflegende Hüne an Albert heran und nahm ihn mit sich, zu einem Röntgentermin, wie er sagte. Kaum waren die beiden fort, bewegte sich Frau Erdmannsky in ihrem elektrischen Rollstuhl auf Sperling zu.

»Sie dürfen nicht alles glauben, was er sagt. Er muss sich immer wichtigmachen. Eigentlich hat er Schauspieler werden wollen, hat sogar am Max-Reinhardt-Seminar vorgesprochen, doch dort wurde er abgewiesen. Von der gescheiterten Künstlerkarriere zur Weltherrschaft, das kennt man ja, nur landet eine solche Person bei uns halt in der Psychiatrie. Sie haben bei ihm, als sie vor Jahren mit dem Hirnröntgen begonnen haben, einen riesigen Hohlraum in seiner Hirnsubstanz entdeckt, der fast eine ganze Hirnhälfte einnimmt, er kann also nichts dafür. Seither kontrollieren sie alle paar Monate die Blase in seinem Kopf, denn was sollen sie sonst machen mit ihm? Er gilt fast als medizinisches Wunder und hat sich dadurch ein lebenslanges Bleiberecht im Spital erwirkt. Doch sicher haben Sie sich bereits gewundert, warum es jemanden wie mich überhaupt hierher verschlagen hat?« Durch ihre riesigen Brillengläser hindurch waren ihre Augen auf der Suche nach Bestätigung.

Sperling lächelte gequält, aber höflich. Eine Telefonwerbung, die gerade im Fernsehen einen Bericht über Kinderpornografie in Kleinstädten ablöste, brachte ihn auf eine Idee. »Kann man von hier aus telefonieren?«

»Aber sicher. Sie müssen sich nur vom Arzt eine Genehmigung holen, dann können Sie vom Stationszimmer aus anrufen, wen Sie wollen.«

»Ist das die einzige Möglichkeit?«

»Ja, aber wieso, die genügt doch, oder?«

Sperlings Blick fiel mutlos auf seine Fesseln. »Und verlassen kann man die Station auch nicht?«

»Mit Erlaubnis schon. Früher, da war sie komplett verriegelt, dann auf einmal ganz offen. Es wurde ein Schild an der Tür angebracht: ›Vor dem Verlassen der Station Genehmigung einholen‹. Anfangs haben sich alle daran gehalten. Als es damit vorbei war, erfolgte die Umstellung auf halbgeschlossen.«

»Halbgeschlossen?«

»Die Tür ist von außen offen und von innen abgesperrt.«

»Also jeder kommt rein, aber niemand wieder raus?«

»Genau.«

»Und die Gänge? Albert sprach von einem unterirdischen System, gibt es das wirklich?«

»Das kennt erstens kaum jemand, und zweitens ist es verschlossen. Da haben nur ganz wenige Zutritt mit einem Generalschlüssel.« Dann sah sie Sperling tief, beinahe mitleidig an. »Sie scheinen noch nicht begriffen zu haben, dass es Ihnen hier gut geht. Und noch etwas: Alles, was ist, endet. Der Untergang naht viel eher, als Sie das erwarten. Haben Sie nur Geduld. Geduld, verstehen Sie?«

12

Gerne hätte Sperling sich ihr anvertraut auf der Suche nach einem Verbündeten. Sie wirkte weise, begann nun aus ihrem Leben zu erzählen. Jeder in diesen Mauern schien auf der Suche nach jemandem, dem er sich offenbaren konnte. Doch seine Zeit war begrenzt, Geduld war ihm nicht vergönnt.

»Ich war verheiratet mit einem Adeligen, trage noch seinen Namen, aber dann trat ein Opernsänger in mein Leben. Keiner kannte mein innerstes Sinnen wie er, keiner wusste den Quell meines Willens wie er, wir waren eins. Ich gebar ihm drei Töchter, doch er begann mich zu betrügen, hetzte zuletzt meine Kinder gegen mich auf. Ich wurde abgestempelt als Verrückte, entmündigt und eingesperrt in diesem Irrenhaus. Keiner wollte mehr etwas mit mir zu tun haben, ich war isoliert und bin es bis heute. Lange war ich depressiv, flüchtete mich in einen ewigen Schlaf. Erst allmählich wurde ich meiner übersinnlichen Kräfte gewahr. Ich kann jeden Moment der Vergangenheit glasklar erkennen, und ich kann die Zukunft erahnen: Wie alles war, weiß ich, wie alles wird, wie alles sein wird, sehe ich auch, und, glauben Sie mir: Das Ende dämmert nun auf!« Mit geheimnisvoller Miene betätigte sie daraufhin mittels eines kleinen Hebels den Motor ihres fahrbaren Untergestells, drehte sich in einem furiosen Finale um die eigene Achse und rollte davon.

Draußen kündigte sich der Abend an, ohne dass dieser Tag je das Tageslicht erblickt hatte. Einzelne Flocken wirbelten durch die Luft, und am Himmel zog ein nicht enden wollender Saatkrähenschwarm in Richtung seiner Schlafbäume, dorthin, wo der Wald sein musste.

Albert kam zurück von seiner Untersuchung, und ihm auf dem Fuße folgte eine resolute Endsiebzigerin. Ihr ehrfurchtgebietendes Selbstbewusstsein signalisierte unmissverständlich, dass sie sich nicht zum Kreis der Patienten rechnete, ebenso wie ein goldenes Kreuz, das sie um ihren Hals trug, dort, wo bei den Internierten der Spindschlüssel an einem Bindfaden wie eine Hundemarke hing.

»Der Herr sei mit euch.« Klang und Inhalt ihrer Worte verhießen Gebenedeites, und alles lauschte andächtig, selbst das Fernsehgerät verstummte. Sie lud die »Brüder und Schwestern« zum Adventsgottesdienst ein, der in einer Stunde in der Kirche des Spitals beginnen werde. Anschließend werde es eine kleine Adventsfeier auf der Station geben. Selbstverständlich werde allen, die dies wünschten, der Besuch des Gotteshauses ermöglicht, auch denjenigen, die zwangsweise untergebracht seien. Sperling war auf einmal hellwach. Die Erlösungsverheißung war ein Hoffnungsschimmer, konnte zu seinem Weg in die Freiheit werden, ihm das Leben schenken. In kaum verhüllter Begeisterung sagte er sofort zu. Sicher würden sie ihn nicht im Bett in eine Kirche transportieren.

Die bemühte Dame erstellte gewissenhaft eine Liste der Kirchgänger, um diese an das Pflegepersonal weiterzuleiten, und gab, bevor sie zur Nachbarstation eilte, dem in seinem Gitter sich schüchtern stellenden Nazi auf dessen Bitten hin die Fernbedienung zurück. Sofort stieg der aufs Neue ein in sein besessenes Leichensuchspiel, zappte durch die Vielfalt der Programme und drehte dazu die

Lautstärke voll auf, sammelte eifrig Notizen. Abgesehen von ihm und von dem nun wieder erregter vor sich hin murmelnden Hageren, meldeten sich alle im Raum zur Teilnahme an dem Gottesdienst an.

Es dauerte nicht lange, bis der Pfleger Herrmann und ein nur unwesentlich weniger eindrucksvoll gebauter Kollege zu Sperling ans Bett traten. Sie hatten einen Rollstuhl und mehrere Ledergurte bei sich, außerdem eine Wolldecke. Der winzige Moment, den Sperling während der Umbettung von seinen Fesseln befreit und nicht mehr reglos in Rückenlage fixiert war, kam ihm vor wie ein Geschenk des Himmels. Noch gab er nicht auf. Selbst wenn ihm im ersten Augenblick seine Beine wachsweich vorkamen und er sofort wieder um den Bauch sowie an Händen und Füßen festgebunden wurde, saß er, konnte seine Muskeln anspannen und entspannen, sie spüren, sogar Schultern und Knie wenn auch eingeschränkt bewegen und Kraft schöpfen.

Der wortkarge Breitgebaute schob ihn recht unsanft aus dem Gemeinschaftsraum, durch den langen Gang hindurch nach draußen vor die Tür der Station, wo bereits ein Krankentransport wartete. Sperling sog dic eiskalte Luft tief in sich ein wie einen Atemhauch der Freiheit, abseits vom stickigen Mief der psychiatrischen Monotonie. Zusammen mit Albert, Frau Erdmannsky und einem weiteren Patienten wurde er den Weg zur Kirche hinaufgefahren. Alle übrigen mussten den frostigen Anstieg zu Fuß auf sich nehmen. Sperling blickte aus dem Wagenfenster, versuchte sich im Dunkeln, so gut es ging, zu orientieren. Ein Stationsgebäude stand neben dem anderen, alle durchnummeriert, ohne dass ihm dabei während der kurzen Fahrt eine systematische Ordnung aufgefallen wäre, dazwischen Bäume, Fußwege und Fahrstraßen in Serpentinen, spärlich beleuchtet im Schnee.

Wie eine Krone prangte die goldene Kuppel der Kirche am Steinhof oberhalb des Parks der vergitterten Pavillons, der Heimat unzähliger trauriger Schicksale im Verborgenen. Sperling suchte nach Hinweisen, die ihm von Nutzen sein mochten, sollte er je eine Gelegenheit zur Flucht bekommen. Ein Schild mit der Aufschrift »Ausfahrt« wies nach unten. Damit war ihm eine grobe Orientierung gegeben, er wusste nun, dass der Spitalsausgang an dem der Kirche entgegengesetzten Ende des Geländes liegen musste. Albert tippte ihm von hinten auf die Schulter und wies mit einem Blick bedeutungsvoll auf eine in den Boden eingelassene, grün gestrichene Eisentür hin, die sich vor der linken der beiden zum Kirchengebäude hinaufführenden Treppen befand. War das der Zugang zu den unterirdischen Gängen? Welche Aufgabe sollte die Tür sonst haben?

Sie waren angekommen, und der Krankenwagen wurde entladen. Die beiden Pfleger wichen keine Sekunde lang von Sperlings Seite, waren anhänglicher als jeder Hund. Durch eine Vorhalle gelangten sie in den von vier Lustern und zahlreichen Kerzen festlich ausgeleuchteten Saal des Gotteshauses, dessen gewölbte Decke von einem goldenen Netzmuster überzogen war. Trotz der eher schlichten Formen des Kirchenraumes lebte in ihm die barocke Pracht Wiens fort, bestrebt, die Schönheit des ersehnten göttlichen Reiches auf Erden Gestalt annehmen zu lassen. Vor einem Mosaik an der Stirnwand mit Jesus und seinen Jüngern thronte der Altar, überwölbt von einem die Gestalt der Kirchenkuppel aufgreifenden prunkvollen Baldachin, der von einem reingoldenen Ring schwebender Engel umzogen war. Feierte sich hier der eine Gott im Glanz des Goldes, und verhöhnte er damit das Leid, das in den umliegenden psychiatrischen Pavillons alltägliche Routine war, oder war die kunstvolle Ästhetik eine zynische Karikatur der sie umgebenden Realität? Sperling schnürte es den Hals zu. Das Schöne hier drinnen war erdrückend, rief ihm das Abstoßende dort draußen erst so richtig ins Bewusstsein.

Zu seiner Rechten saß auf einem herbeigeholten Stuhl der ihm vertraute kräftig gebaute Herrmann mit unbeweglicher Miene, hinter ihm der zweite Pfleger, beide jederzeit zum Sprung bereit, als hätte Sperling überhaupt die Möglichkeit gehabt, sich aus seinen Fesseln zu befreien. Sie hatten seinen Rollstuhl neben eine der Kirchenbänke gestellt, auf der nun links von ihm Albert Platz genommen hatte. Dessen Augen strahlten wie die eines Kindes in der Begeisterung über das allgegenwärtige Blinken des Goldes. Er beugte sich hinüber zu Sperling und meinte: »Die ist total gesichert, die Kirche.«

Das war es nicht, was Sperling zu hören wünschte.

»Jedes Detail ist auf ihre Funktion abgestimmt, angepasst an ihren Standort. Vor hundert Jahren war der Bau so revolutionär, dass man ihn in die Psychiatrie verbannt hat.« Er kicherte. »Schau dir nur die Ecken der Bänke an, sie sind rund, es gibt keine scharfen Kanten und damit keine Verletzungsgefahr. Oder die Wände, die sind gekachelt wie der Boden, leicht zu säubern mit einem Wasserstrahl.«

Sperling wollte von all dem nichts wissen, sondern den Kirchgang zur Flucht nutzen. Angespannt schaute er sich um, hinterfragte jede denkbare Variante eines Fluchtversuchs, aber festgezurrt durch die Lederriemen und eingerahmt von zwei Riesen, wurde jede Überlegung zur Illusion.

Auf einmal spürte er die Hand des neben ihm sitzenden Kraftpakets auf seinem rechten Knie, ahnte zuerst nicht, verstand dann aber doch, was damit gemeint sein mochte. Sperling fühlte sich nun noch beengter, wäre gerne zur Seite gerutscht. Da kam ihm eine Idee. »Entschuldigen Sie.«

Er wandte sich direkt an seinen Bewacher, der so tat, als hörte er ihn nicht. »Verzeihen Sie, ich müsste einmal dringend auf die Toilette.«

Sperling wurde missverstanden, wie das breite Lächeln des Muskelbergs unzweifelhaft belegte, der nun seinen Oberschenkel tätschelte.

Wie weit zu gehen wäre er wirklich bereit, fragte Sperling sich.

»Daraus wird nichts.« Der Einwurf kam von hinten, so prompt wie unwirsch. Sein zweiter Bewacher reagierte gereizt auf sein Begehren.

»Es ist alles gekachelt hier und wird nachher ausgespritzt.«

»Aber Sie können mich doch nicht …«

Es gab keine Reaktion auf seine Beschwerde, außer der, dass die Hand von seinem Bein verschwand. Ratlos suchte Sperling nach einem anderen Ausweg. Der gesamte Kirchensaal war in der Tat durchgehend bis in eine Höhe von etwa zwei Metern mit Kacheln ausgekleidet, und an den Seiten gab es sogar Abflussrinnen für das Wasser.

Der Gottesdienst begann. Obwohl Sperling nicht gläubig war, waren ihm die Klänge der Liturgie, die Worte und Melodien, vertraut. Selbst wenn er dem Inhalt der Messe keinen tieferen Sinn abgewinnen konnte, suggerierte sie auch ihm eine Geborgenheit, in der er sich ein Stück weit aufgehoben fühlte. Schon als Kind hatte er Kirchen als Ruheorte kennengelernt, in die er sich zurückziehen und für Augenblicke sorgenfrei sein konnte. Der Priester, schoss es ihm durch den Kopf, er sollte versuchen, dessen Aufmerksamkeit auf sich zu lenken. Doch er verwarf die Idee gleich wieder. Auch der Priester würde ihn nur für einen Verrückten halten, ihn allenfalls mitleidsvoll segnen, aber ihm kaum aus seiner Zwangslage helfen. Sperling trug das Stigma einer Krankheit, die er gar nicht hatte. Dass er außerdem noch in Lebensgefahr schwebte, war entmutigend. Und doch, er war nicht bereit, sich aufzugeben, sei es aus einem Selbsterhaltungstrieb heraus, aus einem Rachegelüste seinen Entführern gegenüber oder weil ihn in seinem Innersten eine ungestillte Sehnsucht nach Liebe zu rastlosem Weitermachen drängte. Lag darin nicht der Kern des Glaubens, wie er hier in der Kirche zelebriert wurde? Befriedigten die Gläubigen sich nicht selbst ihren Wunsch nach einer unendlichen Liebe, indem sie sich einen ewig gütigen Vater und eine grenzenlos liebende Mutter fiktiv erschufen, und gewann die Religion nicht ihre Kraft daraus, dass sie mit dem Verweis auf die Zukunft, die Begrenztheit des Seins in der Gegenwart einfach aufhob?

Die Gewissheit, dass die oder der Geliebte existierte, ob real oder nicht war dabei unerheblich, genügte zur Erfüllung dieser Liebe. Doch Sperling brauchte Nähe konkret und körperlich, war nicht dazu berufen, sich mit fantasierten Wunscherfüllungen abspeisen zu lassen. Er liebte Chiara, sah das jetzt klar, jetzt, wo es zu spät war. Selbst wenn er freikommen sollte, war die Selbsttäuschung auf eine gemeinsame Zukunft mit ihr, wie sie den vergangenen Sommer über bestanden hatte, endgültig erledigt. Sollte er ganz von vorne beginnen mit jemandem wie Alice? Er hatte immer noch keine Ahnung, was mit ihr geschehen sein mochte. Selbst wenn er durch sie in seine fatale Lage hineingeraten war, trug er ihr das nicht nach. Und doch verblasste die Erinnerung an das flüchtige Zusammensein mit ihr, erschien ihm mittlerweile beinahe irreal.

Der Priester predigte von der Ewigkeit der Ahnen im Glauben. Sperling begann ein Zahlenspiel, kalkulierte, wie viele Vorfahren in ihm fortexistieren mussten, ohne dass er je etwas von ihnen erfahren würde. Beginnend bei den Eltern, kam er auf vier Großeltern, acht Urgroßeltern und erreichte tausend Jahre zurückgerechnet, bei drei Generationen pro Jahrhundert, die stattliche Zahl von etwa einer Milliarde Ahnen, die damals in wildem Treiben miteinander den Grundstein für seine Existenz gelegt haben mussten, die nun so abrupt zu enden drohte. Er selbst hatte keine Kinder, und Chiara war schwanger, aber nicht von ihm. Seine Zeit lief ab. Bedrückt gab Sperling sich den Klängen der alten Lieder hin. Er hatte Angst, alles zu verlieren, auch das, was er nie besessen hatte.

Die, die es konnten, erhoben sich von ihren Sitzen zum Vaterunser. Dem abschließenden feierlichen Segen folgte für alle der Weg zurück auf ihre Stationen. An Flucht war nicht zu denken, zu lückenlos war die Bewachung. Die verbrauchte Luft der Psychiatrie brannte sich ätzend in Sperlings Bewusstsein, als er nach der Fahrt wieder in den Pavillon hineingerollt wurde. Das Zuschlagen der Stationstür versetzte ihm einen Stich, und er hätte sich am liebsten übergeben. Man gönnte ihm einen kurzen

Besuch der Toilette unter Dauerobservation und brachte ihn dann zurück in sein Bett, wo er passiv, ohne Widerstand zu leisten, die neuerliche Fixierung über sich ergehen ließ. Man bot ihm die Teilnahme an der Adventsfeier im Multifunktionsraum an. Er willigte ein und nahm erst jetzt, nach seinem kurzen Ausflug in die Welt draußen, den offiziellen Namen der Wartehalle bewusst zur Kenntnis, in der alles möglich schien, auch das Undenkbare. Kerzen brannten. Auf dem Tisch stand Gebäck zwischen Thermoskannen mit Kaffee und Tee. Normalität wurde suggeriert.

Der Fernseher dröhnte, Sperling hatte Kopfschmerzen. Ein Bericht über Menschen essende Bürger – die Herkunft bedingte die Abgrenzung zum Menschenfresser – wurde von Werbung unterbrochen, die das Idealgewicht in nur drei Wochen versprach. Gleichzeitig bemühte sich die rüstige Glaubensdame übereifrig, eine vorweihnachtliche Stimmung aufkommen zu lassen, intonierte in missionarischem Eifer Adventslieder. Die um die Tafel herumhockenden und an den Keksen knabbernden Internierten ignorierten sie und erstickten ihre Gesangversuche bereits nach wenigen Takten. Der glatzköpfige Leichenzähler kicherte unermüdlich. Über den Bildschirm flimmerte eine Kriegsreportage mit Maschinengewehrfeuer. Die alte Dame gab nicht auf, versuchte es mit »Ihr Kinderlein kommet« dann mit »Stille Nacht, heilige Nacht«, während der Hagere sich in seinem endlosen Gemurmel zusehends in einen Zustand aufgebrachter Dauererregung hineinsteigerte. Sperling schnappte Worte auf wie »Vernichtungsgeilheit« und »Jesuskindleinschänder«, aber niemand kümmerte sich um irgendetwas. Alles lief nebeneinander her und war zugleich auf bizarre Weise extrem. Die passive Meute am Tisch ließ, beinahe geordnet, unbeteiligt über sich ergehen, was auch immer geschehen mochte, und ihr gegenüber inszenierten die wenigen Protagonisten eine skurrile Komödie: Die singende Alte, der Leichen zählende Irre und der rasende Dürre.

Resigniert nahm Sperling zur Kenntnis, dass ihn die Szenerie nicht mehr berührte, sondern ihm nach so kurzer Zeit schon fast normal vorkam. Er war dem Anpassungssog der Umgebung erlegen, zu einer ihrer phlegmatischen Statisten geworden. Albert kam zu ihm, machte eine Anspielung auf die unverhohlene Zuneigung Herrmanns. Wenn die Tage wieder wärmer würden, würde der mit einer Einladung aufwarten, in den »Märchenwald zur ganzheitlichen Therapie«. Doch an Sperling glitt selbst diese Stichelei ab. Da plötzlich sprang der Hagere auf, stürzte zum Tisch, riss eine der Thermoskannen an sich und warf sie mit voller Wucht mitten in das Fernsehgerät hinein. Ohrenbetäubend krachte ein Knall, Funken stoben, und der Strom fiel aus. Einige Sekunden lang herrschte vollkommene Stille. Nur die Kerzen brannten noch.

13

Schemenhaft war zu erkennen, dass der Hagere am Boden lag. Als das kalte Neonlicht zurückkehrte, wurde es zur Gewissheit. Er war tot.

Keiner sagte etwas. Überraschend schnell waren die beiden Pfleger zur Stelle, die vorhin auch den Gottesdienst besucht hatten, hoben den Leichnam auf eine rollbare Trage, deckten ihn mit einem Bettlaken zu und stellten ihn an der dem Fernseher gegenüberliegenden Wand des Multifunktionsraumes ab. Später wurde er hinausgeschoben. Ein Arzt hatte seinen Tod zu bescheinigen.

Die unerwartete Stille bot der Endsiebzigerin die einmalige Gelegenheit, sich, allen Widrigkeiten zum Trotz, doch noch Gehör zu verschaffen. Beherzt packte sie sie beim Schopfe: »Oh du fröhliche …«. Kaum hatte sie das Schweigen gebrochen, beklagte der Glatzkopf auch schon lauthals pöbelnd den Verlust »seines« Fernsehers, während alle übrigen weiter vor sich hin stierten, Kaffee oder Tee tranken und stumm Kekse in sich hineinstopften. Auch Sperling ließ der Tote fast gleichgültig, sei es aus Abstumpfung oder weil er seine eigene Angst leugnen musste. Endlich war der Lärm vorbei, und das war angenehm.

Irgendwann wurde die Feier für beendet erklärt, die Dame musste die Station verlassen, und das Abendessen wurde hereingebracht. Albert bot Sperling an, ihn zu füttern. Der war einverstanden und verfolgte die Bewegungen des zierlichen Mannes, die, so ganz im Widerspruch zu dessen grazilen Körperbau, unbeholfen und plump wirkten, immer ein Stück weit über das Ziel hinausschossen und begleitet waren von dem wie in Zeitlupe ablaufenden Zittern. Es schien ihn anzustrengen, die zwei Brotscheiben für Sperling mit Butter zu bestreichen und sie mit Wurst und Käse zu belegen, und von dem Tee, den er herbeitrug, schwappte bei jedem seiner Schritte ein wenig über und landete auf dem Boden, wo er eine Spur feiner Kleckse hinterließ. Sperling sprach ihn jedoch nicht darauf an.

»Vorhin auf der Fahrt hinauf zur Messe, da war diese Eisentür in die Erde eingelassen, links von der Treppe, die zur Kirche führt.«

»Ja, die habe ich dir gezeigt. Ich habe dir doch gesagt, dass hier überall Gänge sind. Aber das wird jeder hier bestreiten, wenn du ihn darauf ansprichst. Da unten ist die Zeit stehengeblieben, und damit will nach außen hin keiner etwas zu tun haben, obwohl viele dabei mitmischen. Als ich hierherkam, damals, 1970, da gab es diese Vorsicht noch nicht, da war gerade die große Zeit der ›Lobotomie‹«. Sagt dir das etwas?«

»Nein, ich habe keine Ahnung, was das ist.«

»Das Hirn in zwei Hälften schneiden, den vorderen vom hinteren Teil trennen und damit ein neuer Mensch werden, ›ein kleiner Schnitt für das Hirn und ein großer Schritt für die Menschheit‹, wie es damals hieß. Es gab sogar einen Nobelpreis dafür. Zu uns kam die Lobotomie aus Amerika, so wie jetzt wieder die Elektroschocks. Das Ziel ist ein dauerhafter Behandlungserfolg zu möglichst geringen Kosten. Das Ergebnis überzeugt, der Patient stellt keine Ansprüche mehr. In den Siebzigern war der Steinhof *der* Zulieferer von Versuchsschizophrenen für die Universität, wo damals der ›Lobotomie-Papst von Wien‹ fleißig ›therapierte‹. Davon spricht heute keiner mehr. Menschenversuche hat es nur bei den Nazis gegeben, ist die Devise, eine riesige Heuchelei. Schon das mit der Nazizeit …«

Albert redete sich richtig in Fahrt. Sperling versuchte überhaupt nicht mehr nachzuvollziehen, was von den Dingen, die er, begleitend zu seinem Abendessen, aufgetischt bekam, stimmen mochte und was nicht. Und selbst wenn alles wahr sein sollte, was ging ihn das an? Oder war das eine versteckte Warnung an ihn? Machte Albert gemeinsame Sache mit Vartan, und präsentierte er ihm nun dessen gesamtes Drohpotenzial, um ihn weichzukochen?

»Die ganzen Unterlagen aus der Nazizeit werden im Staatsarchiv gesammelt. Der neue Spitalschef macht übereifrig gemeinsame Sache mit den offiziellen Saubermännern und hat sich schon damals dafür eingesetzt, dass Gruber in die Wüste geschickt wurde. Er verfügt über gute Kontakte. Aber darüber, dass sein Vater zur gleichen Zeit wie Gruber hier am Spiegelgrund tätig war, herrscht Stillschweigen. Und was ist mit dem Leiter der Aufklärungskommission? Sein Vater soll ein Ghettoräumer gewesen sein. Nun, da kannst du dir selbst ausmalen, wo die Aufarbeitung der Nazigeschichte ihre Grenzen hat. Doch danach ging das ja im Dienst der Wissenschaft weiter, und …« Er schaute sich nervös um, beugte sich weiter zu Sperling herunter. »… wie ich dir schon sagte, laufen bis zum heutigen Tag Experimente da unten in den geheimen Labors. Davon dringt nichts nach außen, aber ich habe meine Quellen. Es wird strikt darauf geachtet, dass nie etwas zu beweisen ist. So wurden zum Beispiel alle heiklen Akten aus der alten Universität bei deren Übersiedelung ins neue Allgemeine Krankenhaus vernichtet. Seither läuft alles über Computer.«

Sperling wurde es zu bunt. Was Albert ihm da vorsetzte, erschien ihm wie ein Gebräu aus Dichtung und Wahrheit, das bestenfalls seine eigene Lage noch aussichtsloser erscheinen ließ. »Ich glaube, ich habe genug … gegessen, danke, es reicht.«

»Du zweifelst an dem, was ich dir sage? Nun, ich weiß das alles von einem alten Stationsarzt, der längst in Pension ist, weil er gerne auch bei seiner Arbeit ein Glas zu viel getrunken hat. Er war in den Nachtdiensten oft sehr einsam. Aber lassen wir die Vergangenheit. Du willst hier raus, das stimmt doch, oder?«

Sperling stutzte überrascht. War das jetzt eine Falle, sollte Albert ihn im Auftrag des Oberarztes auf die Probe stellen, oder war der schwer zu durchschauende Mime bereit, Sperling zu helfen, vielleicht weil der ihm zuhörte, seit Langem der erste Mensch war, der vor seinen Schauergeschichten nicht davonlaufen konnte? Zögernd entschied Sperling sich dazu, auf das fragwürdige Angebot einzugehen. »Ja.«

»Das kannst du vergessen, das ist unmöglich.«

»Danke, so weit war ich selbst schon mit meiner Erkenntnis.«

»Dir geht es doch fein hier: Freies Essen, ein Dach über dem Kopf, gute Pflege, und Vartan ist auch in Ordnung. Sei froh, dass du bei ihm gelandet bist. Er setzt sich ein für seine Patienten, mit ihm kann man reden.«

Wie gerne wäre Sperling jetzt aufgestanden und einfach gegangen.

»Er hält sich raus aus den neumodischen Experimenten. Keine Schocks, keine Sterilisationen wie auf anderen Stationen.«

»Sterilisationen?«

Trotz allem war Sperling entsetzt. Dieses Wort traf eine empfindliche Stelle, klang fast noch bedrohlicher als die Horrorszenarien, die der selbsternannte Spezialist in Spitalsangelegenheiten ihm bisher serviert hatte.

»Ja genau, auf einigen Stationen gibt es noch immer das System der ›freiwilligen Einwilligung‹ der Patienten. Entweder nie mehr Ausgang oder: schnips!« Hierbei klatschte Albert in die Hände und grinste sadistisch. »Aber solange du nicht auf einen anderen Pavillon verlegt wirst, brauchst du dir keine Sorgen zu machen. Früher war das Routine hier auf dem Gelände, aber ich will nicht wieder von damals anfangen …«

Schwester Hilde schob einen Tablettwagen herein, um das Geschirr und die Reste des Abendessens abzuräumen, und verscheuchte mit ihrem Erscheinen den verhinderten Schauspieler von Sperlings Bett. Was für eine wohltuende Abwechslung ihr Anblick bot. Sie bemerkte, dass Sperlings Augen an ihr haften blieben, und zwinkerte ihm, während sie für Ordnung sorgte, mehrfach aufmunternd zu. Ihm stand eine unruhige Nacht bevor. Selbst wenn nur ein Bruchteil von dem stimmte, was Albert versucht hatte ihm einzureden, genügte es, um einen um den Schlaf zu bringen. Die Schwester verteilte Medikamente an einige Patienten und widmete sich dann Sperling, den sie in seinem Bett in seine Isolation zurückschob. Für ihn war ihr Lächeln das Einzige, was einen Hauch von Leben in diese Abstellkammer der Menschlichkeit hineinwehte.

»Brauchen Sie wieder die Flasche?« Sie schmunzelte verschmitzt.

Er errötete. »Nein, nein danke, ist schon in Ordnung.« Dann lösche sie das Licht. »Gute Nacht.«

14

Wieder herrschten Finsterns und vollkommene Lautlosigkeit. So als befände er sich allein in der Weite des Alls, leuchteten die Sterne über ihm beim Blick nach draußen. Sein Bett stand am Fenster, und er konnte sie durch die Gitter hindurch betrachten, doch ihr Schein war zu schwach, um sein Zimmer auszuleuchten. Als sei die Welt um ihn herum verschwunden, als sei er bereits gestorben, für immer gefangen in deprimierender Einsamkeit. Ohne noch eine Empfindung dafür zu haben, lag er lange wach. Eine Starre hatte ihn befallen, er war nicht mehr beteiligt an dem, was auf ihn zukommen würde. Er schloss die Augen, atmete ruhig, seine Gliedmaßen waren entspannt, lagen schwer, nur sein Herz klopfte heftiger.

Alles lief ab ohne sein Zutun, war jeglicher Einflussnahme entzogen. Die aus der Schwärze der Nacht auf ihn herabblitzenden Sterne schienen seine Unbedeutendheit und Machtlosigkeit bestätigen zu wollen. Ihre Zahl war nicht zu begreifen, reduzierte den Wert seines Einzelschicksals zu einem Nichts. Milliarden von ihnen formten jede der Galaxien, die ihrerseits zu Milliarden in unerreichbarer Ferne zueinander verstreut lagen. Gab es dort oben vielleicht doch eine einende Macht, einen tieferen Sinn? Vieles wäre dann einfacher, aber Sperling glaubte genauso wenig daran, wie an eine ewige Wiederkehr des Gewesenen. Für ihn war sein Leben klar begrenzt, bot ihm einmalig einen Platz in der Welt, Gelegenheit, ihre Schönheiten zu erfahren und sich ihnen hinzugeben, und nicht mehr. Nein, noch hatte er nicht genug gelebt, war er nicht bereit aufzugeben.

Irgendwann, nach Stunden halbwachen Grübelns glitt er hinüber in einen Traum, auf ein Kissen aus Moos, in das er weich gebettet einsank. Über ihn beugte sich eine bildhübsche Frau. Wie er war sie nackt, senkte sich langsam zu ihm herab, bis ihre Brüste gerade eben seine Brustwarzen berührten, verharrte so reglos, bis ihr und sein Körper miteinander verschmolzen, sich ineinander auflösten und eins wurden.

Eine Melodie, anfangs ein leises, zaghaftes Säuseln, begann beharrlich aus der Ferne näher zu dringen, gewann an Kraft und trug ihren vereinten Leib fort, hinauf in luftige Höhen, bis an das Ufer eines Sees in den Bergen, der friedlich still ruhte, umgeben von Wäldern in herbstlicher Laubfärbung. Es war der Toplitzsee, dessen spiegelnde Wasserfläche nie etwas von dem goldenen Geheimnis preisgegeben hatte, das in seiner Tiefe schlummern mochte. Das Gold der Nazis, das schon viele Abenteurer angelockt und dieses unberührte Paradies zu einem

Symbol für ungestillte Gier hatte werden lassen, war verborgen geblieben in seinen turmalingrünen Fluten.

Die Frau wich aus Sperlings Leib, entschwand hinein in den See. Er wollte ihr nach, doch er kam nicht von der Stelle. Da brach sich der schimmernde Wasserspiegel, und vor seinen Augen tauchten drei Nymphen auf, das Gold in Händen. Im Sonnenlicht glitzernd perlten Tropfen von ihren schlanken Leibern, die schwerelos durch das kühle Nass glitten, wogend zum Klang der Musik. Ein Zwerg, es war der Primararzt, näherte sich ihnen im Flug, entriss ihnen den Schatz und verschwand eilig im Wald beim Fischerhaus. Der Himmel verfinsterte sich, schleuderte Blitze. Ein Felsen stieg aus dem See empor. Auf ihm stand Vartan mit seiner Augenbinde, den Blick nach oben gerichtet, wo die Wolken sich teilten. Ein Sonnenstrahl fiel auf ihn herab, er erstarrte zu Gold, glühte auf und zerfiel zu Asche. Über Sperling ergoss sich ein Wasserfall, regnete warm auf ihn herab. Chiara war bei ihm.

Unruhig versuchte er sich im Schlaf zu drehen, wollte sie umarmen, aber die Fesseln hinderten ihn daran.

Der ganze See fing Feuer, Sperling war wieder allein, überlebte unter dem Schutz des ihn benetzenden Wassers, beobachtete, wie in der Ferne der Primar mit dem Schatz in Händen über die Köpfe der in den Flammen verzweifelt um Hilfe flehenden Patienten hinweghuschte. Wen er mit dem Gold berührte, loderte kurz auf und zerplatzte dann, nur er selbst war immun gegen die magische Kraft des gelben Metalls.

Da versengte ein gigantischer, in einem dicken Brillenglas gebündelter Bannstrahl das höllische Spiel, das daraufhin in einem sich öffnenden Schlund vom See verschlungen wurde. Die Brille gehörte einer riesigen Frau Erdmannsky, die im Traum Sperlings Mutter ähnelte.

Er selbst wurde verschont und hielt auf einmal ein Neugeborenes im Arm. Der Wasserpegel stieg nun unaufhörlich an, und Sperling musste fliehen, hinauf den Weg entlang des Kanals, der vor Jahrhunderten von Sträflingen zum Transport von geschlagenem Holz gebaut worden war, in Richtung Kammersee. Überall um ihn herum wurden Bäume gefällt. Fichten, Tannen, Lärchen, Buchen und Eschen brachen, fielen um und bluteten aus ihren Stümpfen wie Menschen. Dem Gesang eines aufgeregt vor ihm her flatternden Goldhähnchens folgend, watete Sperling durch die verklumpend gerinnenden Blutströme, presste dabei den Säugling fest an sich, um ihn zu schützen. Die Holzfäller waren ausnahmslos bucklige Zwerge, die unersättlich aus den frischen Wunden der Bäume Goldzähne herausklaubten, die sie sich in ihre längst überquellenden Taschen stopften. Ihrer Aufmerksamkeit entging in ihrer Habgier das herannahende Wasser, und sie ertranken einer nach dem anderen in den Fluten.

Sperling blieb allein zurück mit dem Kind an der Lichtung des tintenschwarzen Kammersees. Noch während er es hielt, wuchs es heran zu der Frau, mit der sein Traum begonnen hatte. Sie ließ ihn auch diesmal wie angewurzelt zurück, schwebte als Luftgestalt wolkengleich zu den steilen Felswänden hinauf, wurde größer und größer und verschwand in ihnen. Die Felsen bröckelten, zerbarsten krachend und stürzten mit tosendem Lärm ins Wasser, das dadurch anschwoll und in einer aus der Tiefe aufsteigenden Welle alles unter sich begrub, was Jahrmillionen überdauert hatte. Vor Sperling erstrahlte ein endloser

Ozean im gleißenden Licht unzähliger Sterne, dem eine ihm unbekannte Frauengestalt entstieg. Sie streckte Sperling ihre rechte Hand entgegen, zog ihn zu sich heran. Ihr Körper war warm, bei ihr fühlte er sich geborgen. Aus dem Meer wurde wieder der stille See, und die Sonne ging auf über den Bergen. Wieder lag Sperling auf jungem, weichem, tiefgrünem Moos, die Frau aus dem See war bei ihm. Sie neigte sich über ihn, doch auf einmal hatte er Angst zu ersticken, rang nach Luft.

Panisch wachte er auf. Seine Bettdecke war ihm über den Kopf geworfen worden. Jemand musste ins Zimmer geschlichen sein, während er geträumt hatte. Sein Körper lag frei und wehrlos. Sperling konnte nichts sehen, versuchte zu horchen, aber er war sich nicht sicher, ob er den anderen hören konnte, da sein eigener Atem zu laut war und ihm das Herz bis zum Hals schlug. War das seine letzte Stunde, jetzt in aller Heimlichkeit?

Eine Hand berührte seine Hose. Die Krankenhaushose war nur mit einem Band verschnürt, das schnell gelöst war und ihn entblößte. Unweigerlich musste er an das denken, was Albert vorhin wie beiläufig erwähnt hatte: Sterilisation! Der Pfleger, schoss es ihm erschrocken durch den Kopf. Alles in ihm krampfte sich zusammen. Seine Nacktheit enthüllte seine Verletzlichkeit in schutzloser Offenheit.

Doch die Hand war rücksichtsvoll, begann sacht über seine Haut zu streichen, suchte ihn zu erregen, um dann …?

Sperling versuchte sich eine Erektion zu verkneifen, doch sein Unterleib hatte immer schon ein Eigenleben geführt, nie seiner Kontrolle unterstanden. Es dauerte nicht lange, und das sanfte Streicheln zeigte Wirkung, wurde zu einem gezielten Massieren, begleitet von samtweichen Lippen und dem kitzelnden Spiel einer Zunge. Er war gefangen in Lust und Todesangst zugleich, konnte nicht widerstehen, gab sich dem Augenblick hin, was auch immer kommen mochte. Selbst wenn es das letzte Mal wäre, nur nicht aufhören sollte es.

Der Mund verschwand, das Wesen stieg in Sperlings Bett, setzte sich auf ihn. Das ist kein Mann, beruhigte er sich. Es war befreiend. Das muss die Krankenschwester sein, dachte er, während er genoss, was mit ihm geschah. Sie hatte ihm vorhin vielsagend zugezwinkert. Der Service in diesem Spital war besser, als er zu träumen gewagt hätte. Ihr Slip war wohl Sparmaßnahmen zum Opfer gefallen. Nichts hielt ihn mehr. Nach einer kleinen Unendlichkeit entlud sich die ganze aufgestaute Anspannung seiner verzweifelten Lage in einem ekstatischen Orgasmus, und er stieß einen von der Bettdecke nur notdürftig erstickten Schrei aus. Wenn das sein Ende war, das tosende Finale, dann fühlte er sich jetzt vorbereitet. Sie legte sich auf ihn. Es tat so gut einen Körper auf dem seinen zu spüren.

»Hallo, mein Inspektor.«

Er erkannte die Stimme und war perplex. Es war Alice. Sie zog ihm die Bettdecke vom Kopf.

»Du bist also auch hier?«

»Wie du siehst. Aber was hast du denn gedacht, wer sich hier nachts so um dich kümmern würde?«

Er vermied eine Antwort. »Du bist in Gefahr.«

»Das hast du sehr scharfsinnig beobachtet. Aber mach dir um mich keine Sorgen. Der Steinhof ist mein zweites Zuhause. Ich habe meine Verbindungen. Deshalb geschieht mir nichts, selbst wenn der Chefarzt das anordnen sollte. Doch ich habe dir etwas mitgebracht. Versprich mir, dass du schön artig bist.«

Er war verwirrt, begriff überhaupt nicht, wie sie hatte zu ihm gelangen können. Sie hantierte im Dunkeln an der Fessel seiner linken Hand und hatte sie kurz darauf gelöst. Sie musste den passenden Magnetschlüssel bei sich haben. Wenig später war er gänzlich frei und konnte es kaum fassen. Er reckte sich, rieb sich die Gelenke, war auf einmal hellwach. Der erste Schritt war getan, er würde freikommen. Sie saß auf seinem Bett direkt neben ihm. Er spürte ihren Atem, berührte mit seinen Fingerspitzen ihre Haut wie zum ersten Mal, begehrte sie aufs Neue, doch dafür blieb keine Zeit.

»Wie kommst du hier rein zu mir? Woher hast du den Schlüssel?«

»Wer so lange in der Psychiatrie ein und aus geht wie ich, der weiß, dass in diesem System alles möglich ist. Ich bin auf der Station unter dir. Sie gehört auch zu Schwarzalbs Abteilung …«

»Schwarzalb?«

»Der Primar. Ich kenne unten einen Pfleger, der alles für mich tut, wenn ich mich ihm dafür ein wenig erkenntlich zeige.«

Sperling bemerkte, dass ihn ihre Formulierung eifersüchtig machte, doch unterbrach er sie nicht.

»Er hat mir seinen Schlüssel geborgt. Aber das ist noch nicht alles, ich habe noch etwas … Psst. Leg dich schnell wieder hin, kein Wort!« Aufgeregt flüsterte sie ihm zu und schmiegte sich unter seiner Decke eng an ihn. »Jetzt kommt die Kontrollrunde. In der Nacht schauen sie alle zwei Stunden, ob alles ruhig ist. Tu so, als wärst du noch fixiert.«

Auf dem Gang waren leise Schritte zu vernehmen, aber sonst geschah nichts. Ihr Herz bebte an seiner Brust, und es war das erste Mal seit Langem, dass er wieder eine Ahnung von innerem Frieden verspürte. Reglos lagen sie da. Die Kontrolle war längst vorüber, aber ihre beiden Körper brauchten einander, waren ausgehungert nach Geborgenheit, stillten gegenseitig ihre Sehnsucht nach Nähe, die sich in Isolation und permanenter Bedrohung aufgestaut hatte, suggerierten einander einen Neuanfang von etwas, das es vielleicht nie geben würde. Nur durch Alice war Sperling in diese bedrohliche Lage geraten, und doch konnte sie nichts dafür.

»Ich muss langsam zurück, sonst werde ich noch vermisst.«

Er wollte sie nicht gehen lassen, nicht jetzt, wünschte sich diesen Augenblick zeitlos, niemals enden sollte er, aber sie hatte recht. Wer sie dort vermissen würde, ging ihn nichts an.

»Ich bin dir noch etwas schuldig, hier, ein Universalschlüssel, mit dem du die Stationstüre öffnen und fliehen kannst. Du musst verschwinden. Mein Vater ist in wenigen Tagen mit seiner Arbeit fertig, und dann brauchen sie dich nicht mehr. Warte bis zur Morgenübergabe. Dann sind alle beschäftigt, und deine Flucht wird nicht sofort auffallen. Du musst draußen immer nur den Hang hinablaufen, dann gelangst du automatisch zum Ausgang.«

»Ja, ich habe die Schilder gesehen, vorhin, auf dem Weg zur Kirche.«

»Aber gib acht. Wenn jemand deine Flucht bemerkt, wird sofort die Polizei alarmiert. Direkt neben dem Ausgang ist eine Wache. Oder sie schicken eine Streife aus der Hufelandgasse. Und die verstehen keinen Spaß.«

»Und was ist mit dir, wie kommst du fort von hier?«

»Mach dir keine Sorgen. Im Moment denken sie, dass sie mich in ihrer Gewalt haben, und das ist sicherer für meinen Vater. Sie glauben, sie können ihn erpressen. Aber ich kann jederzeit gehen, und das weiß er. Seine Website ist bald fertig, und dann ist der ganze Spuk vorbei. Wenn seine Arbeit öffentlich ist, können sie nichts mehr ausrichten.« Sie drückte ihm den Schlüssel in die Hand und glitt von der Bettkante, um sich anzuziehen. Dann gab sie ihm einen letzten Kuss auf die Stirn.

»Wann sehe ich dich wieder?«

»Lass uns das hier zu Ende bringen, dann haben wir Zeit …«

Er glaubte ihr einfach, ohne sich oder sie zu fragen, ob es stimmte, klammerte sich an diese Aussicht. Nur so konnte er sie gehen lassen. »Ach, was ich dir noch sagen wollte, das Kind ist nicht von mir.«

»Ist schon gut. Pass auf dich auf.«

Er hätte sie gerne noch einmal berührt, aber sie war schon verschwunden.

15

Sperling versuchte, wach zu bleiben und zu lauschen, denn er hatte keine Uhr bei sich und musste den Zeitpunkt für seine Flucht abpassen. Den Schichtwechsel in der Früh solle er abwarten, hatte Alice gesagt. Ihr Duft hing noch im Raum, erfüllte die Erinnerung an die vergangenen Stunden mit Leben. Es war schon merkwürdig, wie die entscheidenden Schritte in seinem Leben immer von Frauen bestimmt wurden.

Er war so müde, dass er entgegen seiner Absicht mehrfach einschlummerte, jedoch immer kurz danach hochschreckte im nervösen Ausharren auf den richtigen Moment. Er durfte keinen Fehler machen, sonst war er geliefert. Vartan würde ihm einen Fluchtversuch nicht verzeihen. Er würde das Risiko, dass ihm, Sperling, durch seine Foltermethoden etwas zustoßen könnte, leichten Herzens über Bord werfen und ihn mit sadistischer Lust unter Schmerzen krepieren lassen. Albert hatte ihn indirekt davor gewarnt. Sperling vernahm leise schlurfende Schritte vor seiner Zimmertür, ein weiterer Kontrollrundgang, legte sich flach auf sein Bett, stellte sich schlafend, bis es wieder vollkommen still war. Alice musste es gelungen sein, die Station so unbemerkt zu verlassen, wie sie eingedrungen war, lautlos wie eine Katze.

Das Warten zog sich endlos hin. Da, war das nicht die Stationstür nach draußen, die ins Schloss fiel? Sein Puls hämmerte. Es war Zeit. Sachte setzte er sich auf, zog sich die Krankenhaushose wieder über und realisierte erst jetzt, dass er keine Schuhe hatte. »Es muss auch so gehen«, machte er sich Mut und schlich auf Zehenspitzen los. Bis zur Tür seines Zimmers waren es nur drei Schritte. Er hielt den Atem an, drückte die Klinke herunter und öffnete geräuschlos. Vorsichtig streckte er seinen Kopf hinaus. Die fahle Nachtbeleuchtung am Ende des Gangs spendete genügend Licht, um sicherzustellen, dass er allein war. Er holte tief Luft und schlüpfte hinaus, hielt sich eng an die Wand gepresst, jeweils den Zugang zum nächstliegenden Zimmer im Auge, um gegebenenfalls darin verschwinden zu können.

Dort sah er die Stationstür, durch die vorhin die Pfleger zur Morgenschicht hereingekommen sein mussten. Sperling hielt inne. Und wenn noch jemand fehlte? Er würde dessen Ankunft hören, beruhigte er sich, müsste dann schnell sein. Es gab kein Zurück. Er schlich weiter, den Schlüssel fest umklammert. Die letzte Seitentür, die er noch zu passieren hatte, stand einen Spalt weit offen, und es drangen Licht und Stimmengemurmel heraus. Sie führte zum Schwesternzimmer, wo gerade die Morgenübergabe stattfand. Demnach waren bereits alle vom Pflegepersonal vollzählig. Erleichtert glitt Sperling vorbei und erreichte ungestört den Ausgang. Vor Aufregung zitternd, steckte er den Schlüssel ins Schloss, lautlos, drehte ihn um, es gab ein leises Klicken, und sein Weg in die Freiheit stand offen. Jetzt nur nichts übereilen, zwang er sich, zog behutsam den Schlüssel heraus, zwängte sich auf die Außenseite und ließ ihn von außen wieder ins Schloss gleiten, um so die Tür ohne ein Schnappen des Schlosses zusperren zu können. Geschafft! Die Station lag hinter ihm, und niemand hatte etwas bemerkt. Bis zur morgendlichen Weckrunde wäre er längst im Gewirr der Stadt untergetaucht und damit unerreichbar. Im Stiegenhaus war es kühl. Geräuschlos, aber hastig trugen ihn seine nackten Füße nach unten. Die Tür nach draußen war nur angelehnt, und er riss sie auf. Ein eisiger Wind stach ihm ins Gesicht, und er musste kurz die Augen zusammenkneifen.

Als er sie blinzelnd wieder öffnete, stand wie aus dem Nichts Vartan vor ihm. Er trug eine Brille. Wahrscheinlich kam der Arzt gerade zur Arbeit oder zurück von einem Rundgang auf einem der anderen Pavillons. Sperling überlegte nicht, sondern schlug zu. Der Attackierte wich jedoch im Reflex aus, und Sperling sprang davon, verwundert, aber nicht bestürzt, über den Hass, der sich wie von selbst auf seinen Entführer entladen hatte.

»Halt! Stehen bleiben! Alarm!«

Vartan brüllte hinter ihm her, doch er folgte Sperling nicht, der querfeldein über das Gelände des Spitals rannte. Nach unten musste er, dort war der Ausgang, vorwärts, so schnell es ging. Er raste über den gefrorenen Schnee. Seine Fußsohlen durchbrachen die gläsern zerspringende Kruste und schmerzten höllisch. Er überquerte eine mit Rollsplitt bestreute Straße und wünschte sich den Moment herbei, an dem seine Füße vor Kälte nichts mehr spüren würden. Die frostige Nachtluft drang ihm bis in die Knochen, doch es ging um sein Leben, das hielt ihn auf den Beinen. Er sah kaum noch etwas, der peitschende Eiswind trieb ihm Tränen in die Augen, und hören konnte er nur das Keuchen seiner Lungen. Verschwommen nahm er die Pforte wahr, das beleuchtete Häuschen des Portiers. Er rang nach Luft, noch wenige Meter. Doch was ging da vor sich? Er sah Polizeiuniformen, vier oder fünf mochten es sein. Sperling wollte ihnen zurufen, aber sein Atem reichte nicht. Erst da begriff er, dass die Kollegen ihn nicht als einen der ihren erkennen würden, sondern als flüchtigen Patienten. Gerade noch rechtzeitig blieb er stehen. Die Polizisten hatten Hunde bei sich, waren sicher gerufen worden, um ihn einzufangen. Er saß in der Falle, es gab nur diesen einen Ausgang. Ihm blieb keine Zeit, sich etwas einfallen zu lassen, denn schon kamen sie ihm entgegen. Noch hatten sie ihn nicht bemerkt, waren in eine Plauderei vertieft. Für sie war die Jagd auf Flüchtige Routine. Sperling drehte sich um, konnte nur weiterlaufen. Er nahm seine ganze Kraft zusammen, zitternd, ihn fror.

»He! Sie! Halt! Da, da oben ist einer.«

Sperling durchzuckte Panik. Stimmengemurmel und Hundegebell waren ihm auf den Fersen. Taschenlampen durchbrachen das Dunkel. Es musste irgendwo ein Loch im Zaun geben, ein Versteck kam nicht infrage. Die Hunde würden ihn bald aufspüren, und wenn nicht, würde er erfrieren. Seine Lungen stachen, doch wenn er jetzt aufgab, war er verloren. Fragen würden keine gestellt werden.

Es fiel ihm schwer, die Orientierung nicht zu verlieren. Die nachtschwarzen Bäume im fahlen Laternenlicht wirkten wie bedrohlich lauernde Gestalten. Hinauf musste er und nach links, um nicht wieder Vartan in die Arme zu laufen.

Wie eine Vision tauchte hoch oben die leuchtend angestrahlte goldene Kuppel der Kirche vor ihm auf. Das Gotteshaus, war das seine Rettung? Sperling verwarf den Gedanken gleich wieder, auch dort würde ihm kein Schutz gewährt werden. Hier war die Psychiatrie, und da galten eigene Regeln. Der Gang, kaum jemand wusste von dessen Existenz, hatte Albert gesagt. Sperling schöpfte Hoffnung, niemand würde ihn dort vermuten. Er könnte unter ihnen hindurch flüchten oder sich zumindest unter der Erde verbergen, bis sie die Suche nach ihm aufgeben würden, hatte endlich ein Ziel. Doch seine Verfolger rückten näher, waren schon zu dicht bei ihm, als dass er es bis zu der Tür schaffen konnte. Er musste sie abschütteln, sie auf eine falsche Fährte locken, um dann im Untergrund zu verschwinden. Er hatte Seitenstiche, kam kaum noch weiter, verfluchte die eisige Kälte, brauchte Rast, musste sich aufwärmen, dringend.

Ein Gebäude, das war die rettende Idee, »Pavillon 15, Pflegeheim«, stand an dem nächstliegenden angeschlagen, und er hastete darauf zu, hörte das Gekläff näher rücken. Der Eingang war unverriegelt, und Sperling verschwand darin. Keuchend schleppte er sich die Stiegen hinauf bis unter das Dach, hatte Glück, dass er niemandem begegnete. Noch waren seine Verfolger draußen, und er hetzte den gleichen Weg wieder hinunter, nahm seinen Schlüssel und sperrte die Tür zu der Abteilung im ersten Stock auf. Leise schloss er sie hinter sich. Alles war ruhig. Für Sekunden stand die Zeit still. Hier war es warm, und er verschnaufte kurz. Auf den ersten Blick wirkte die Station verwaist. Zwar war alles hell erleuchtet, doch noch hatte die Tagesroutine nicht begonnen. Da zupfte ihn jemand am Ärmel. Sperling zuckte zusammen. Neben ihm stand eine zittrige Alte mit einem Gehwagen. Sie hielt ihn jetzt mit knochigen Händen fest und geiferte mit einer krächzenden Stimme auf ihn ein: »Herr Doktor. Sind Sie der Herr Doktor? Sie müssen mir helfen, Herr Doktor!«

»Bitte seien Sie doch ruhig.«

»Herr Doktor. Ich habe so Schmerzen, hier.«

Ohne jede Hemmung entblößte sie ihre rechte Brust und präsentierte Sperling ein riesiges offenes Geschwür, das bereits die ganze Haut zerfressen hatte und einen furchtbaren eitrig fauligen Gestank absonderte. Ihm drehte sich der Magen um. Gewaltsam riss er sich los aus der Umklammerung der Alten, doch er konnte nicht hinaus, die Polizisten würden gleich im Stiegenhaus sein. Er musste sich irgendwo verstecken.

»Hilfe, Herr Doktor, helfen Sie mir!«

Die Greisin brüllte hinter ihm her, und aus dem Stationszimmer eilte eine Schwester zu ihr. Sperling duckte sich hinter einen Sessel.

»Da, da, der Herr Doktor.«

»Ist ja gut, Frau Farei, der Herr Doktor ist noch nicht im Haus. Gehen Sie wieder auf Ihr Zimmer. Sie bekommen gleich Ihr Frühstück.«

Die Alte ließ sich nicht beirren und rollte beharrlich ihren Gehwagen auf Sperlings Versteck zu. Der rührte sich nicht von der Stelle.

»Da ist er, da, der Herr Doktor, da.«

Die Krankenschwester fand, sie habe ihre Pflicht erfüllt, überließ die Starrköpfige sich selbst und kehrte leicht resigniert zurück in den Kreis ihrer Kaffee trinkenden Mitarbeiter, sodass Sperling wieder mit der Zittrigen allein war. Nach draußen konnte er immer noch nicht, würde dort geradewegs der ihn jagenden Meute in die Arme laufen. Hinter ihm war eine Tür. Bevor die schlurfende Alte ihn eingeholt hatte, entschwand er rückwärts ihren Blicken. Ihn empfing hysterisches Geschrei. Er war in ein Badezimmer geraten, in dem auf einem Schemel breitbeinig nackt eine stark beleibte Pflegeheimbewohnerin saß, die von einem kleinen asiatischen Pfleger abgeduscht wurde.

»Entschuldigung.«

Sofort war Sperling wieder auf dem Gang, stieß dort beinahe die nervige Brustkranke um, sprang auf die gegenüberliegende Tür zu und war flugs im nächsten Zimmer untergetaucht. Sechs greise Männer lagen dort schnarchend, röchelnd und wimmernd in ihren Betten, ohne die geringste Notiz von ihm zu nehmen. Sollte er sich zu einem von ihnen dazulegen? Niemand würde ihn dort vermuten. Polternder Lärm und Geschrei tönten plötzlich durch das ganze Haus. Die Streife war eingetroffen, folgte ihren gierig japsenden Vierbeinern die Stiegen hinauf. Auf diesen Augenblick hatte Sperling gewartet. Die ganze Station war mittlerweile auf den Beinen, hatte sich tumultartig, in einen regelrechten Aufruhr aus rollenden und schleichenden Alten, mit zwischen ihnen umherjagenden Pflegern und Schwestern verwandelt, sodass sein flüchtiger Auftritt dort kaum jemandem auffallen würde. Er schnappte sich ein Paar Hausschuhe, stülpte sie seinen schmerzenden Füßen über, huschte zur Stationstür, öffnete und war schon in das Stiegenhaus entschwunden. Um ein Weglaufen der jeglicher Kontrolle entgleitenden Pfleglinge zu verhindern, zog ein Pfleger die Tür gleich wieder zu, und Sperling war allein. Seine Verfolger waren oben, folgten mit ihren Hunden seiner Fährte, die vorerst auf der Pflegestation für sie enden würde. Das hoffte er, um so einen Vorsprung zu gewinnen.

Er tapste leicht humpelnd ins Erdgeschoss hinab und war schon wieder draußen in der eisigen Schwärze. Die Dämmerung ließ immer noch auf sich warten, das kam ihm gelegen. Er schlitterte los, hinauf, auf die Kirche zu. Erst als er bereits an der in den Boden eingelassenen Eisentür angekommen war, drang aus der Ferne wieder jaulendes Gebell an sein Ohr. Würde der Universalschlüssel auch hier passen? Er tat es. Alice hatte nicht zu viel versprochen. Quietschend hob er die Tür hoch, stieg in das Loch hinab, ließ sie zufallen und verriegelte sie hinter sich.

16

Modrig abgestandener Geruch stieg ihm entgegen, doch wenigstens war es hier unten nicht ganz so kalt wie draußen. Der Wind fehlte. Es herrschte Grabesstille und war stockfinster. Wie ein Blinder tastete er sich mit seinen Händen an der Wand entlang und mit seinen Füßen Stufe für Stufe vorwärts und erreichte dann ebenen Grund. Den Polizisten war das unterirdische System sicher unbekannt, doch seine Spuren im Schnee würden sein Versteck bald verraten. Also war weiterhin Eile geboten. Er brauchte Licht, sonst würde er sich nur im Schneckentempo voranbewegen können. Da, seine Finger berührten eine elektrische Leitung. Er folgte ihrem Verlauf und fand einen

Schalter, den er betätigte. Hell ausgeleuchtet tat sich ein schier endlos anmutender Gang vor ihm auf, doch im selben Augenblick heulte eine Sirene los. Der ohrenbetäubende Schall ihres schrillen Alarmtons wurde von den Wänden reflektiert und vervielfachte sich ins Unendliche, fuhr ihm durch Mark und Bein. Reflexartig schaltete er die Beleuchtung sofort wieder ab, aber der Alarm tönte weiter. Sperling fluchte, machte wieder Licht und rannte trotz seiner zerschundenen Füße los. Bis zum Sankt-Elisabeth-Spital führte der Gang, hatte Albert gesagt. Bis dahin musste er es schaffen. Es ging leicht abwärts, er lief immer geradeaus. Die Abzweigungen ignorierte er. Die Sirene dröhnte in seinem Kopf, übertönte sein Keuchen.

Dann, schlagartig, war es schwarz und still. Mitten im Laufen war Sperling auf einmal ohne Orientierung und stürzte krachend zu Boden. Sofort rappelte er sich wieder auf, sammelte sich, lauschte. In der Ferne war etwas zu hören, doch er konnte die zu ihm vordringenden Geräusche nicht orten, da der Hall alles verzerrte, Stimmen und Schritte, das Hecheln der Hunde. Sie waren ihm auf den Fersen, hatten den Strom gekappt. Er saß in der Falle. Nein, er musste weiter, durfte nicht aufgeben, vielleicht gelang es ihm, schneller zu sein als seine Verfolger. Schließlich hatte er einen Vorsprung, und die Freiheit lag zum Greifen nahe. Erneut ertastete er sich den Weg, der endlos schien. Unvermittelt war die Wand zu Ende. Sperling erschrak. Auch auf der anderen Seite des Ganges brach sie einfach ab. Er musste in einer Art unterirdischer Halle gelandet sein. Wie sollte er hier nur den Ausgang finden? Die Zeit wurde immer knapper, sie kamen näher. Er wandte sich nach rechts. Irgendwie würde er schon weiterkommen, nur stehen bleiben durfte er nicht. Plötzlich stolperte er und fiel hin, war gegen etwas gestoßen, das auf dem Boden stand. Glas zersprang klirrend, und ein beißender Gestank breitete sich aus. Sperling stockte der Atem. Er streckte seine Arme vor, und seine Finger berührten kühle, zylinderförmige gläserne Behälter. Überall standen sie, blockierten seinen Weg. Also musste er es auf der linken Seite der Halle versuchen, stützte sich ab, um aufzustehen, bedacht darauf, nicht in die Scherben zu fassen. Dabei trat er auf etwas Glitschiges, rutschte fast darauf aus. Eine rundliche schwabbelige Masse quatschte unter seinen Füßen. Er fasste hin, hob sie auf. In dem Moment drang der Strahl einer Taschenlampe bis in die Halle vor, und Sperling traute seinen Augen nicht. Vor Entsetzen gefror ihm das Blut in den Adern. Das Weiche, das er hielt, war ein Gehirn, das noch in seiner Hand in zwei Hälften zerfiel. Angeekelt warf er es von sich.

Der Lichtstrahl war gleich wieder verschwunden, doch das Gesehene hatte sich ihm eingebrannt in Sekundenbruchteilen, irreversibel wie ein Fotonegativ. Ihm war übel, er kämpfte mit einem Brechreiz, aber es gab jetzt Wichtigeres. Der Schlüssel, er war ihm vor Schreck entglitten. Er musste ihn wiederfinden, sonst würde er niemals aus dem Gang herauskommen. Suchend ließ er seine Finger über den schleimig nassen Boden gleiten, doch er hatte kein Glück, schnitt sich nur an einer Scherbe. Er konnte nicht länger warten, musste weiter. Sollte er einige der Glasbehälter umstoßen oder zertrümmern und so seinen Verfolgern den Weg erschweren, sie ihnen notfalls gar entgegenwerfen? Doch dann hätten sie ihn gleich. Er wäre einwandfrei zu lokalisieren. Sie waren in der Überzahl, und sie waren bewaffnet. Auf dem inneren Bild, das Sperling lebendig geblieben war, setzte sich schräg gegenüber von ihm, hinter unzähligen Gläsern und Bergen von Akten, der Tunnel fort. Er erhob sich, folgte seiner Ahnung in vorsichtigen Schritten, um nicht wieder zu stolpern. In einem weiteren kurzen Lichtschimmer sah er den Gang und rannte los. Um ihn herum war schwarze Finsternis, doch er lief, streckte die Arme weit vor sich her, um nicht plötzlich gegen eine Wand zu krachen. Er gewann an Vorsprung, schöpfte Hoffnung und hetzte voran. Ein Luftzug blies ihm leicht ins Gesicht, tief sog er ihn ein, der Ausgang war nah.

In dem Moment blendete ihn grelles Neonlicht, und er bremste verwirrt ab. Schemenhaft erkannte er, dass Vartan vor ihm stand wie ein Geist aus dem Nichts, direkt unter einer Lampe. Noch bevor Sperling reagieren konnte, wurde er von beiden Seiten gepackt. Kräftige Arme hoben ihn hoch, und seine Füße schwebten frei in der Luft. Es war wie ein Aufbäumen, als er in Panik und im letzten Schwung seines Fluchtlaufs mit dem rechten Bein ausholte und Vartan mitten ins Gesicht trat. Alle waren überrascht, am meisten Sperling selbst. Der Arzt schwankte nach hinten, fing sich gerade noch ab, doch seine Brille war zerbrochen und fiel zu Boden. Außerdem war seine Augenbinde verrutscht. Zu Sperlings Überraschung war der Psychiater gar nicht blind auf dem rechten Auge, er schielte. Das Auge stand beinahe lächerlich weit nach außen verdreht. Schnell rückte der Getroffene die schwarze Binde wieder zurecht. Seine Nase blutete.

»Ich mache Sie fertig«, zischte er.

Der Zangengriff, mit dem die beiden Pflegerkolosse Sperling eingeschlossen hielten, wurde härter, fast renkten sie ihm die Schultergelenke aus. Gerade wollte Vartan sich hasserfüllt auf ihn stürzen, als die Polizisten eintrafen und der Arzt sich beherrschen musste. »Wir haben ihn. Haben Sie besten Dank für Ihre Mithilfe.«

»Ist doch selbstverständlich, immer wieder gern, Herr Doktor.«

Die beiden kraftvollen Lakaien des Oberarztes trugen Sperling eingezwängt zwischen sich. Sie erschienen ihm vertraut wie alte Bekannte. Bei ihnen gab es kein Entkommen. Der Umfang ihrer Arme übertraf mühelos den seiner Beine. Mit den Streifenbeamten und ihren an straffen Leinen zerrenden Schäferhunden im Schlepptau ging es eine schmale Treppe hinauf, die seitlich aus dem unterirdischen Gang hinausführte.

»Ich bin Kriminalbeamter bei einer verdeckten Ermittlung.« Sperling erntete für seinen verzweifelten Versuch, Unterstützung zu finden, nur einen kräftigen Ruck in beiden Schultern und höhnisches Gelächter.

»Ha, das hat noch keiner gesagt. So schaust gerade du aus. Ha, ha, ha.«

Sie gelangten in einen Vorraum und von dort aus in den gekachelten Saal der Pathologie, in dem vier Sektionstische standen. Einer von ihnen war leer, auf den anderen dreien lagen, von weißen Laken verhüllt, Leichname. Ein grauenhafter Gestank aus Tod und Eingeweiden hing in der Luft. Sperling fragte sich unweigerlich, ob der freie Platz dort für ihn reserviert war.

Die Polizisten mussten ihre Bestien zurückhalten, die es hinzog zu den toten Leibern, witzelten weiter und freuten sich auf den Morgenkaffee, der sie nun auf der Wache erwarten würde. Vartan schritt zu einem Telefon, das an der Wand neben dem Ausgang hing, und rief einen Transport. Mit einem Taschentuch versuchte er, das Bluten seiner Nase zu stillen, und warf Sperling dabei einen vernichtenden Blick zu. Erst jetzt fiel Sperling auf, dass das linke Auge des Oberarztes ganz seinen strahlendblauen Glanz eingebüßt hatte. Es war fahlgrau und voller Hass. Tagsüber trug er also eine Kontaktlinse.

»Kommen Sie jetzt allein zurecht, Herr Doktor?«, fragte der Leiter der Polizeistreife.

»Aber ja, selbstverständlich, die Herren.« Der Oberarzt warf seinen beiden Gehilfen ein aufmunterndes Lächeln zu, die jedoch zu einfältig waren, um es zu erwidern.

»Dann erlauben wir uns höflich, uns zu verabschieden. Sonst kommen unsere Kleinen hier noch auf den Geschmack. Ha, ha.« Der Leiter der Polizeistreife tätschelte seinem Schäferhund den Kopf, der sich schlabbernd das Maul schleckte.

»Ja, ja, gehen Sie nur, und nochmals allerbesten Dank für Ihre Hilfe.«

»Immer wieder gern zu Diensten, Herr Doktor.«

Die Wachbeamten brachen auf, und Sperling sah sich nun schutzlos dem Zorn des Oberarztes ausgesetzt. Doch dieser war vorerst mit seiner Nase beschäftigt und besaß außerdem die ruhige Gewissheit, dass er viel Zeit hatte, um sich bei Sperling für die ihm zugefügten Verletzungen zu revanchieren. Der bestellte Krankenwagen traf ein, und Sperling wurde zusammen mit seinen beiden Bewachern hinten im Transportraum eingeschlossen, während Vartan auf dem Vordersitz neben dem Fahrer Platz nahm. Die überall im Innern erleuchteten Pavillons zogen während der Fahrt vorbei wie Lichterketten. Draußen begann es zaghaft zu dämmern. Ein schöner Tag würde es werden, doch Sperling gab sich keinerlei Illusion hin, das könne auch für ihn gelten. Er spürte den verhängnisvollen Sog zu resignieren. Das Stationsgebäude war erreicht, und Vartan selbst öffnete die Wagentür.

»Haben Sie ein Glück, dass ich Sie noch brauche. Aber Sie werden schon sehen.«

17

Die beiden Schwergewichte trugen Sperling auf die Station zurück. Sein letzter Kontakt mit der Außenwelt war ein klirrend kühler Hauch der erfrischenden Morgenluft. Die Tür schloss sich hinter ihm, als würde ihm die Luft abgeschnitten. Alles lief ab in völliger Routine, er wurde in sein Bett zurückgebracht und wie ein Paket verschnürt. Weiter nahm niemand Notiz von ihm. So blieb er etwa eine Stunde lang in seinem Zimmer liegen, blutig und verschmutzt, und nichts geschah. Das Warten zermürbte ihn. Er fror immer noch, war erschöpft und müde, aber an Entspannung war nicht zu denken. Draußen war jetzt Tag, der Krähenschwarm zog Richtung Stadt, dem Sonnenlicht entgegen.

Dann kam Vartan. Er war angespannt. Jede seiner Bewegungen war hastig, wie er ging, ebenso wie er den Stuhl neben Sperlings Bett stellte. Er hatte sich wieder zurechtgemacht. Die Augenbinde saß perfekt, das freie Auge strahlte stechend blau, und von der blutenden Nase war außer einen leichten Schwellung an deren Wurzel keine Spur mehr zu sehen. Er musste Make-up zu Hilfe genommen haben. In strenger Würde trug er einen frisch gestärkten weißen Kittel. In seiner linken Hand hielt er ein kleines Tablett, auf dem Sperling erst, als der Arzt sich gesetzt hatte, eine bereits aufgezogene Spritze und einen Mulltupfer erkennen konnte.

Vartan sprach kein Wort, sondern studierte sorgsam prüfend, in kaltem Triumph die Reaktion des Wehrlosen angesichts der Drohung, die das Injektionsbesteck ihm ins Gesicht schrie. Dann lüftete der Psychiater Sperlings Bettdecke und legte dessen rechtes Bein frei. Wie in Zeitlupe desinfizierte er mit dem Tupfer in kreisenden Bewegungen eine Hautstelle am Oberschenkel. Sperling spürte die Kühle des verdunstenden Alkohols. Der Arzt zog die Spritzennadel aus ihrer Umhüllung und stach zu. Es war nur ein kleiner Stich, dem ein dumpfes Ziehen folgte, als die ölige Flüssigkeit im Muskel verschwand. Im ersten Moment tat sich nichts. Vartan zog die Spritze wieder heraus, legte sie auf das Metalltablett, das er auf dem Nachttisch abgestellt hatte, lehnte sich zurück, verschränkte seine Arme und lächelte eisig. Er schwieg weiter.

Dann setzten Krämpfe ein, zuerst am Schlund und am Hals, wanderten von dort Sperlings Rücken entlang abwärts bis hin zu seinen Waden. Er wand sich gequält, aber die Fesseln ließen ihm keinen Bewegungsspielraum. Er missgönnte seinem Peiniger die Genugtuung, ihn hilflos leiden zu sehen, und versuchte sich zu beherrschen, doch es gelang ihm nicht. Schweißperlen traten ihm auf die Stirn.

Der Psychiater nahm zufrieden die Wirksamkeit seines Therapieansatzes zur Kenntnis und sah sich nun in einer ausreichend überlegenen Position, um sein Opfer dorthin zu bringen, wo er es haben wollte. »Sie haben mein großzügiges Entgegenkommen als Schwäche missdeutet. Das war ein Fehler, aus dem Sie jetzt lernen werden. Soeben erleben Sie den ersten Schub der so genannten extrapyramidalen Nebenwirkungen. Die sind Ihnen ja, glaube ich, schon vertraut. Diese Muskelkrämpfe sind schmerzhaft, ich weiß. Aber sie sind nur der Anfang. In Kürze wird Ihnen der Speichel unkontrolliert aus dem Mund fließen, Ihr ganzer Körper wird angespannt erstarren, und ein unablässiges Zittern wird jeden Ihrer Bewegungsversuche sabotieren. Sie können sich ausmalen, dass Ihr Gemütszustand auf eine harte Probe gestellt werden wird. Depressionen sind an der Tagesordnung, und die sind schwer, selbst wenn ich Ihre Dosierung so niedrig halten sollte, dass Ihnen epileptische Anfälle erspart bleiben dürften – vorerst, versteht sich. Und doch sind all das nur die temporären Effekte. Sollte uns mehr Zeit bleiben, was illusorisch ist, da meine Geduld in der Tat von Ihnen arg strapaziert wurde und außerdem die Indikation für Ihren Aufenthalt bei mir bald nicht mehr gegeben sein dürfte, dann würden einige Symptome, etwa das unwillkürliche Zittern, als irreversibler Dauerzustand bestehen bleiben, gänzlich unbehandelbar, ein Leben lang. Nur ist das Theorie, denn dazu wird es nicht kommen!«

Der Oberarzt schien seine ausschweifenden Belehrungen zu genießen und suchte in Sperlings Mimik nach einem Indiz für dessen verzweifelte Unterwerfung. Doch die blieb aus. Zu massiv waren seine Schmerzen, als dass Sperling sich jetzt über seine Zukunft Gedanken gemacht hätte. Vartan schien ein wenig enttäuscht. Er hielt kurz inne, ging hinaus und kehrte mit zwei weiteren, ebenfalls bereits aufgezogenen Spritzen zurück. »Ich habe hier ein Gegenmittel und noch eine weitere Dosis der Substanz, die Sie bereits von mir erhalten haben. Sie haben die Wahl. Diese hier«, er zeigte Sperling eine rötlich gefüllte Spritze in seiner linken Hand, »bessert Ihre Symptome für ein bis zwei Stunden, die andere«, sein Alternativangebot – eine gelblich ölige Flüssigkeit in seiner Rechten – hielt er Sperling direkt vor die Nase, »verstärkt sie in wenigen Minuten. Sagen Sie mir jetzt das Passwort, das ich von Ihnen wissen möchte!«

Sperlings Schlund und Zunge waren so verkrampft, dass er nicht sprechen konnte. Mitleidig überlegen schaute der Arzt ihm zu bei seinen scheiternden Versuchen, einen verständlichen Laut von sich zu geben. »Ich hatte bei unserem ersten Gespräch den Eindruck gewonnen, Sie seien ein kultivierter Mann, jemand, dessen Wort etwas gilt. Wir hatten eine Art Abmachung, doch Sie haben sich nicht daran gehalten. Das hat mich enttäuscht, das muss ich zugeben, wenn es mich auch nicht unbedingt überrascht hat. In der heutigen Welt sind uns Grundwerte wie Ehre, Handschlagsqualität und Brüderlichkeit abhandengekommen. Aber sei es, wie es ist, ich weiß nun, woran ich bei Ihnen bin, und ich werde Sie schon dort hinbringen, wo ich Sie haben will. Ich plane Großes, und das lasse ich mir doch nicht von Ihnen oder von sonst wem kaputtmachen. Wie viele Jahrzehnte meines Lebens habe ich in diesen alten tristen Mauern verloren. Ich habe versucht, Gutes zu tun, aber es frisst einen auf, wenn Sie keine Dankbarkeit bekommen und sich am Ende nur noch mit Papierkram herumschlagen müssen, weil einzig das Geld zählt. Tage und Nächte meines Lebens, die besten Jahre, meine ganze Existenz war ich in diesem Kerker eingesperrt. Ich habe auf alles verzichtet, nur um Menschen in Not helfen zu können, so wie es das Ethos meines Berufsstandes verlangt, aber das interessiert niemanden. Wenigstens war ich lange mein eigener Herr, konnte so arbeiten, wie ich es wollte. Doch auch das ist vorbei. Es geht heute nur noch um Profit. Für mich wird es Zeit zu gehen, sonst bin ich verdammt zu ewiger Bedeutungslosigkeit, werde irgendwann mit einem Gnadenbrot abgespeist und rücksichtslos wegrationalisiert.«

Der Psychiater war so gepackt von der Schilderung seines Lebensleids, dass eine Träne aus seinem linken Auge kullerte, die er voller Ergriffenheit wegwischte. Sperlings Mitgefühl hielt sich in engen Grenzen. In seine Schmerzen mischte sich Abscheu gegenüber diesem Amateursadisten, der sich theatralisch zum Moralisten stilisierte.

Schließlich sah Vartan ein, dass Sperling in dem niedergespritzten Zustand nichts preisgeben konnte, und er verabreichte ihm die rote Flüssigkeit als zweite Injektion. Noch während Sperling sich fragte, ob er nun endgültig erledigt wäre, lösten sich die Krämpfe, und er atmete erleichtert auf. Er fühlte sich geschwächt und elend, doch das war unerheblich. Ihm musste etwas einfallen. Argwöhnisch musterte er den Arzt, der ihm gleich wieder drohen würde. Bei näherer Betrachtung erschien er ihm wie eine Karikatur, die sich geradezu lächerlich mit Wotans Symbolen eine gottgleiche Macht anmaßte, in einem Zwergreich des Wahnsinns. War der Psychiater selbst ein Irrer, ein klinischer Fall? Sperling musste im Gespräch mit ihm bleiben, ihn innerhalb seiner kranken Weltsicht ködern, sonst steckte bald die nächste Nadel in seinem Fleisch. »Sie singen? Ich glaube, ich habe Ihren Wotan gehört, von oben.«

»Ich habe doch gemerkt, dass Sie sich auskennen, und ich dachte mir, Sie müssten aus dem gleichen Holz geschnitzt sein wie ich. Habe ich mich da wirklich getäuscht? Es sollte zivilisierten Menschen wie uns doch gelingen, zu einer Vereinbarung in beiderseitigem Nutzen zu gelangen. Im Tausch für Ihre Freiheit – vorausgesetzt, ich kann auf Ihr Schweigen vertrauen – ermöglichen Sie mir die berühmte Tradition der Wiener Psychiatrie mit neuem Leben zu erfüllen. Wien war einst Zentrum der Wissenschaftskultur, wurde tragischerweise Eitelkeiten, Profitgier und Dilettantismus geopfert. Die heutige Forschung ist verkommen zu einer Hure des Finanzmarkts. Es gilt, ein Gegenmodell zu entwickeln. Ich habe alles vorbereitet, werde mir ein eigenes Sanatorium bauen, um dort exemplarisch mein Konzept von Psychiatrie zu verwirklichen, eine Psychiatrie der Menschlichkeit!«

Sperling begriff intuitiv, dass er Vartan einfach reden lassen musste. Jeder Versuch, ihm zu widersprechen, wäre nicht nur völlig sinnlos, sondern auch riskant.

»Das Ziel wahrer Menschlichkeit ist der Wissenschaft abhandengekommen, und so habe ich mich gegen eine Forscherkarriere entschieden. Heutzutage geht es nur noch darum, sich mit Stapeln an sinnlosen Veröffentlichungen, deren Ergebnisse künstlich zusammengelogen werden, einen Platz am Schweinetrog des großen Geldes zu sichern. Die wirklichen Entdeckungen sind sowieso nicht aufzuhalten, waren es nie. Wen interessiert da noch, wer der Erste ist, der sie findet? Die Hilfe unmittelbar von Mensch zu Mensch steht um so vieles höher. Ich werde Gutes tun, ein Zeichen der Philanthropie setzen. Man wird noch lange von mir reden …«

»Und deshalb müssen Sie zerstören, was so vielen helfen würde.« Noch während ihm dieser Satz entschlüpfte, bereute Sperling, dass er sich entgegen seiner Einsicht dazu hatte hinreißen lassen und damit riskierte, den schlummernden Zorn des Arztes zu wecken.

»Ich sehe, Sie wollen das nicht verstehen. Da wird ein ganzer Berufsstand, unser Selbstverständnis als Arzt aufs Spiel gesetzt. Es geht doch beim Behandeln des Geistes um weit mehr als nur um Chemie. Die Notwendigkeit, Heil zu spenden, definiert das ärztliche Sein, doch ihr wird der Boden entzogen …«

»Weil wirkliche Heilung verfügbar ist?«

Erregt zuckte das freie Auge des Oberarztes, blitzte feurig. »Um Gutes zu tun, müssen Opfer gebracht werden. Es ist wie in der Kunst. Nur das Werk zählt. Nehmen Sie Wagner: Der hat das Prinzip des Unbewussten doch lange vor Freud erkannt. Seine Musik spricht aus, was seine Helden denken, auch wenn sie sich selbst dessen noch gar nicht gewahr sind. Ich nehme an, Sie kennen seine Technik der Leitmotive?«

Sperling nickte.

»Doch hat Wagner sich mit seiner Entdeckung aufgeblasen? Nein, ihm war das Gesamtkunstwerk wichtig. Die Oper, die Synthese von Menschheitskonflikten und kultureller Vollendung, die hat ihn unsterblich gemacht. Wir alle haben doch das unausweichliche Schicksal, dass wir uns mit der Endlichkeit unserer Existenz auseinandersetzen, einen Lebenssinn finden müssen. Wagner ist das überzeugend gelungen, und ich arbeite ebenfalls konsequent daran für mein eigenes Leben. Mein Werk wird auch mir ein bleibendes Denkmal setzen!«

Vartan wollte also die echte Behandlung der psychisch Kranken verhindern, um sich in einem eigenen Reich mit ihnen zu umgeben und anhimmeln zu lassen, dämmerte es Sperling. Vartans Blick war durch die vergitterten Fenster hindurch gen Himmel geschweift. Ihn umgab ein Hauch von Verklärung. Abrupt wandte er sich wieder Sperling zu. »Ich werde mir mein eigenes Reich erschaffen. Aber Sie werden das nicht mehr erleben, fürchte ich, denn Ihre Zeit wird langsam knapp, es sei denn, wir gelangen jetzt, auf der Stelle, zu einem Abschluss, und ich erhalte von Ihnen das Codewort.«

Zur Bekräftigung zog der Arzt die Hülle von der übrig gebliebenen Spritze, hielt sie gegen das Licht, sodass ihr Inhalt golden schimmernd aufleuchtete. Sperling hatte ihn gereizt und würde nun die Quittung dafür präsentiert bekommen. »Man muss sich seine eigene Welt erschaffen, will man in der heutigen Zeit geistig noch überleben. Die Dummen sind laut geworden, nicht nur dreist, sondern hörbar laut. Ich habe Wichtiges vor mir, und ehrlich gesagt beginnen Sie, mich mit Ihrem Schweigen zu langweilen. Ihre Passivität widert mich geradezu an. Ich verspreche Ihnen, bald werden Sie so zermürbt sein, dass Sie mich anflehen, mich wimmernd anbetteln werden, Ihnen eine letzte, tödliche Injektion zu verabreichen. Doch Ihren Wunsch zu sterben werde ich Ihnen erst erfüllen, wenn es mir passt, irgendwann, zu einem Zeitpunkt meiner Wahl. Ihnen bleibt nur, jederzeit damit zu rechnen.«

Mit Schwung rammte der Psychiater auch die dritte Spritzennadel in Sperlings Oberschenkel, und dieser ahnte, wie es danach um ihn bestellt sein würde.

18

Mit wehendem Kittel hatte der Oberarzt wortlos den Raum verlassen. Nicht einmal den Stuhl hatte er zurück an seinen Platz gestellt. Zuerst tat sich nichts, die Wirkung des Gegenmittels war noch ausreichend stark. Dann packten Sperling wieder die Muskelkrämpfe so heftig wie zuvor. Er versuchte sich abzulenken, doch das war unmöglich. Er stöhnte vor Schmerzen, Tränen schossen ihm in die Augen, er hatte das Gefühl, als bleibe ihm die Luft weg. Und dabei gab es keine Aussicht auf Besserung. Bis zu dem Mord an ihm, und den hatte Vartan explizit angekündigt, würde die Qual weitergehen. Wäre es da nicht einfacher, sofort zu sterben? Schneller, als Sperling es wahrhaben wollte, schlugen seine Hilflosigkeit und die Wirkung der Psychopharmaka auf seine Stimmung durch. Er wurde depressiv, hatte die Vorstellung innerlich zu zerfallen, von seinen eigenen Muskelsträngen in Stücke gerissen zu werden. Es war sein Lebenswille, der zerbrach.

Er war gefesselt, gelähmt, erschöpft und müde und fand doch keine Ruhe. Eine merkwürdige Rastlosigkeit ergriff von ihm Besitz, ein Beben, das nicht wie ein Zittern einfach nur da war, sondern einforderte, jedem ausgelösten Impuls widerstandslos zu folgen. Es breitete sich selbst auf seine Eingeweide aus, so als würde er von innen heraus vibrieren, um schließlich wie Glas zu zerspringen. Es gab kein Loskommen von diesem unerträglichen Zustand, weder körperlich noch in Gedanken. Ungewollt und unkontrolliert begann er zu weinen. Das sind nur die Medikamente, versuchte er sich zu beruhigen, doch er war nicht fähig dazu.

Die Minuten vergingen wie Stunden.

Schwester Hilde brachte ihm das Frühstück, verhielt sich liebenswert und freundlich, als sei nichts geschehen. Doch er konnte nichts essen, hatte keinen Hunger, und sein Hals war regelrecht zugeschnürt. Nicht einmal seinen eigenen Speichel konnte er herunterschlucken. Sabbernd lief der ihm aus dem Mund und nässte das Bettlaken unter seinem Kopf. Seine Zunge klebte wie ein trockener Kloß am Gaumen, er brachte kein Wort heraus und war auch nicht in der Lage, die Liebenswürdigkeit der Krankenschwester als tröstend zu erleben. Seine Gefühle waren starr, wie eingemauert, durch nichts zu erreichen, nur trostlos. Die ihm aufgezwungene physische und psychische Sprachlosigkeit machte es ihm unmöglich, mit anderen in Verbindung zu treten. Er war vollkommen isoliert, selbst unter Menschen zu einer totalen Kontaktsperre verurteilt.

Auch den verbalen Annäherungsversuchen des kolossalen Pflegers, der ihm schon in der Kirche zu nahe gekommen war, vermochte Sperling nichts entgegenzusetzen, als der kam, um ihn ins Bad zu bringen. Die Bettgurte wurden gelöst, und Herrmann hievte Sperling in einen Rollstuhl, ohne dass er ihn dort festbinden musste, seine Gelähmtheit war zu offensichtlich.

»Na, mein kleiner Inspektor, dann schauen wir uns doch einmal an, was du mir Schönes zu bieten hast.« Der Hüne tätschelte wohlwollend Sperlings Schultern und zwinkerte ihm vielsagend zu. Als er seinen Schützling in die Nasszelle hineingefahren hatte, verriegelte der Pfleger die Tür von innen und zog Sperling vollständig aus. Dann stellte er die Dusche an mit einem warmen, kräftigen, nicht zu harten Strahl und schob Sperling darunter. Dem tat das Wasser gut, es entspannte seine Muskulatur ein wenig, war ihm ein Streicheln auf der Haut. Die Tropfen prasselten auf seinen Kopf herab wie ein reinigender Regen. Einzig die Wunden an Füßen und Händen brannten. Der Kraftprotz stand hinter ihm, Sperling konnte ihn nicht sehen. Unvermittelt spürte er auf einmal dessen klobige Hände an seinem Hals und fuhr zusammen. Er versuchte sich umzuwenden, doch seine Lähmung und der feste Griff des Kolosses hielten ihn mit Bestimmtheit fest im Sitz. Sperling stockte das Herz. Sollte er um Hilfe rufen? Doch er konnte es nicht, und auch wenn, würde sicher ohnehin niemand reagieren. Die Riesenhände tasteten sich an seinen Schultern entlang, und der massige Pfleger begann ihm die oberen Rückenmuskeln zu massieren, war überraschend sensibel, fand die harten Verspannungen und löste sie mit behutsamem Druck auf. Nach anfänglichem Widerstand wich Sperlings Angst, und er ließ die wohlmeinende Pflegehandlung mit sich geschehen, die so unerwartet kam. Tränen aus Dankbarkeit über diese menschliche Geste mischten sich in das über sein Gesicht herabfließende Duschwasser. Die klobigen Finger begannen über seine Brust zu wandern, und auch das war angenehm. Erst als sie auf einmal seinen Genitalbereich betasteten, begriff Sperling, was hier vor sich ging.

Der Pfleger raunte grunzend in sein rechtes Ohr: »Sag mir, wenn du etwas dagegen hast.«

Dann drehte er den Rollstuhl zu sich herum und grinste Sperling breit an. Dessen Sprechmuskulatur war immer noch gelähmt, und der Riese betatschte jeden sensiblen Punkt, den er bei Sperling zu finden hoffte, doch bei dem zeigte sich keinerlei Reaktion. Selbst wenn er gewollt hätte, hatten ihn die Medikamente für den Moment impotent gemacht. Ist das der letzte Sex deines Lebens, fragte er sich. Das aufgegeilte Schwergewicht hatte zu schwitzen begonnen und stöhnte, gab sich offenbar wilden Fantasien hin, doch schließlich musste es einsehen, dass sein Bemühen nichts fruchtete, und es ließ von Sperling ab, stand mit glasigen Augen vor ihm. In dem Augenblick sprang die Badezimmertür auf, und der andere der beiden imposanten Pfleger war plötzlich im Raum, hatte von außen die Verriegelung geöffnet und schloss nun die Tür hinter sich. Nicht auch das noch, seufzte Sperling in übler Vorahnung.

Wie schon beim Gottesdienst stauchte der stämmige Kollege den Liebestollen barsch zusammen, warf ihn dann unter Drohungen und Flüchen hinaus. Kleinlaut und unterwürfig ergab der sich und schlich sich davon. Äußerst korrekt und recht unsanft wurde Sperling daraufhin von dem in Eifersucht Erbosten abgetrocknet, in frische Krankenhauskleidung gestopft und in seine Abstellkammer zurückgerollt. Dort war sein Bett frisch bezogen worden, und ehe er sich versah, fand er sich in gestärktem Weiß und in der starren Fixierung der braunen Ledergurte wieder.

19

Draußen herrschte prachtvolles sonniges Winterwetter, das im grell reflektierenden Schnee doppelt erstrahlte. Eiskristalle hatten ein Sternenornament auf die Fensterscheibe gezaubert, neben der Sperlings Kopf lag. Eine Stubenfliege krabbelte über das kalte Glas, verbrachte wohl den Winter in der Psychiatrie, um zu überleben. Er selbst war hier, um gefesselt und zuletzt einsam umgebracht zu werden, inmitten von Menschen, mit denen ihn nichts verband, denen er bestenfalls gleichgültig war. Nicht einmal sein Hund war bei ihm. Schmerzen und Depression machten ihm die Isolation immer unerträglicher. Obgleich sein spartanisches Zimmer überheizt war, fror es ihn.

Er musste wieder an seine Mutter denken, die wegen ihrer Psychosen ebenfalls hier am Steinhof gewesen war und sich das Leben genommen hatte, konnte ihre fatale Entscheidung plötzlich besser, als ihm lieb war, verstehen. Damals hatte er nicht nachvollziehen können und vielleicht auch nicht wollen, was in ihr vor sich gegangen war, doch jetzt war sie ihm präsent in all ihrer beziehungslosen Zerbrochenheit und Schwäche, und er begriff, dass er bei Frauen immer die Nähe suchte, die ihm bei ihr gefehlt hatte.

Erschöpft döste er ein, wähnte sich am helllichten Tag einigermaßen sicher vor seinem Henker.

Aus einem traumlosen Schlummer weckte ihn eine warmherzige Frauenstimme. Sie war ihm schon ganz zu

Beginn einmal und dann wieder während der richterlichen Anhörung aufgefallen. »Wachen Sie auf. Grüß Gott. Mein Name ist Doktor Farkic, ich hatte noch keine Gelegenheit, mich Ihnen vorzustellen, da vorgestern alles so schnell ging. Ich bin die Stationsärztin und wollte mich erkundigen, ob bei Ihnen alles in Ordnung ist.«

Die Ärztin war zwar nicht mehr die jüngste, doch sah man ihr an, dass sie einmal eine Schönheit gewesen sein musste. Sie stand vor Sperlings Bett mit einer Krankenkurve in Händen, sah, dass er ihr in seinem Zustand nicht antworten konnte, und fuhr Schwester Hilde streng an, die sie bei der Visite begleitete. »Sehen Sie denn nicht, dass dieser Patient unter schweren Nebenwirkungen leidet? Warum lassen Sie das zu und geben nicht Bescheid? Holen Sie mir auf der Stelle eine Ampulle Biperiden.«

»Aber der Herr Oberarzt hat angeordnet ...«

»Das interessiert mich nicht. Hier besteht eine eindeutige medizinische Indikation, sofort zu handeln.«

Mit einem eingeschnappten Seufzer schwirrte die sonst stets strahlende Krankenschwester hinaus.

»Es wird Ihnen gleich besser gehen.«

Sperling war überrascht, rätselte, ob er der Ärztin trauen konnte oder ob auch sie auf ihn angesetzt worden war, wie er das bei Albert, dem Schauspieler, vermutete. Es kratzte an der Tür, und mit der Krankenschwester, die eine fertig aufgezogene Spritze mitbrachte, trippelte ein Hund herein, ein sandfarbener Mischling mit struppigem Fell. Er kam schwanzwedelnd zu Sperling ans Bett und schnupperte. Weder die Psychiaterin noch die Schwester schienen Notiz von dem Tier im Krankenzimmer zu nehmen. Sperling erhielt eine weitere Injektion in seinen zerstochenen Oberschenkel, und in wenigen Augenblicken entkrampfte sich seine Muskulatur. Er war der Ärztin dankbar. Sie hatte ihm ein Quäntchen Menschenwürde zurückgegeben, und das wog stärker als seine Skepsis ihr gegenüber. In seiner zermürbenden Einsamkeit musste er einfach jemandem vertrauen, wollte er sich nicht gänzlich aufgeben.

»Danke.«

Ihm fiel das Sprechen noch schwer, die Wirkung der Medikamente verlangsamte sein Denken und trübte weiter seine Stimmung, doch alles war besser zu ertragen als die letzten Stunden. Doktor Farkic sagte nichts, schaute ihn prüfend an, während der Hund Sperlings rechte Hand abschleckte, die über den Bettrand hing. Dann lächelte sie. »Er mag Sie.«

»Wahrscheinlich, weil ich auch einen habe.«

Nachdenklich durchblätterte die Psychiaterin Sperlings Krankenakte, sah ihn kritisch an, dann den Mischling und wieder ihren Patienten. »Können Sie mir sagen, wo Sie sind, was für einen Tag wir heute haben, und was Sie hierhergeführt hat?«

Auch sie wollte ihn offenbar mit Fangfragen in die Enge treiben, registrierte Sperling verunsichert, schließlich hatte sie die Farce mit dem Richter vorgestern selbst mitverfolgt. Er entschied sich dazu, so wenig wie möglich von sich preiszugeben. »Ich bin am Steinhof, der sich heute Gesundheitszentrum Nibelheim nennt. Wir haben Montag, den achten Dezember, Mariä Empfängnis. Und was mich hierhergebracht hat, haben Sie ja bereits in der richterlichen Anhörung mitbekommen.«

»Hm …« Irgendetwas bereitete ihr Kopfzerbrechen. »Ich werde aus Ihnen nicht ganz schlau. Wissen Sie, ich bin nicht nur Psychiaterin, sondern auch Psychoanalytikerin, und mich interessiert bei meinen Patienten immer, was Sie in eine Psychose getrieben hat, was für unbewusste Zusammenhänge, Traumata und Wünsche sich in ihrem Wahn wiederfinden lassen, doch bei Ihnen stehe ich bislang vor einem Rätsel. Was haben Sie mit der Figur eines Inspektors am Hut? Auch habe ich selten eine so drastische Spaltung der Persönlichkeit erlebt, ein so beharrliches Festhalten an einer erfundenen Gestalt unter Verleugnung der wahren Identität wie bei Ihnen. Dazu sind Sie hochgradig aggressiv und gefährlich, unternehmen sogar einen Fluchtversuch und scheuen nicht vor körperlicher Gewalt zurück, aber dennoch hat mein Hund keine Angst vor Ihnen. Dabei ist er sehr sensibel und meidet deshalb echte Schizophrene, weil er ihre tiefe Angst spürt und sie nicht gut aushält.«

»Aber Frau Doktor, der Herr Oberarzt …«

»Also bitte, lassen Sie mich in Ruhe den Patienten explorieren.« Unwirsch fauchte Doktor Farkic die Schwester an, die widerwillig klein beigab.

Sperling war unschlüssig, wie er sich der Ärztin gegenüber geben sollte, doch was hatte er noch zu verlieren? »Sie als Analytikerin werden mich vielleicht verstehen. Ich denke, ich kann mit Ihnen offen reden, weil ich selbst mit dem Gedanken gespielt habe, eine Analyse zu machen. Die üblichen Neurosen, Sie verstehen?«

Ihre Gesichtszüge hellten sich auf. »Ja, da wird mir einiges klar. Aber in Ihrem Fall ist doch eine Analyse nicht das Richtige. Bei dem Ausmaß Ihres Identitätsverlusts sind Sie bei uns im Spital erst einmal besser aufgehoben.«

»Nein, so begreifen Sie doch. Ich …« Sperling hielt verzweifelt inne. Da gab es hier eine Ärztin, die, so wie es schien, nicht an seiner Entführung beteiligt war, und ausgerechnet sie bastelte sich eine Erklärung zurecht, die ihn als eindeutig krank abstempelte. Je mehr er ihr widersprechen oder gar von den wirklichen Ereignissen berichten würde, umso überzeugter wäre sie nur von seiner vermeintlichen Geisteskrankheit.

»Bitte tun Sie mir einen Gefallen, und rufen Sie auf dem Dezernat an. Dort wird man Ihnen bestätigen können, wer ich bin.« Er nannte ihr die Telefonnummer.

Mitleidig nickte die Psychiaterin und notierte etwas in der Akte. »Wir werden das schon hinbekommen mit Ihnen.«

Kopfschüttelnd ihren Hund betrachtend, dessen Verhalten sie offenbar nicht nachvollziehen konnte, verließ sie dann das Zimmer mit der Krankenschwester im Schlepptau, deren selbstgewisse Mimik ihre Genugtuung verriet.

20

Sperling lag da, fragte sich, was er hätte anders machen können, doch alles wäre sinnlos gewesen. Einem Verrückten glaubte man nicht. Er blinzelte in die Sonne, die jetzt zu ihm hereinschien, verfolgte das nervöse Krabbeln der Fliege in ihrem Bemühen, einen Weg nach draußen zum Licht zu finden, der doch ihr Verderben bedeuten würde. Auf einmal stürzte sie ab und blieb tot auf der Fensterbank liegen.

Sperling hatte seine Hoffnung noch nicht aufgegeben, doch sein Kopf war wie leergefegt, unfähig, eine Strategie zu entwickeln, und ohne Erinnerungen an früher. Er weigerte sich, Abschied von seinem Leben zu nehmen, und wusste doch nicht, wie er dessen drohendes Ende abwenden konnte. Nicht einmal Schlaf fand er. Er schloss die Augen und hing fest in einem Schwebezustand zwischen Wachheit und Schlaf, Leben und Tod.

Vom Gang her klapperte der Essenswagen, und Schwester Hilde schob in unverhohlenem Triumph ihn, den Kranken, mitsamt seinem Bett hinaus in den Multifunktionsraum zu den übrigen hungrig wartenden Anstaltsinsassen. Eine bleierne Friedhofsruhe beherrschte den Raum, der ohne Fernsehgerät seine wichtigste Funktion eingebüßt zu haben schien. Der Leichen zählende Nazi hockte in seinem Netzbett, wippte auf und ab und glotzte hohl. Niemand beachtete Sperling, er wurde gemieden wie ein Aussätziger. Mit seinem Fluchtversuch hatte er ein Tabu gebrochen, war nicht mehr zugehörig zu den anderen. Selbst Albert musste sich überwinden, um sich zu ihm zu setzen und ihn zu füttern. Er wirkte fahrig und nervös, sprach nur flüsternd, während er Sperling Rindssuppe einflößte, von der er die Hälfte verschüttete. »Du bist zu weit gegangen, glaube mir. Man darf die Götter nicht herausfordern. Es gibt klare Regeln. Wer sie bricht, der wird fallengelassen. Ich habe da meine Erfahrungen, halte mich schön brav an die Gesetze, die gelten, wo auch immer ich bin, bis meine Zeit gekommen ist. Lange wird es eh nicht mehr dauern. Du bist hier auf Freunde angewiesen, darfst nicht leichtfertig ausschlagen, wenn man dir Unterstützung anbietet.«

Sperling runzelte fragend die Stirn, konnte sich an kein explizites Hilfsangebot von irgendjemandem erinnern.

»Der Herrmann mag dich, das hat er mir im Vertrauen gesagt.«

»Der Herrmann?«

»Der Pfleger, vorhin im Bad und gestern in der Kirche. Wenn du wirklich raus willst, solltest du es dir mit dem nicht verderben.«

»Ich soll mit ihm …? Dann wird er mir helfen?«

»Das wird sich weisen. Doch wenn du nicht magst, kann er dir das Leben ganz schön schwermachen.«

Das hat er schon, rutschte Sperling beinahe heraus, der noch die überzeugende Körperpräsenz des Pflegers bei seinem Abtransport aus den unterirdischen Gängen vor Augen hatte. »Ich soll umgebracht werden.«

»Ach, das haben schon viele vor dir gedacht. Ich rate dir, halte dich an Herrmann und an Vartan, die beiden meinen es gut mit dir. Der Doktor Farkic ist nicht zu trauen, die will nur Karriere machen, hat den Oberarzt fallen gelassen und hängt sich jetzt an Schwarzalb. Das bestätigt dir gern auch Kassandra. Seit der neue Chefarzt da ist, hat sich alles verändert. Vartan war über zehn Jahre lang kommissarischer Leiter der Abteilung, und dann eines Tages hat man ihm diesen gelackten Frischling von der Uni vor die Nase gesetzt. Es geht sogar das Gerücht um, dass die Elektroschocks wieder eingeführt werden sollen. Euthanasie, Lobotomie, Elektrokrampftherapie, das nimmt nie ein Ende …«

Wieder sah Sperling sich außerstande, bei den Schilderungen des Schauspielers Wahres von Falschem zu trennen, und er rätselte weiter, in wessen Interesse Albert sich so beharrlich seiner annehmen mochte.

Er habe ein großes Loch im Hirn, hatte Frau Erdmannsky gesagt, die just in diesem Moment ihr Mittagsmahl beendete und zu ihnen herüberrollte. »Grüß Gott, die Herren. Wünsche wohl zu speisen.«

»Besten Dank.«

»Von Ihnen hört man ja Sachen.«

Während Albert nickte, war Sperling verwundert darüber, wie öffentlich seine Existenz im Kreis der Mitpatienten war, wie alles, was er tat, in aller Munde zu sein schien, obwohl kaum jemand je ein Wort sprach. Spielte die alte Dame auf seine Flucht oder auf seine Begegnung mit Herrmann an?

»Einfach so weglaufen, was macht das für einen Sinn? Sie haben das Wesentliche im Leben noch nicht begriffen, sind noch zu sehr in Ihrem jugendlichen Ungestüm gefangen. Die wahre Herausforderung an sich selbst besteht nicht im Handeln, sondern im Abwartenkönnen. Auf den richtigen Zeitpunkt kommt es an. Was geschehen soll, wird geschehen. Sie überschätzen Ihr eigenes Zutun dabei viel zu sehr!«

Sperling vermochte ihren philosophischen Ausführungen nicht zu folgen, ihn drückte die Blase. »Ich, ich muss mal.«

»Warte einen Augenblick, ich kümmere mich darum.« Albert verschwand und kam gleich darauf mit dem Pfleger Herrmann zurück, sodass Sperling sich zwangsläufig fragte, wie deprimierend seine Perspektiven wirklich waren. Der Kraftprotz nahm die in einem seitlichen Gestell am Bett steckende Harnflasche und hielt sie Sperling unter der Bettdecke hin. Während er sich Erleichterung verschaffte, suchte er sich gequält ein Lächeln abzuringen, woraufhin Albert ihm aufmunternd zuzwinkerte. Der Riese atmete hitzig, und Sperling war froh, dass er nicht wieder allein mit ihm war. Nachdem er aus seiner unmittelbaren Zwangslage befreit war, verschwand Albert gemeinsam mit Herrmann, und Sperling blieb mit Frau Erdmannsky zurück, die ihren Diskurs fortsetzte.

»Es geht darum, sich den zentralen Wahrheiten zu stellen, dann wird alles vorhersagbar, glauben Sie mir. Der Mensch ist ein Tier, ein aggressives, gieriges, und verhält sich dementsprechend, es sei denn, er gesteht sich die Natur seines Wesens ein. Ich habe alles gehabt in meinem Leben und alles verloren, von vorne anfangen müssen. Eines Tages hatte ich die Erleuchtung: Nicht nur ich bin ein Teil der Welt, sondern ich habe die ganze Welt in mir. Sie ist, wie ich bin, folgt denselben Gesetzmäßigkeiten. Seither sehe ich klar, und ich sagte Ihnen doch schon: Alles, was ist, endet! Haben Sie doch Geduld.«

Sperling wurde es zu viel. Was auch immer an ihn herangetragen wurde, musste er sich anhören und mit sich machen lassen, nur um darauf zu warten, dass man ihn umbrachte. Ein verwahrloster Patient, ein Neuzugang, stürzte auf ihn zu, ein ausgemergelter junger Mann mit wirrem Blick. »Willst du Schnee, Alter?«

Nein, nach den diversen Spritzen waren Drogen so ziemlich das Letzte, wonach Sperling verlangte, wieder so ein Irrer, der sich ihm aufdrängte. »Bringen Sie mich lieber hier raus.«

Der Neuling kicherte blödsinnig drauflos und zog weiter zu dem Nazi, mit dem er schnell handelseinig wurde. Als dann Doktor Farkic auftauchte, stimmte Frau Erdmannsky unvermittelt ein schrilles Geschrei an. Sie schnappte nach Luft, hechelte geradezu, streckte ihre Zunge weit heraus, verdrehte ihren Hals und bog ihren Oberleib nach hinten, während ihr Unterleib im Rollstuhl fixiert blieb. Ihre Augen waren so weit aufgerissen, dass sie aussahen, als träten sie glupschend heraus, noch betont durch ihre dicke Brille, und Sperling dachte sich: Das war's. Die Ärztin jedoch ließ sich nicht beeindrucken, beruhigte ihren um sie herumtänzelnden Hund. In dem Moment kam auch Vartan und brüllte Frau Erdmannsky an: »Hören Sie auf mit dem Unsinn!« Durch die Patientin ging ein Ruck, und sie saß kerzengerade in ihrem Stuhl, als sei nichts geschehen.

Im hinteren Teil des Multifunktionsraums hatte sich zwischenzeitlich eine Trommeltherapeutin eingefunden und klopfte mit einigen müden Patienten auf Buschtrommeln herum, versuchte ihre sedierten Schützlinge dazu zu motivierten, sich in irgendeinen Rhythmus einzufühlen.

Als der Oberarzt Sperling erblickte, beorderte er die Stationsärztin zu sich und explodierte vor allen Anwesenden. »Wieso ist der hier draußen? Was soll das? Ich habe angeordnet, dass er in seinem Zimmer zu bleiben hat. Noch bin ich der leitende Arzt.«

Giftig parierte Farkic seine Standpauke. »Es gibt keinen Grund dafür, den Patienten zu isolieren. Er ist fixiert und absolut gesichert. Alles andere ist unmenschlich. Ich werde das dem Chefarzt melden.«

»Du verstehst überhaupt nichts.«

Sie ließ ihn gar nicht erst von Neuem zu Wort kommen. »Erzähl mir doch keinen Unsinn. Deine Medizin ist antiquiert. Deine Tage sind gezählt. Du behinderst die Zukunft der Medizin nur um deiner selbst willen, berufst dich auf das moralische Gebot zu helfen, und dabei hast du deinen hippokratischen Eid längst gebrochen, hingeworfen, was einst du geachtet, hast immer nur leere Versprechungen von dir gegeben. Du bist nichts weiter als eine Karikatur deiner selbst!«

»Schwester Hilde, bringen Sie diesen Patienten umgehend auf sein Zimmer zurück.« Zornroten Kopfes erließ der Oberarzt diese Weisung, die die Krankenschwester sogleich befolgte, und verschwand.

21

Sperling hätte gerne seinen Standpunkt dargelegt, doch hatte sich ihm keine Gelegenheit dazu geboten. Er war in seine Kammer zurückgeschoben worden, zu seiner Erleichterung allerdings diesmal ohne mit Spritzen traktiert worden zu sein. Als die Stationsärztin ihn aufsuchte, sprang ihr Mischling freudig an seinem Bett hoch und schleckte wieder an seiner Hand.

»Es tut mir leid, dass der Oberarzt sich Ihnen gegenüber so unnachgiebig verhält, aber er hat es zurzeit nicht leicht.«

»Danke, das ist sehr freundlich von Ihnen.«

»Ich habe übrigens bei der Kriminalpolizei angerufen, um zu überprüfen, was Sie behauptet haben. Es gibt dort in der Tat einen Kriminalbeamten Sperling, sagte mir der Diensthabende, doch der sei auf Urlaub, wahrscheinlich in Italien, und nicht in der Psychiatrie, obwohl er da gut untergebracht wäre, fand der Inspektor am Telefon. Gelacht hat er dazu. Ich kam mir ziemlich albern vor, fand aber meine Vermutung bestätigt. Bleiben Sie immer noch dabei, dass Sie dieser Sperling sein wollen?«

Sperling nahm sich fest vor, mit seinem Kollegen Schröger ein Hühnchen zu rupfen, sollte er je lebend aus diesem Gefängnis herauskommen. Nur dieser Einfaltspinsel konnte so eine dümmliche Auskunft von sich gegeben haben. »Versetzen Sie sich doch bitte einmal in meine Lage, und stellen Sie sich vor, ich wäre es wirklich, und was hier vor sich geht, wäre ein abgekartetes Spiel. Wie könnte ich Ihnen das dann glaubhaft machen?«

Der Hund wedelte mit dem Schwanz und blickte erwartungsvoll zu seinem Frauchen auf. Da wurde ohne Vorankündigung die Zimmertür aufgerissen, und der Chefarzt rauschte in Begleitung des Oberarztes herein. Während Schwarzalb die Stationsärztin kurz angebunden, aber höflich grüßte, schwieg Vartan murrend. Farkic verstand, dass sie den Raum zu verlassen hatte, verabschiedete sich von Sperling und ging hinaus, murmelte dabei etwas wie: »Der Hund … ich verstehe das nicht.«

Als die beiden Ärzte mit Sperling allein waren, verfinsterte sich die Miene des Chefarztes schlagartig. »Ich habe genug von Ihren Spielereien!« Er zückte eine Spritze aus seiner Kitteltasche, und Sperling spürte allein schon aufgrund der Vorahnung einen ziehenden Schmerz in seinem Oberschenkel.

»Dieses Mittel …«, hierbei hielt er Sperling sein Folterwerkzeug direkt vors Gesicht und drückte ein wenig zu, sodass ein klarer Tropfen aus der Nadel austrat und im Licht glitzernd aufschien, »ist ein Nervengift, das innerhalb weniger Minuten zum Tod durch Ersticken führt. Ich gebe Ihnen jetzt exakt eine Minute Zeit, mir das gesuchte Codewort zu nennen.« Zur Bekräftigung zog er eine schwere goldene Taschenuhr aus der Innentasche des Jacketts unter seinem Arztkittel hervor. »Andernfalls ist diese Injektion für Sie.«

Es herrschte absolute Stille. Nur die Uhr tickte leise und unaufhaltsam. Sperling schluckte. Ihm war heiß. »Ich kenne das Wort doch gar nicht.«

Schwarzalb schwieg, verfolgte unbeeindruckt den über das Zifferblatt wandernden Zeiger. Sperling zerrte an seinen Fesseln. Da bemerkte der Chefarzt, dass einer seiner Schnürsenkel offen war. Er bückte sich, um ihn zuzubinden, doch er riss. Verärgert erhob er sich. »Ihre Zeit ist abgelaufen.«

Er nickte Vartan zu, Sperlings Bettdecke zu lüften und eine Hautstelle an dessen Oberschenkel freizulegen. Wortlos befolgte der Oberarzt den Befehl. Sperling spannte seine Muskeln an, wand sich und schrie los.

Schwarzalb blieb ungerührt. »Das bringt Ihnen gar nichts.«

»Sie werden nicht weit kommen. Man wird mich vermissen, und das Gift wird man nachweisen können.«

»Da unterschätzen Sie mich.« Dann stach er zu, ließ Sperling dabei nicht aus den Augen und lächelte ihn zynisch an. Die Flüssigkeit verschwand in Sperlings Beinmuskulatur, und der Arzt zog die Nadel wieder heraus. »Gehen wir.«

Ohne ein weiteres Wort machte er aus dem Stand heraus eine Kehrtwendung und verließ den Raum, den sprachlosen Oberarzt an seine Fersen geheftet.

Zuerst spürte Sperling nichts. Dann auf einmal hatte er das Gefühl, als schnüre sich ihm der Hals zu, als bekäme er kaum noch Luft. Er atmete schneller, kalter Schweiß trat auf seine Stirn. Erneut bekam er Muskelkrämpfe, doch seine volle Konzentration galt seiner Atmung. Die Panik zu ersticken packte ihn, ergriff heimtückisch von ihm Besitz. Er wollte nicht sterben. »Nur nicht aufgeben«, hämmerte er sich ein. »Durchhalten und atmen, atmen, atmen …« Er rang sich jeden Zug seiner Lungen ab. Vielleicht gelang es ihm, durch bewusste Kontrolle die Oberhand zu bewahren. Er bemühte sich, so gut er konnte, fixierte sein ganzes Denken auf jedes einzelne Heben und Senken seines Brustkorbs. Noch lebte er, bestärkte er sich. Es klopfte und Schwester Hilde brachte das Abendessen.

»Retten Sie mich, ich sterbe. Man hat mich vergiftet.«

»Na, Ihnen geht es ja wirklich nicht gut. Beruhigen Sie sich erst einmal. Ich hole Ihnen etwas zur Entspannung.«

Sperling war verzweifelt. Die Schwester verstand ihn nicht. Sie verschwand und kam gleich darauf mit einer kleinen weißen Tablette zurück, die sie ihm gegen seinen Widerstand in den Mund schob, wo sie sich sofort auflöste. Er kämpfte um sein Leben, und die Krankenschwester gab ihm Beruhigungsmittel. Er wollte etwas entgegnen, doch seine Zunge und sein Schlund waren wieder in Lähmung erstarrt.

»Na, da werden Sie heute wohl nichts mehr essen wollen.« Sie wünschte ihm noch eine gute Nachtruhe, löschte das Licht und ließ ihn allein in seinem Ringen mit dem Tod. Noch atmete er, und erst ganz langsam dämmerte ihm der Gedanke, dass der Chefarzt vielleicht geblufft, ihm lediglich eine weitere Dosis der Medikamente verabreicht haben könnte.

Die paralysierenden Krämpfe quälten ihn wie zuvor, aber er bekam genügend Luft, hatte sich in seine Atemnot offenbar nur hineingesteigert. Er fühlte sich merkwürdig distanziert von allem, nahm wahr, was um ihn herum geschah, doch ohne dass es ihm nahe ging. Die Tablette von Schwester Hilde hatte die Verbindung zwischen Wahrnehmung und emotionaler Reaktion bei ihm gekappt. Sperling blieb wach, wartete darauf, dass der Chefarzt jederzeit zurückkäme, um ihn erneut mit Drohungen zu traktieren oder auch um sie wahrzumachen.

Noch brauchte er ihn, dachte der Arzt wohl, doch das würde bald vorbei sein.

Empfindungslos sah Sperling seine eigene Beerdigung vor sich, seinen Leichnam, aufgebahrt, eingerahmt von brennenden Kerzen. Ein Wachtraum. Alle, die ihm im Leben etwas bedeutet hatten, waren anwesend, kondolierten und bliesen die Kerzenflammen aus, eine nach der anderen. Zuerst kam seine Mutter. Gezeichnet von der Psychiatrie, schleppte sie sich heran, reckte ihre Hand, um ihn zu berühren, doch sie erreichte ihn nicht. Sein Vater blieb merkwürdig fahl, durchsichtig wie ein Geist, unbeteiligt. Er war vertieft in irgendwelche Akten, die er vor sich hertrug, stolperte beinahe über den Fuß eines Kerzenständers, schwang dazu seinen rechten Zeigefinger moralisierend in die Höhe und löste sich in Luft auf. Chiara hielt ein Neugeborenes im Arm, weinte. Es war das Kind, das er nie haben würde. An andere Anwesende konnte er sich nur noch lose erinnern, flüchtige Bekannte, die seinen Lebensweg gekreuzt hatten. Als sämtliche Kerzenlichter erloschen und alle fort waren, schlich Marilyn herein, sprang zu ihm hoch und rollte sich dicht neben ihm zusammen, legte schnaufend ihren Kopf in die Beuge seiner Achsel.

Sperling war ratlos, registrierte seine depressive Perspektivlosigkeit und konnte doch keine Trauer empfinden. Hatte er sich aufgegeben, vor dem Schicksal und der Macht seiner Mörder kapituliert?

Die Zeit verstrich in der Dunkelheit wie endlos, doch er fand keine Ruhe.

22

Unfähig zu jeglicher Regung hielt er seinen Blick starr auf die Tür gerichtet, bis auf einmal in die Finsternis hinein ein Lichtstrahl durch den sich öffnenden Türspalt fiel. Schwarzalb kam anscheinend jetzt heimlich, um sein schmutziges Geschäft zu vollenden, oder hatte er Vartan damit beauftragt? In einem Schwung sprang jemand behände herein, sperrte sogleich wieder zu, sodass Sperling die Person nicht erkennen konnte. Sie trat lautlos zu ihm ans Bett heran.

»Benedict, bist du wach? Mein Vater ist tot. Sie haben ihn umgebracht.«

Es war Alice.

»Seine Mitarbeiterin hat vorhin bei mir angerufen und es mir mitgeteilt. Ich weiß nicht mehr weiter.« Sie schluchzte.

Sperling wollte sie trösten, doch ihm waren die Hände gebunden und die Sprache genommen.

»Ich habe sonst niemanden. Du bist noch hier, das habe ich gehört. Es ist jetzt vorbei, alles.« Sie weinte bitterlich, schlüpfte unter seine Decke und schmiegte sich eng an ihn. Er spürte ihre Tränen auf seiner Haut.

»Warum sagst du nichts?« Sie fuhr mit ihren Fingern sanft über seine Lippen, bemerkte, dass sie hart aufeinandergepresst und unbeweglich waren. »Was haben sie nur mit dir gemacht? Aber bald ist es vorüber, vertraue mir. Ich werde es beenden, alles hier, dann können sie uns nichts mehr antun.«

Ihre Hand streifte zärtlich über seine Brust. Professor Lapinsky war tot. Sperling begriff, dass damit sein eigenes Leben in höchster Gefahr schwebte, hoffte, der Entschlossenheit von Alice zu entnehmen, dass sie ihn gleich noch einmal befreien würde, fragte sich allerdings, wie er in seinem Zustand fliehen sollte. Jeden Augenblick konnte der Chefarzt auftauchen.

»Ich habe dir so vieles von mir noch gar nicht erzählen können. Mit meinem Vater verband mich etwas ganz Besonderes. Zwar war er nur selten daheim, doch wir verstanden uns ohne Worte, wenn wir zusammen waren. Meine Mutter hat mich nie gewollt. Der Gedanke an Kinder war ihr zuwider, weil sie Männer verachtete. Sie hat meinen Vater gehasst, hat sich an ihm gerächt für das, was ihr eigener Vater ihr angetan hatte. Wahrscheinlich hat sie es gar nicht realisiert, aber sie hat sein Leben zur Hölle gemacht, ihn mit ihrer Kälte und Lieblosigkeit bis an den Rand des Wahnsinns getrieben. Ich habe zeitlebens Mitleid für ihn empfunden, hätte ihm gerne die Liebe gegeben, die ihm meine Mutter vorenthielt. Er hat sich in seine Wissenschaft geflüchtet, sich mithilfe seiner Arbeit davor bewahrt, seelisch zugrunde zu gehen. Ich war dadurch die meiste Zeit mit meiner Mutter allein, und wo ich nun schon einmal existierte, hat sie mich benutzt als psychischen Mistkübel, hat ihre ganze frustrierte Weltverachtung bei mir abgeladen, sich von mir trösten und umsorgen lassen. Ich hatte kaum ein eigenes Leben, musste sie bekochen, ihr den Haushalt führen. Sie hat sich gebärdet wie eine Kranke, die ohne Unterlass auf Hilfe angewiesen war. Irgendwann hat sie dann damit begonnen, sich Liebhaber zu nehmen, um meinen Vater zu kränken und noch weiter zu verletzten. Mich hat sie in diesen Phasen komplett ignoriert. Ich war wie Luft, und ihre Geliebten waren alles für sie. Nach wenigen Wochen hat sie sie dann in die Wüste geschickt, und ich musste wieder für sie da sein, als sei nichts gewesen in der Zwischenzeit. Es war ein endloses Hin und Her. Mit 15 kam ich das erste Mal in die Psychiatrie. Ich bräuchte Medikamente, haben sie gesagt, dabei brauchte ich nur Liebe.«

Im schummrigen Nachtlicht, das durch das Fenster hereinfiel, schaute sie ihm vertraut, beinahe flehentlich in die Augen, küsste sachte seinen Mund. Er gab sich Mühe, seine Lippen aus den Verkrampfungen zu lösen, aber es wollte ihm nicht gelingen. Außerdem war jede Minute kostbar. Sie mussten beide fliehen, so schnell wie möglich.

»Ich war immer auf der Suche, wusste nie, wonach, doch jetzt habe ich es gefunden, jetzt weiß ich, wohin ich gehöre.« Sie ließ nicht ab von ihm, und er fühlte ihre Wärme, wollte gemeinsam mit ihr in die Unendlichkeit verschwinden, ihr geben, was sie brauchte, doch seine Fesseln hinderten ihn weiter daran.

»Bald wird mich nichts mehr aufhalten können. Frei von Angst, werde ich die Liebe finden, die mir im Leben nie vergönnt war.«

Sperling war unsicher, ob er sie richtig verstand. Wollte sie sich umbringen, steckte das hinter ihren Andeutungen?

»Noch einmal muss ich stark sein. Hilf mir, bitte hilf mir. Lass mich nicht allein.«

Sie umarmte ihn, drückte ihn, hielt sich an ihm fest. Dann erhob sie sich von seinem Bett, zog direkt vor seinem Gesicht ihren Pullover aus, streifte ihre ganze Kleidung von sich, bis sie nackt vor ihm stand, sodass sie ihn beinahe mit ihrer Scham berührte. Sie beugte sich hinab zu ihm und befreite ihn von der Bettdecke, öffnete sein Hemd und küsste seine Brustwarzen flüchtig. Behutsam zog sie seine Hose bis zu den Knöcheln herunter. Sie legte sich auf ihn, war leicht und kühl, schmiegte sich weich seinen Konturen an. Er bekam eine Gänsehaut, doch das war alles. Die Medikamente erstickten jede denkbare erotische Regung bereits im Keim, und was Alice auch anstellen mochte, es rührte sich nichts.

»Du kannst nicht?« Mitleidig enttäuscht, aber gleichzeitig vergebungsvoll küsste sie ihn zärtlich auf die Stirn. Er hatte Schmerzen, konnte ihren Kuss nicht erwidern. »Ich liebe dich.«

Mit diesen Worten traf sie den wunden Punkt in seinem Herzen. Die Gefühllosigkeit der letzten Stunden wich, er wünschte sich ihr nahe, hätte ihr gerne geantwortet, alles dafür gegeben, ihr über das Gesicht streichen, sie in die Arme schließen zu können, sie mit seinen Küssen im Leben zu halten. Sein Scheitern war ihm unerträglich.

»Stell dir einfach vor, wir liebten uns.« Ihre Stimme war traurig, gebrochen, doch zugleich lüstern. Sie streckte sich der Länge nach auf ihm aus, hielt seine Hände in den ihren und begann anfangs zögerlich, dann bestimmter ihre Scham an seinem Schambein zu reiben, stöhnte dazu leise. Ihr Körper spannte sich an, bebte, bäumte sich auf. Sperling nahm in seiner Fantasie Teil an ihrer Lust, zu mehr war er außerstande. Schließlich krallte sie ihre Fingerspitzen in einem betäubenden Orgasmus in die Innenflächen seiner Hand, und er vermeinte, sie hauche das Wort »Papa!«. Dann brach sie weinend über ihm zusammen, presste sich schluchzend an ihn, harrte dort stumm aus. Er war ratlos und erschüttert. Ihre heftigen Emotionen weckten die tiefe Sehnsucht in ihm danach, die undurchdringliche Wand, die er um sein Innerstes errichtet hatte, einzureißen, mit ihr vereint frei zu sein und in der Liebe zu ihr endlich zu sich selbst zu finden. Doch dazu war es zu spät. Er resignierte in dieser Einsicht und war ihr durch seine eigene Verzweiflung noch näher.

»Ich muss los. Lass mich dir noch einmal in die Augen sehen.«

Nein! Sie durfte nicht gehen, schon gar nicht ohne ihn. Sie sollte nicht sterben, und er wollte es auch nicht.

»Ich kann dich heute leider nicht losmachen. Der Pfleger, von dem ich den Magnetschlüssel hatte, ist nicht im Dienst, aber das ist ohne Bedeutung. Denn wir sehen uns bald wieder, in einer anderen Welt, sehr bald.«

Sie erhob sich und zog sich an, während er sich fragte, wie er sie von ihrem Vorhaben abbringen könnte. Sie musste wissen, dass er umgebracht werden würde, überließ ihn seinem Schicksal, plante ebenfalls zu sterben, um sich mit ihm im Liebestod zu vereinen. Noch nie hatte er sich so hilflos gefühlt.

Sie deckte ihn zu und verschwand ohne einen Laut, wie sie gekommen war.

23

Sperling wartete reglos auf den Chefarzt oder wen auch immer der als Vollstrecker seines Todesurteils schicken mochte. So zu enden, erschien Sperling absurd. Weder Altersschwäche oder Krankheit noch ein heroisches Opfer legitimierten seinen Abgang. Er wünschte sich, wütend zu sein, doch er fand nicht mehr die Kraft, Widerstand zu leisten. Sein Geist tat es seinem Körper gleich, harrte nur noch reglos aus. Wieder konnte er Vartan singen hören, dessen Wotan im zweiten Akt der »Walküre«: »… Zusammenbreche, was ich gebaut! Auf geb ich mein Werk; nur eines will ich noch: das Ende, das Ende!«

Alles in diesen alten Psychiatriemauern schien der Vernichtung entgegenzustreben, sich selbst auslöschen zu wollen. Lag das an der Pathologie der Anstalt, war sie selbst von der Geisteskrankheit befallen, regelrecht von ihr verseucht, oder lag es in der morbiden Natur Wiens? Es gab Städte, in denen musste man sich einfach das Leben nehmen, und andere, in denen das undenkbar schien, Rio zum Beispiel: kein Ort für Suizide. Aber Wien oder Venedig oder gar Sankt Petersburg waren prachtvolle Bühnen der Selbstzerstörung, gewannen ihre Schönheit aus der Tragik ihrer Vergänglichkeit und übten dadurch den fatalen Sog aus, der Todessehnsucht mehr zu verfallen als dem Leben. War es das, was ihn, Sperling, jetzt aufgeben ließ? Liebte er das eigene Leben zu wenig?

Er erinnerte sich an seine erste Begegnung mit Alice, den betörenden Duft ihres Haares nach frischen Blüten.

Eine Ahnung von Maiglöckchen war es gewesen, Anfang Dezember, ein Frühlingshauch am letzten Tag vor dem zermürbend trüben Winter, ein verlockender Triumph der Lebensbejahung, von dem Sperling sich hatte einfangen lassen. War nicht in Wahrheit der Traum mit Chiara längst ausgeträumt gewesen, und hatte er sich nicht nur davor gescheut, sich das einzugestehen? Alice liebte ihn. Sicher waren ihre Gefühle komplexen Ursprungs, doch liebte sie ihn sogar in einem Zustand, in dem er nur noch ein Rudiment seiner selbst war. Und noch bevor es richtig begonnen hatte, sollte alles mit ihr schon vorbei sein?

Seine Grübeleien deprimierten ihn. Er wollte nicht mehr warten müssen. Es war zermürbend. Sollten sie doch endlich kommen und ihre Tat vollenden. Doch es tat sich nichts. Die Musik über ihm lief beständig weiter, der Oberarzt sang unbeirrt.

Gegen die Fensterscheiben drückte Wind, rauschte draußen durch die Bäume. Ein Wintersturm zog auf, doch Sperling war heiß in seiner stickigen Kammer. Die Heizungsluft war noch trockener als sonst. Er hüstelte, hatte Durst. Alles an seinem Zustand wurde ihm immer unerträglicher. Es musste endlich etwas geschehen. War nicht auf einmal ein eigenartiger Geruch im Raum? War es schmorendes Gummi oder Plastik – oder war es Kokskohle? Sperling versuchte sich zusammenzureißen, einen klaren Kopf zu behalten, sich nicht Dinge einzureden und an seiner Situation irrezuwerden. Doch er täuschte sich nicht. Es roch nach Verbranntem. Hatte Albert nicht von einem Verbrennungsofen, der zum Nachbarspital gehörte, erzählt? Blies der aufkommende Sturm jetzt dessen Abgase durch die Luft? Was mochte dort zu nächtlicher Stunde noch aus der Welt geschafft werden?

In den fernen Operngesang und das Rauschen des Windes hinein glaubte Sperling ein leises Knistern zu vernehmen. Sonst war es weiterhin ruhig. Der Gestank jedoch wurde aufdringlicher, Sperling musste husten, seine Augen tränten gereizt. Plötzlich war es gleißend hell vor seinem Fenster. Funken stoben vorbei und Flammenspitzen züngelten von unten herauf. Beißender Qualm machte sich breit. Der Pavillon brannte, das Feuer schien sich, angefacht vom Wind, blitzschnell auszubreiten. Eilige Schritte waren auf dem Stationsflur zu hören, Trampeln, vereinzelte Rufe, aber kein panisches Geschrei. Der Rauch wurde dichter. Sperling zwang sich, so gut es ging, sein Gesicht auf das Bettlaken zu pressen und wenig zu atmen. Aus seinen Fesseln kam er nicht frei, seine Hilferufe erstarben lautlos in Muskelkrämpfen. Alice hatte offenbar ihre Andeutung wahrgemacht und war dabei, sich in einem dramatischen Finale von der Welt zu verabschieden. Ihn wollte sie mitnehmen, und er würde ihr in das Inferno folgen müssen, wenn nicht ein Wunder geschah. Es war paradox. Sie befreite ihn aus den Fängen seiner Mörder und wurde gerade dadurch zu deren Erfüllungsgehilfin. Durch das eigenartig gedämpfte Gewirr der sich vollziehenden Katastrophe hindurch drang immer noch, wie aus einer anderen Sphäre, die Stimme des scheiternden Wotan: »In den Trümmern der Welt meine eigene Trauer zu enden …« Sperling rang nach Luft, ihm wurde schwindelig. Er hatte sich immer als bekennender Fatalist verstanden, doch jetzt war er gepackt von Todesangst, die sich als innere Starre in ihm ausbreitete, nichts von Erinnerungen an früher oder von einem Vorbeiziehen des eigenen Lebens, nur eine hohle, leere Panik.

Sirenen schrillten. Dann drang jemand in sein Zimmer ein, war auf einmal bei ihm, sprach zu ihm, unverständlich durch den zähen Nebel seines getrübten Bewusstseins hindurch. Er spürte wieder einen Spritzenstich. Brachten sie ihn jetzt kurzerhand noch um, nur um ihn dann dem Feuer preiszugeben? Er reagierte nicht mehr. Doch seine Fixierung wurde gelöst. Ihm wurde eine nasse Decke über den Kopf geworfen, aufgeholfen. Nach kurzem Innehalten konnte er stehen, selbst gehen, gestützt auf seinen Retter hinaus auf den Gang gelangen.

»Kommen Sie, uns bleibt nicht viel Zeit.«

Scheiben zersprangen, der Strom fiel aus. Sperling befreite sein Gesicht von der Umhüllung, um sehen zu können und nicht zu stolpern. Doktor Farkic war bei ihm, zog ihn mit sich. Sie hatte ihm ein Gegenmittel gespritzt, sodass er sich wieder bewegen konnte. Schon waren sie bei den Stiegen, vor ihnen Herrmann, der Frau Erdmannsky mitsamt ihrem Rollstuhl hinabtrug. Wie eine Statue saß die alte Dame kerzengerade und hielt sich an den Lehnen fest, ein selbstgewisses Lächeln auf den Lippen. Die Feuerwehr spritze das Stiegenhaus mit Wasser aus, um den Flüchtenden den Weg freizuhalten. Am Absatz zur unteren Station riss Sperling sich los. »Alice, die junge Lapinsky. Ich muss sie finden, sie retten.«

»Sie können ihr nicht mehr helfen«, rief Farkic hinter ihm her, doch er war schon durch die offenstehende Stationstür hindurch. Eng hüllte er sich ein in die noch feuchte Decke. Drinnen tobte eine Flammenhölle. Vor Hitze und Qualm konnte er kaum etwas erkennen, rief in die Feuersbrunst hinein, doch er erhielt keine Antwort. »Ich liebe dich«, hatte sie gesagt, und er empfand das Gleiche für sie, durfte sie nicht verlieren, nicht aufgeben. Er kämpfte sich voran in kleinen Schritten, doch er hatte keine Chance. Balken stürzten krachend herab. Es gab kein Weiterkommen.

»Alice! Alice!« Er brüllte. Ihn überkam ein Hustenanfall. Er hielt sich den Deckenstoff vor Nase und Mund, hoffte auf ein Zeichen, aber er musste einsehen, dass es sinnlos war. Sie hatte sterben wollen. Sperling schleppte sich zurück zum Ausgang, dann hinaus ins Freie. Vor ihm stand Frau Erdmannsky auf eigenen Beinen, blickte ihn triumphierend an. »Vartan ist tot. Ich brauche nicht länger auf ihn zu warten, ich bin frei! Ich wusste es doch: Das Ende naht.«

Sperling war das zu viel. Kommentarlos ließ er die alte Dame stehen.

Patienten, Pfleger, Ärzte, Feuerwehrmänner, eine unübersichtliche Menschenmenge stand draußen in der Kälte und schaute machtlos zu, wie der heftige Wind die Flammen fauchend immer noch weiter anfachte, die längst lichterloh über das Dach hinaus in den Himmel schossen. Die Feuerwehr beschränkte sich auf das Freihalten des Fluchtweges und auf den Schutz der Nebengebäude, hatte den alten Bau längst aufgegeben. Mit einem hysterischen Aufschrei löste sich unvermittelt Schwester Hilde aus der Menge, stürmte wie wild geworden auf den Eingang zu und rief mit sich überschlagender Stimme: »Herr Oberarzt!« Schon war sie in dem Flammenmeer verschwunden. Noch im selben Moment stürzte der Dachstuhl donnernd berstend in sich zusammen und riss das gesamte obere Stockwerk mit sich in die Tiefe. Ein Funkenregen prasselte hernieder, als verglühten Sterne im Schnee.

Gebannt verfolgten alle das gespenstische Schauspiel, einzig der Nazi war wieder mit Zählen beschäftigt in wohlbehüteter Obhut des zweiten Pflegerschwergewichts. Da begriff Sperling, dass er die Gelegenheit nutzen musste. Jetzt oder nie. Er schlich sich zu einer etwas abseits herumstehenden, korpulenten Patientin und bat sie um ihre Pantoffeln. Sie sah ihn verständnislos an, dennoch gab sie ihm, was er wollte. Er vergewisserte sich, dass in dem allgemeinen Aufruhr niemand Notiz von ihm nahm, und war in wenigen hurtigen Sätzen hinter dem Nachbarpavillon verschwunden, eilte, jede Deckung nutzend, auf und davon, dem Ausgang entgegen. Er schlitterte auf dem gefrorenen Boden, musste achtgeben, nicht auszurutschen, der Wind peitschte ihm um die Ohren, seine Glieder schmerzten, doch er verlor keinen Gedanken daran, hatte nur das Ziel vor Augen, dem Anstaltsgelände zu entfliehen, zurück in sein Leben.

24

Als er nahe dem Pförtnerhäuschen war, bremste er ab, um die Lage abzuschätzen. Es ging dort hektisch zu, doch der Ausgang wurde nicht bewacht, sodass es ihm gelang, unbeachtet durch das Tor hinauszuschlüpfen.

In die Decke gehüllt wie ein Obdachloser, mit nichts als der leichten Krankenhauskleidung darunter und mit Damenpantoffeln an den Füßen, rannte er, so gut es ging, einfach geradeaus, erst einmal ziellos, nur fort, als liefe er vor sich selbst davon. Schon bald war er so außer Atem, dass er keuchend in einem Hauseingang innehalten musste, um Luft zu schnappen und um sich zu orientieren. Er war an der Mauer eines Friedhofs entlanggelaufen, hatte die roten Lichter auf den Gräbern gesehen, doch er kannte sich nicht aus in dieser Gegend. Immer nur abwärts sollte er sich halten, dann müsste er auf eine der sternförmig ins Zentrum führenden Ausfallstraßen stoßen. Er vergewisserte sich einen Moment lang, dass ihm niemand auf den Fersen war und auch keine Streifenwagensirene ertönte.

Dann hastete er voran und erreichte schon bald die Hütteldorfer Straße. Sie führte in Richtung Innenstadt bis zum Gürtel, das wusste er. Er schlotterte vor Kälte, hatte Seitenstechen, blieb stehen, hauchte sich in die Hände und versuchte, sich den Oberkörper warm zu klopfen. Seine Zehen waren taub vom Frost, und bei jedem Atemzug kratzte sein Hals bis hinab in die Lungen. Er war ihnen entwischt und würde sich trotzdem den Tod holen, jämmerlich erfrieren als Ausgesetzter in seiner eigenen Heimatstadt. Einkehren konnte er in seinem Zustand und ohne Geld nirgends. Da nahte eine Straßenbahn. Sperling schaffte es gerade noch rechtzeitig bis zur nächstliegenden Haltestelle und stieg ein in den hinteren Wagen. Der war leer, und Sperling hockte sich auf den Boden direkt vor das heiße Gebläse. Die Bahn fuhr zügig, kein weiterer Fahrgast stieg hinzu. Am Gürtel dann erfolgte die Durchsage, dass alle Passagiere aussteigen müssten, die Fahrt werde nicht bis zur Endstation am Ring fortgesetzt, da dies der letzte Zug des Tages sei.

Sperling konnte diese Logik zur nächtlichen Stunde nicht nachvollziehen, fluchte, verließ missmutig die Wärme des Abteils und fand sich unweit des Westbahnhofs erneut auf der Straße wieder. Er verwarf die Möglichkeit, mit der U-Bahn weiterzufahren, da alle Bahnsteige videoüberwacht waren und wahrscheinlich bereits eine Fahndung nach ihm im Gange war. Auf dem Bahnhofsvorplatz könnte er sich ein Taxi nehmen, es am Ziel mit Geld aus seiner Wohnung bezahlen, entschied er daher. Es dauerte nicht lange, und er fand ein freies, wurde aber von dessen Fahrer unversehens in einer ihm in weiten Teilen unbekannten Sprache unter dennoch unmissverständlichen Drohungen des Gefährts verwiesen. Er verzichtete auf einen neuerlichen Versuch und zog zu Fuß weiter, vorbei an düsteren Hauswänden der Inneren Stadt entgegen. Er mied die Mariahilfer Straße, die mit ihren grellen Geschäften regelmäßig von Polizeistreifen patrouilliert wurde, und wählte die kleinen Seitengassen. Hier in Bahnhofsnähe waren nur wenige Häuser renoviert, es war nichts vom Glanz der wiederauferstehenden imperialen Prachtarchitektur der besseren Bezirke zu spüren. Verwitternde Gründerzeitfassaden und Sozialbauten der Nachkriegszeit bestimmten das Bild. Sperlings Atem dampfte in der eisigen Luft. »Du hast es nicht mehr weit«, machte er sich Mut. Endlich, nachdem er das Museumsquartier passiert und den Maria-Theresien-Platz zwischen Kunst- und Naturhistorischem Museum überquert hatte, war er am Ring. Das letzte Stück bis zu ihm nach Hause musste er auf der Hut sein, um nicht doch noch hier einer der vielen Polizeistreifen in die Arme zu laufen, deren Aufgabe es war, das Zentrum nachts von zweifelhaften Gestalten freizuhalten. Sperling in seinen dürftigen Fetzen zitterte am ganzen Leib vor Kälte und Schwäche, doch als er nach verschlungenen Pfaden die Freyung überquerte und auf die Schottengasse zuging, hätte er jubeln mögen.

Aus der Tür des Melker Stiftskellers, des Restaurants, das in einem riesigen Keller seines Wohnhauses lag, fiel noch Licht. Er schleppte sich mit letzter Kraft zum Eingang, aber der war bereits verschlossen. Er läutete. Der Besitzer lugte durch ein kleines Fenster in der Tür, sah Sperling und signalisierte ihm mit eindeutigen Gesten, sich zu verziehen. Doch Sperling ließ nicht locker, rüttelte beharrlich am Türknauf, woraufhin drinnen ein ihm vertrautes Gebell anschlug. Sperling rief mit heiserer Stimme nach seinem Hund, der sogleich freudig zu winseln und voller Übermut zu kläffen begann. Dem Wirt riss der Geduldsfaden, er öffnete wütend und fuhr Sperling barsch an: »Schleich dich. Was willst du hier? Es gibt keine Almosen!«

Marilyn sprang an ihm vorbei auf ihr Herrchen zu, das sie frenetisch begrüßte. Sperling bückte sich zu ihr hinab, fiel dabei vornüber auf den Boden, woraufhin der Hund ihm das Gesicht abschlabberte.

»Eine Frechheit, und dann noch um diese Uhrzeit!«

Erst als Sperling sich mühsam wieder aufraffte, erkannte der Restaurantbesitzer seinen Nachbarn. »Herr Inspektor, Sie sind das? Ich konnte ja nicht wissen …« Er eilte zu Hilfe. »Kommen Sie doch bitte herein. Bitte entschuldigen Sie vielmals. Was ist denn nur mit Ihnen geschehen?«

»Haben Sie lieben Dank.«

Sie gingen hinab. Zur Bestürzung des letzten Gästepärchens, das hastig die Gläser leerte und nach der Rechnung verlangte, folgte Sperling der Aufforderung des Wirts und nahm verrußt, unrasiert und halbbekleidet, wie er war, an einem der Tische Platz. Bereits kurze Zeit später stand ein heißer Teller Rindssuppe vom Tafelspitz vor ihm. Eingehüllt in seine Decke begann er, immer noch schlotternd, die heiße Suppe zu löffeln, verbrühte sich beinahe die Zunge. Die Suppe war gut, doch erst nach drei Gläsern Zwetschkenbrand fühlte er sich aufgewärmt.

Der Wirt setzte sich ihm gegenüber. »Ich habe mir schon gedacht, dass Ihnen etwas zugestoßen sein muss, als Sie Ihren Hund nicht abgeholt haben, aber der hat es gut bei mir gehabt.« Zu den Worten tätschelte er Marilyns Kopf, die bestätigend seine Hand schleckte. Sperling schaute von seiner Suppe auf und nickte dankbar.

»Und heute Mittag, da kam auch noch eine Dame und hat nach Ihnen gefragt. Marilyn kannte sie, und ich glaube, ich habe sie bereits mit Ihnen gemeinsam gesehen. Sie sagte, Sie seien spurlos verschwunden, und sie mache sich Sorgen. Sie will morgen früh wiederkommen und hat gemeint, wenn sie bis dahin nichts von Ihnen gehört hat, wird sie sich an Ihr Dezernat wenden, um zu erfahren, ob Sie vielleicht gerade in einem Fall ermitteln. Na, so wie Sie ausschauen, müssen Sie ganz schön etwas mitgemacht haben.«

»Das stimmt, aber ich darf dazu noch nichts sagen.« Sperling gab sich verschlossen, hatte nur den Wunsch nach Wärme und Essen, um dann sobald wie möglich ein Bad zu nehmen und mit dem Dreck und dem Gestank des Brands auch den Schrecken der vergangenen Tage von sich abzuwaschen.

»Ja, ich verstehe, es ist sicher etwas Geheimnisvolles. Nehmen Sie noch ein Glaserl?«

»Das ist sehr freundlich von Ihnen, aber ich denke, ich sollte mich jetzt zurückziehen. Verzeihen Sie bitte nochmals mein spätes Eindringen bei Ihnen und meine Aufmachung. Was bin ich Ihnen denn für Ihre Gastfreundschaft schuldig? Ist es recht, wenn ich das morgen begleiche?«

»Aber ich bitte Sie, wir sind Nachbarn, und da wird man einander doch wohl noch aushelfen dürfen.«

Sperling dankte erneut, verabschiedete sich und ging gestärkt, beschwipst und hundemüde mit Marilyn auf dem Arm durch den Innenhof und stand vor der Tür zu seiner Stiege. Erst dort realisierte er, dass er gar keinen Schlüssel hatte, weder für das Stiegenhaus noch für seine Wohnung, da beide ja in seiner Hose und damit drinnen in seinem Arbeitszimmer waren. Sperling seufzte matt und kehrte zurück in das Lokal, wo er den Wirt bat, telefonisch einen Schlüsseldienst rufen zu dürfen und sich außerdem bei ihm einen Zugangsschlüssel zum Stiegenhaus auslieh. Er erinnerte sich gut und ungern an die letzte Begegnung mit dem Schlossermeister, auf dessen Hilfe er bereits einmal angewiesen gewesen war, und der ihm damals für wenige Sekunden Schwarzarbeit einen absurd hohen Geldbetrag abverlangt hatte. Im Gegenzug hatte Sperling ihm die Steuerfahndung auf den Hals gehetzt.

Bereits am Boden eines weiteren Glases Zwetschkenbrand mit seinem Gastgeber angelangt, traf der Mann vom Schlüsseldienst ein, selbst keineswegs nüchtern, was Sperling gleichgültig war.

»Grüß Sie Gott. Ach, Sie sind das. Ist es wieder oben die Wohnung im dritten Stock?«

»Ja genau, Sie erinnern sich aber gut.«

»Kundenservice, bei uns selbstverständlich.«

Gemeinsam gingen sie zum Stiegenhaus. Federer öffnete mit dem Schlüssel seines Nachbarn. Dann gingen sie hinauf, und der Schlosser holte das passende Werkzeug aus seiner Tasche. »Aber bitte, zuschauen dürfen Sie immer noch nicht dabei.«

Sperling kannte dieses Prozedere, das auch für ihn als Polizeibeamten galt, und wunderte sich nicht mehr darüber. Er brachte den Schlüssel zurück zu dem Wirt. Als er wieder bei seiner Wohnung eintraf, stand die Tür bereits offen. Der Fachmann war diesmal noch schneller gewesen als beim letzten Mal. »Und was macht es heute?«

»Aber Herr Inspektor, doch nicht für Sie, immer stets und gern zu Diensten, ich beehre mich, wünsche noch eine gute Nachtruhe.«

Schon war der Herbeigerufene wieder verschwunden und ließ Sperling verdattert zurück. Wie leicht man in Wien Freunde gewann, dachte der sich.

25

Als er dann durch die geöffnete Tür seine Wohnung betrat, traf ihn der Schlag. Ein furchtbarer Gestank, der alles ihm bis dahin Bekannte in den Schatten stellte, waberte ihm entgegen. Ein unbeherrschbarer Brechreiz zwang ihn, noch im Dunkeln zur Toilette zu stürzen, wo sich ihm sein Innerstes nach außen kehrte. Erledigt fingerte er nach dem Lichtschalter, spülte sich dann den Mund mit klarem Wasser aus und hielt sich ein Handtuch vor die Nase, um sich auf die Suche nach der Ursache des Übels zu begeben. Er fand sie in den auf seiner Küchenanrichte verwesenden Austern. Sie standen halb geöffnet, schimmerten im Inneren grünlich und verströmten eine konzentrierte Essenz alten faulen Hafenmodders. Sperling war am Ende mit seinen Nerven, riss sämtliche Fenster seiner Wohnung auf und hätte die verrottenden Muscheln am liebsten einfach hinaus auf die Straße geworfen. Sicher wären sie dort explodiert. Während er sich mit der einen Hand das Tuch fest auf seine Nase presste, zog er mit der anderen einen Plastikbeutel aus einem Schrank, in den er die verendeten Schalentiere hineinschubste, um den Sack dann fest zu verknoten und umgehend hinab in den Müllcontainer im Innenhof zu bringen. Marilyn nahm Anteil an seiner Aktion wie an einem Spiel, folgte ihm auf Schritt und Tritt.

Trotz der weit offenstehenden Fenster hielt sich der stechend faulige Geruch mit penetranter Hartnäckigkeit. Sperling zündete Kerzen an und blies sie gleich wieder aus, um den Gestank mit dem Rauch zu neutralisieren, fand Räucherstäbchen und brannte sie ab, versprenkelte dazu noch eine ganze Flasche Aftershave. Dann drehte er die Heizung voll auf und zog sich mit einem alten Rotwein ins Bad zurück. Es war eine Flasche seines Geburtsjahrgangs, die er sich vor Jahren für einen besonderen Anlass zurückgelegt hatte, und er fand seine Rettung angemessen, um sie zu köpfen. Er ließ dampfend heißes Wasser in die Wanne laufen, streifte endlich seine Krankenhauskleidung ab, entkorkte, goss sich ein, und trank einen beherzten Schluck, obwohl der Wein eigentlich noch dekantiert gehört hätte. Samtig rann er ihm über Zunge und Gaumen und weckte Erinnerungen an bessere Zeiten. Sperling schloss für einen Moment die Augen, atmete tief durch. Dann drehte er den Wasserhahn zu und stieg in die Wanne. Im ersten Augenblick schmerzten seine Wunden, doch er ließ sich hineingleiten in die ihn wohlig umspülende Wärme. In einem Zug leerte er den Rest des Glases und füllte gleich wieder nach. Langsam entspannte er sich, streckte und dehnte seine von den Strapazen und von der Restwirkung der Medikamente verspannten Muskeln und gähnte erschöpft. Marilyn lag auf dem Vorleger neben der Badewanne und schnaufte zufrieden, erweckte den Eindruck, alles sei wie immer. Für Minuten stand die Zeit still. Nur das Weinglas füllte und leerte sich. Dann verließ Sperling das Bad, trocknete sich ab und warf sich einen Morgenmantel über.

Er war todmüde und zugleich aufgekratzt, schloss als Erstes die Fenster und zog die Vorhänge dicht zu. Ob Schwarzalbs Häscher bereits ausgeschwärmt waren, um nach ihm zu suchen? Der Gedanke versetzte ihm einen kurzen nervösen Stich, und er schob eine Gardine beiseite, um in den Hof hinabzuschauen. Der jedoch lag einsam und friedlich im fahlen Licht der Stadt. Einzelne Schneeflocken ließen sich vom wilden Wind durch die Nacht peitschen, weiter war nichts zu sehen. Sperling beruhigte sich. Das große Haustor war nachts verschlossen, und das Risiko, bei einem gewaltsamen Einbruch aufzufallen, würden seine möglichen Verfolger wohl kaum in Kauf nehmen wollen. Sicherheitshalber verriegelte er trotzdem seine Wohnungstür, kramte seine Dienstwaffe hervor und steckte sie griffbereit in die Tasche seines Morgenmantels. Sein Anrufbeantworter signalisierte ihm, dass Nachrichten vorhanden waren, und Sperling hörte sie ab.

»Ciao, mio caro, ich bin es noch einmal. Du hast gerade aufgelegt. Ich verstehe, dass du verärgert bist, aber ich würde gerne mit dir sprechen, geh doch bitte ran … oder ruf zurück.«

»Ich bin es noch einmal, Chiara. Lass uns nicht so auseinandergehen. Ruf mich bitte an.«

»Caro, ich bin jetzt nach Wien gekommen, denke, es ist besser, wenn wir direkt miteinander sprechen als nur am Telefon. Ich war gerade bei dir, habe geläutet, aber du bist wohl nicht zu Hause. Du hast dich immer noch nicht zurückgemeldet. Ich mache mir langsam Sorgen, versuche es morgen noch einmal.«

Unter normalen Umständen hätte Sperling sie gleich zurückgerufen, selbst mitten in der Nacht, doch ihm war nicht danach zumute. Er nahm den restlichen Wein, setzte sich in seinen alten Ohrensessel und trank.

Er war weiterhin in Gefahr, wusste zu viel, als dass der Chefarzt und dessen Hintermänner ihn in Ruhe lassen würden. Und auch er selbst würde sich nicht damit abfinden, die mörderische Clique ungestraft davonkommen zu lassen. Vorerst hatte er keine Beweise, aber es gab Zeugen. Doch wenn Schwarzalb alles auf Vartan abwälzte, würde es schwierig, ihn dingfest zu machen. Der Oberarzt war beim Brand umgekommen, hatte sich aufgegeben gehabt, noch aus der Walküre gesungen, als längst schon Götterdämmerung gespielt wurde. Mit seinem Tod war er der ideale Sündenbock, ein bereits vollzogenes Bauernopfer. Der Chefarzt hatte nur Sperling gegenüber sein wahres Gesicht gezeigt und niemandem sonst. Ob mit Lapinsky auch dessen Wissen vernichtet worden war? Sperling ging zu seinem Computer, stellte ihn an und rief die Internetseite auf, die Alice ihm gezeigt hatte. Von der Forschungsarbeit des Professors war dort nichts mehr zu finden. Stattdessen präsentierte sich auf der Website farbenfroh ein Künstler im Prozess seiner Selbstfindung, der sicher unverdächtig war, Neues zur Hirnforschung zu entdecken oder zu veröffentlichen. Zum Tod Lapinskys war lediglich auf einer deutschen Nachrichtenseite eine zweizeilige Meldung vermerkt. Er sei einem gewöhnlichen Herzinfarkt zum Opfer gefallen. Sperling spürte die Wirkung des Alkohols. Ihm war schwindelig. Auch begann seine Nase zu triefen, und sein Hals kratzte. Er leerte die Flasche und beschloss ins Bett zu gehen.

Als er sich hingelegt hatte, dachte er an Alice. Sie erschien ihm unwirklich wie ein längst entschwundener Traum. Die Art von Liebe, die mit ihr möglich schien, hatte er schon vor Jahren ins Reich der Illusion verwiesen. Galt das nicht für so vieles in seinem Leben? Sollte er nicht jetzt, wo er dem sicher geglaubten Tod entronnen war, eine Zäsur setzen? Doch was hatte er in Händen für einen Neuanfang? Einen ungeliebten Beruf, eine zerrüttete Beziehung und eine Horde skrupelloser Irrenärzte auf den Fersen. Andere begingen ihre Wiedergeburt damit, dass sie aufhörten zu trinken oder anfingen zu beten. Beides lag ihm nicht. Marilyn kroch zu ihm ins Bett, schmiegte ihren kleinen Körper unter der Decke an den seinen, und er fragte sich, ob ein Tier einen Menschen ersetzen konnte, vielleicht sogar ein eigenes Kind? Schließlich erwies sich das Bedürfnis, durch Kinder das eigene Erbe zu bewahren bereits innerhalb weniger Generationen als bloße Fiktion. Am Ende blieb nichts. Unschlüssig kraulte er seinen Hund. Ja, er, Sperling, war noch am Leben, doch er war sich nicht sicher, ob das ein Segen oder ein Fluch war. Entkräftet schlief er ein.

26

In Panik schreckte er aus tiefer Benommenheit auf, als seine Türglocke schrillte. Es war hell. Vorsichtig hob er seinen Kopf, der zum Zerbersten pochte. Wer war an der Tür? Marilyn schnarchte friedlich weiter auf seinem Kopfkissen. Sperling erhob sich mühsam, alles um ihn herum drehte sich. Er zog seinen Morgenmantel über, fand seine Pistole in dessen Tasche und entsicherte sie. Wieder läutete es. Auf Zehenspitzen schlich er sich in sein Wohnzimmer zu einem der straßenseitigen Fenster und warf einen vorsichtigen Blick zwischen den Vorhängen hindurch nach unten, doch niemand war zu sehen. Dann klopfte jemand direkt an seine Wohnungstür. Marilyn kam kläffend herbeigesprungen. Sperling verwünschte sie für den verräterischen Lärm, den sie machte. Sie schnupperte an der Tür, er folgte ihr mit vorgehaltener Waffe und lugte durch den Türspion hinaus. Draußen stand Chiara. Erleichtert versteckte er die Dienstwaffe, öffnete und ließ sie herein.

»Da bist du ja. Dein Nachbar vom Restaurant hat mir gerade gesagt, dass du zurück bist. Wo warst du denn? Ich habe mir Sorgen gemacht. Herrje. Du siehst wirklich nicht besonders gut aus, und was ist das für ein ekelhafter Gestank in deiner Wohnung?«

Sperling wich ihr aus. Nach einer wie auch immer gearteten Auseinandersetzung war ihm nicht zumute. Er hatte furchtbare Kopfschmerzen, eine belegte Zunge und einen schalen Geschmack im Mund. »Entschuldige mich bitte. Nimm doch Platz. Ich bin gleich zurück.«

Seine Stimme war kaum mehr als ein raues Hauchen. Er verschwand im Badezimmer, lehnte sich an den Waschtisch und betrachtete sich im Spiegel. Seine Bartstoppeln waren lang, an einigen Stellen schimmerten sie bereits grau, und es zeigten sich tiefe Ringe unter seinen geröteten Augen. Seine Nase triefte, ihn fröstelte, er hatte Fieber. In seinem Medizinschrank entdeckte er fiebersenkende Schmerztabletten und nahm gleich zwei davon mit einem Schluck kalten Wassers ein. »Schon wieder Medikamente«, brummelte er, tauchte dann widerwillig sein Gesicht in das kühle Nass, das er sich in die Hände hatte laufen lassen, und rieb sich anschließend mit einem Handtuch trocken. Dann putzte er sich die Zähne, um den unangenehmen Geschmack in seinem Mund loszuwerden. Schließlich zog er den Gürtel seines Morgenmantels eng zu und trat hinaus. Seine Wohnung stank immer noch abscheulich. Chiara fand er in der Küche, wo sie einen Espresso zubereitete.

»Der ist für dich. Trink ihn erst einmal, dann wird es dir hoffentlich etwas besser gehen.«

Sperling nahm die Tasse entgegen und gehorchte, merkte erst jetzt bei dem kleinen heißen Schluck, wie sehr er, der Kaffeesüchtige, im Krankenhaus sein tägliches Gift vermisst hatte. Wenngleich die Medikamente unwillkommene Abwechslung geboten hatten. Chiara und er setzten sich an den Küchentisch, schwiegen. Er starrte in seine geleerte Tasse hinein.

»Stört es dich, wenn ich etwas lüfte? Was ist hier eigentlich los gewesen?«

»Austern.«

»Austern? Seit wann isst du Austern und mit wem?«

Sperling hielt seinen Blick gesenkt. »Ich habe sie eben nicht gegessen.«

Es entstand eine Pause.

»Nun, also …, das Kind könnte eventuell doch von dir sein.«

Sperling sah auf. »Ja, dann bin ich jetzt wohl total euphorisch, oder wie?«

»Ich verstehe ja, dass dich die Situation wütend macht …«

»Das find ich ausgesprochen einfühlsam von dir. Wirklich ganz lieb.«

»Es ist, wie es ist, und ich werde das Kind behalten, egal wer von euch beiden sein Vater ist.«

Sperling schnappte nach Luft. »Wer ist denn überhaupt dieser andere, kenne ich ihn? Und wie willst du herausfinden, von wem das Kind wirklich ist? Sollen wir beide zum Vaterschaftstest antanzen?«

»Er ist aus Dar.«

»Na und, das wird ja wohl kaum als Absender bei der Geburt draufstehen.«

»Dar-es-Salaam, in Tansania.«

Es dauerte einen Moment, bis Sperling begriff. »Dann wird er ja wenigstens gut … laufen können.«

»Es war doch immer ausgemacht zwischen uns, dass jeder seine Freiheiten hat.«

»Weil du nie mehr gewollt hast.«

»Du weißt, ich hatte Angst mich zu binden nach dem Tod meines Mannes und meines Sohnes damals. Aber jetzt mit einem Kind wird alles anders.«

»Das freut mich wirklich für dich. Ziehst du nach Afrika?« Sein Hals brannte. Er stand auf, ging zur Espressomaschine und bereitete sich selbst eine zweite Tasse zu.

»Natürlich nicht. Es war nicht wie mit dir, nur eine stürmische, leidenschaftliche Affäre, sonst nichts. Ich habe ein Projekt zum Schutz der Spitzmaulnashörner in Tansania unterstützt. Er war der leitende Wildhüter. Der Zauber der afrikanischen Nacht – du magst die Wildnis ja nicht –, der Sternenhimmel, das Lagerfeuer, in der Ferne das Gebrüll der Löwen. Er hat einfach …«

»Erspare mir bitte die Details, ich kann sie mir selbst ausmalen.«

»Versteh mich doch, er bedeutet mir nicht wirklich etwas. Aber ich bin schwanger, ich erwarte ein Kind. Es ist, als hätte sich ein Knoten in mir gelöst, als sei ich von einer drückenden Last befreit worden. Auf einmal darf ich wieder eine Zukunft haben und nicht nur für den Augenblick leben.«

Sperling versuchte sich diese Zukunft bildlich vorzustellen, wie sie mit einem kleinen Halbafrikaner auf dem Arm als alleinerziehende Mutter durch die erzkonservativen Kreise ihrer italienischen Adelsverwandtschaft flanierte. Die Hormone waren ihr zu Kopf gestiegen, befand er.

»Begreifst du denn nicht? Endlich habe ich die Vergangenheit überwunden und bin frei, frei für uns!«

Sie sprach die Worte aus, die er insgeheim immer von ihr hatte hören wollen. Doch jetzt wusste er nicht, ob er lachen oder weinen sollte. »Ich … ich bin sprachlos.«

Er musste auf einmal heftig niesen, bekam sich gar nicht mehr ein und zog sich unter einer flüchtig gemurmelten Entschuldigung ins Badezimmer zurück, wo er Taschentücher fand und sich gehörig schnäuzte. Fragend musterte er sich im Spiegel. Schließlich ging er zu ihr zurück.

Sie strahlte ihn an, schien förmlich aufzublühen. Er mochte ihr Lächeln, es hatte ihn seit jeher angezogen an ihr, die Herzlichkeit ihrer Augen, ihr leicht ironischer, fast ein wenig spöttischer und doch gütiger Zug um den Mund, ihre vollen Lippen und ihre Art sich zu bewegen. Er liebte diese Frau, hatte sie immer geliebt über all die Jahre, doch es sich nie eingestanden, auch weil sie nicht dazu bereit gewesen war. »Und wie soll es nun weitergehen?« In dem Moment läutete die Türglocke. Sperling zuckte zusammen.

»Was hast du denn?«

»Die sind hinter mir her.«

»Wer?«

»Das ist eine längere Geschichte. Ich … wir müssen fort von hier. Ich bin hier nicht sicher.«

»Komm halt mit zu mir.«

Er zögerte.

»Ich darf dich nicht in Gefahr bringen.«

»Aber es weiß doch keiner, dass du bei mir bist.«

Vielleicht hatte sie recht. Auch hatte er keine Alternative. Doch wie sollten sie erst einmal hier wegkommen? »Also gut. Ich ziehe mich eben an, packe ein paar Sachen zusammen und fordere einen Streifenwagen an, der uns abholt.«

»Meinst du wirklich, das ist nötig?«

Da klopfte es an der Wohnungstür, Marilyn bellte wieder los, und Sperling zückte von Neuem seine Pistole, die er in seiner Morgenmanteltasche behalten hatte. Chiara erschrak.

»Pssst.«

»Post! Ein Päckchen für Sie, Herr Inspektor!«

Sperling schlich vor zum Türspion. Er war beruhigt, als er seinen Postboten erkannte, ließ die Waffe verschwinden und öffnete, nahm die Sendung entgegen, hauchte dem Beamten einen Dank zu und verriegelte sofort wieder.

»Du bist ja ganz schön nervös.«

»Wenn du wüsstest, was ich den letzten Tagen durchgemacht habe, könntest du verstehen warum, aber jetzt ist keine Zeit für Erklärungen.«

Skeptisch betrachtete er das Päckchen, das er in Händen hielt. Es wies keinen Absender auf und war in einfaches braunes Packpapier eingeschlagen. Der Poststempel war verwischt, das Aufgabedatum nicht zu identifizieren.

Eine Briefbombe, schoss es Sperling durch den Kopf, bloß nicht öffnen. Er legte das kleine Paket auf dem Küchentisch ab, ermahnte Chiara, ohne ihr zu erläutern wieso, es nicht anzufassen und forderte telefonisch einen Streifenwagen an, den er in den Innenhof des Melkerhofs beorderte. Mit Chiara vereinbarte er, dass sie den hinteren Ausgang des Hofs zur Schreyvogelgasse nehmen und zu Fuß weggehen, während er sich mit dem Wagen durch das zur Schottengasse gelegene Tor ins Büro bringen lassen würde. So wies nichts auf eine Verbindung zwischen ihnen beiden hin. Am Abend würde er dann zu ihr kommen. Er packte eine Reisetasche mit dem Notwendigsten und zog sich an. Sie verabschiedeten sich, und Chiara ging voraus. Das Telefon läutete, aber er nahm nicht ab. Der Anrufer hinterließ keine Nachricht auf seinem Band. Eilig schnappte sich Sperling seinen Hund, das Päckchen, das er zur Sicherstellung möglicher Spuren in einen Plastiksack gegeben hatte, und die Tasche und verließ seine Wohnung durch das Stiegenhaus in den Innenhof, wo bereits der Streifenwagen auf ihn wartete. Von seinem Fahrer jedoch gab es keine Spur. Sperling ahnte, wo er abgeblieben war, und er fand sich in seiner Vermutung bestätigt. Trotz der frühen Stunde hatte der Beamte die Gelegenheit beim Schopf gepackt und war in den Melker Stiftskeller entschwunden, wo er der Versuchung erlegen war, sich ein Achtel Grünen Veltliner zu bestellen.

»Dafür ist jetzt keine Zeit«, wies Sperling ihn kaum hörbar, aber barsch zurecht und scheuchte den Kollegen vor sich her nach draußen. Über die Ringstraße fuhren sie aufs Dezernat am Deutschmeisterplatz. Sperling schaute sich mehrfach um, doch hatte er nicht den Eindruck, dass sie verfolgt wurden.

27

Er war überrascht, wie heimisch er sich fühlte, als er das Gebäude der Kriminalpolizei betrat. Marilyn rannte freudig voraus. Hier herrschte Alltag, die Welt war in Ordnung. Fräulein Ziegler flatterte mit ihrem von Schlichtheit geprägten Charme an ihm vorbei auf ihrem Weg zum Arbeitszimmer des Oberst Stankovic, der nach seiner morgendlichen Kanne Tee verlangte. Der Dezernatsleiter war eingefleischter Teetrinker, so vermied er die unabsehbaren Folgen, die der Genuss von Kaffee wegen seines cholerischen Naturells auf sein Temperament haben mochte.

»Grüß Gott, Herr Inspektor. Ich hoffe, Sie hatten ein vergnügliches Wochenende und Ihre kleine Dackeldame auch.«

»Grüß Sie, ja es war einfach umwerfend.«

Von seinem desolaten Gesamtbild schien die Sekretärin des Chefs gar keine Notiz zu nehmen, hatte aus Höflichkeit und nicht aus echtem Interesse nach seinem Befinden gefragt. Da kam Schröger um die Ecke.

Schnurstracks spazierte Sperling auf ihn zu und überreichte ihm mit gönnerhafter Miene sein Paket im Sack. »Das ist für Sie, aber nicht öffnen.«

»Für mich? Da bin ich aber überrascht. Was ist denn drinnen?«

»Eine Bombe.«

»Haha. Haha.«

»Nein, im Ernst. Bringen Sie es bitte zur Untersuchung zu unseren Sprengstoffexperten. Und vielen Dank für Ihre Mithilfe.«

»Ja, jawohl, Herr Inspektor.« Schröger wurde bleich, hielt das Päckchen in weitem Abstand von sich und eilte hinaus.

Sperling brachte Tasche und Hund in sein Arbeitszimmer und begab sich daraufhin zum Büro seines Vorgesetzten, klopfte an.

»Herein.« Stankovic klang unwirsch. Er wurde nicht gerne gestört, egal wobei. Sperling öffnete. »Ja, was wollen Sie denn? Wir haben doch gleich Sitzung.«

»Entschuldigen Sie die Störung, Herr Oberst, aber sicher haben Sie bereits von dem Brand am Steinhof erfahren?«

Erst jetzt schaute der Vorgesetzte von seiner dampfenden Tasse auf, schien in die sich zentrifugal ausbreitenden Kreise auf der Oberfläche des Tees vertieft gewesen zu sein. Irritiert musterte er sein Gegenüber durch die Gläser seiner dicken Brille hindurch, weniger wegen dessen Frage als wegen seiner auf ein kaum hörbares heiseres Flüstern reduzierten Stimme. Ausgemergelt, mit Stoppelbart und fiebrig glasigen Augen stand der Kollege nach dem verlängerten Wochenende vor ihm. »Was ist Ihnen denn zugestoßen? Sie sehen aus, als gehörten Sie in ein Bett oder besser noch gleich in ein Spital.«

Obgleich der übergroße Schreibtisch des Dezernatsleiters zwischen ihnen stand, langte der Oberst hastig in seine Hosentasche und zog ein kariertes Stofftaschentuch heraus, dass er sich wie beiläufig vor die Nase hielt, aus Angst, er könne sich bei Sperling anstecken, woran auch immer dieser leiden mochte.

»Ich habe mich erkältet.«

»Ja, das sehe ich. Nehmen Sie sich heute frei, Sie sind entschuldigt.«

»Ich bin einer groß angelegten Verschwörung auf der Spur. Der Brand …«

»Es war Brandstiftung, ich habe schon davon gehört. Eine verrückte Patientin hat sich selbst und ein ganzes Stationsgebäude in Flammen aufgehen lassen und tragischerweise den Oberarzt der Abteilung und eine Krankenschwester mit in den Tod gerissen. Die Sachlage ist eindeutig. Die Staatsanwaltschaft ermittelt gegen das Spital wegen Fahrlässigkeit, weil nicht genügend Feuerlöscher verfügbar waren. Für uns gibt es da nichts zu tun.«

»Ich war dort, als es passierte, und glauben Sie mir, es geht dabei um mehr.«

»So?«

»Ein Wissenschaftler, Professor Lapinsky, der Vater der Brandstifterin, ist ermordet worden.«

»Ein Mord, und wieso weiß ich davon nichts?«

»Er war Biochemiker, hatte ein neues Verfahren für die Heilung von Schizophrenie entdeckt und damit Teile der Pharmaindustrie in die Angst versetzt, der milliardenschwere Markt für ihre Medikamente gegen diese Krankheit könne zusammenbrechen. Die haben mich am Freitag entführt.«

»Sie?«

»Die Tochter Lapinskys hatte zu mir Kontakt aufgenommen. Die Entführer dachten, ich wüsste das Codewort, das den Zugriff auf die Internetseite des Professors ermöglicht. Sie wollten die Daten, die er dort zu veröffentlichen suchte, vernichten, was Ihnen, wie ich inzwischen herausgefunden habe, mittlerweile gelungen ist. Jedenfalls wurde ich am Freitagnachmittag in meiner Wohnung überwältigt, verschleppt und unter einer falschen Identität am Steinhof festgehalten, in dem gestern dann abgebrannten Pavillon. Nur durch das Feuer bin ich freigekommen, sonst hätten die mich dort umgebracht.«

Stankovic runzelte die Stirn, blies in seinen Tee, trank einen Schluck, setzte die Tasse wieder ab und hielt sich weiterhin das Taschentuch vor die Nase.

»Hinter der Aktion steckt der Chefarzt der Abteilung, ein Professor Schwarzalb. Allerdings arbeitet er für Hintermänner, die ich noch nicht kenne. Sein Erfüllungsgehilfe war der Oberarzt, der in den Flammen ums Leben gekommen ist, ein Doktor Vartan.«

»Und was wissen Sie über den Mord?«

»Es war ein Wettlauf mit der Zeit, den Lapinsky verloren hat. Er hat sich in der Nähe von Heidelberg versteckt gehalten, um seine Forschungsergebnisse im Internet zu veröffentlichen. Doch bevor er fertig geworden ist, haben die ihn offenbar gefunden. Offiziell heißt es, er sei an einem Herzinfarkt gestorben, aber das ist eine Lüge. Mehr weiß ich dazu allerdings bislang nicht.«

»Habe ich Sie richtig verstanden, sagten Sie Heidelberg?«

»Ja, genau.«

»Und was haben wir damit zu tun?«

»Seine Tochter, die war hier in Wien.«

»Die, die sich selbst angezündet hat?«

»Ganz recht.«

Im rechten Mundwinkel von Stankovic zeigten sich diskret erste rhythmische Zuckungen, für Sperling ein untrügliches Zeichen dafür, dass sein Vorgesetzter ungeduldig wurde.

»So ganz kann ich Ihrer Schilderung nicht folgen, aber es ist jetzt Zeit für die Dezernatssitzung. Lassen Sie uns hineingehen und das Weitere gemeinsam mit den Kollegen abstimmen.«

Stankovic kippte den Rest seines Tees in einem Schluck herunter, stand auf und ging hinaus, ohne Sperling nochmals anzusehen, der ihm wortlos folgte. Berndorfer und Schröger harrten bereits in ehrfurchtsvoller Erwartung des Chefs am Konferenztisch im Sitzungsraum. Beide wussten, dass sie zu schweigen hatten, wenn er nahte. Berndorfer saß kerzengerade, aufrecht wie ein braves Schulmädchen, während Schröger eher schlaff in seinem Stuhl hing, die Ellbogen auf die Tischplatte gestützt, und Löcher in die Luft starrte. Als der Oberst hereinrauschte, ging durch beide ein Ruck.

Stankovic setzte sich und begann sogleich. »Kollege Sperling, wenn Sie uns bitte kurz schildern würden, was Sie mir bereits ausgeführt haben, aber beschränken Sie sich dabei bitte auf die für uns hier in Wien relevanten Tatbestände.«

Durch das Fieber und die dumpf hämmernden Kopfschmerzen fühlte Sperling sich wie benebelt, musste sich mühsam auf die Formulierung seines gepresst gehauchten Berichts konzentrieren. Schweißperlen standen auf seiner Stirn. »Ich wurde am Freitag von Unbekannten in meiner Wohnung überwältigt und an den Steinhof gebracht, dort gewaltsam festgehalten und mit Mord bedroht …«

Das verspätete Eintreffen Doktor Fleischhackers, des Rollstuhl fahrenden Rechtsmediziners, das heute ausnahmsweise von Stankovic ignoriert wurde, gewährte Sperling eine Verschnaufpause. Dann fuhr er fort und schilderte, wie Schwarzalb für ein international aktives Pharmakartell die Entdeckung Lapinskys zu vernichten suchte und wie er selbst in dessen Fänge geraten war und nur durch Glück hatte fliehen können.

Dann geschah, was angesichts des autoritären Führungsstils des Dezernatsleiters typisch war. Das Buhlen um die Gunst des Chefs entbrannte. Jede Gelegenheit, die sich bot, um die Enthüllungen eines Kollegen madig zu machen und sich dadurch selbst in ein besseres Licht zu stellen, wurde genutzt. Wer auch immer das Wort hatte, trachtete danach, sich zu vergewissern, dass seine Ausführungen das Wohlgefallen des Vorgesetzten weckten. Statt Teamgeist herrschte in den Dezernatssitzungen ein Hauen und Stechen. Oberst Stankovic war es gelungen, in seiner kleinen Welt das Spiel der gängelnden Machtbalance des alten Kaiserreichs zu bewahren. Soeben schlüpfte die Kollegin Berndorfer, devot, wie sie war, in die Rolle derjenigen, die die Ausführungen Sperlings kritisch hinterfragte. Intuitiv fing sie den skeptischen Blick von Stankovic auf, spürte, dass ihrem Chef heute nicht nach dem Suchen einer Stecknadel im Heuhaufen zumute war.

»Es geht also um Entführung. Das ist ja nicht ganz unsere Zuständigkeit, aber natürlich, wenn Sie das Opfer waren … und man hat Sie in der Klink eingeschlossen, das heißt, Sie waren dort irgendwo versteckt?«

»Nein, ich wurde auf einer Station unter einer falschen Identität als vermeintlicher Patient geführt. Der zuständige Oberarzt hat mich im Auftrag des Chefarztes mit Medikamenten regelrecht gefoltert und hätte mich umgebracht, wenn es nicht zu diesem Brand gekommen wäre.«

»Dann gibt es ja sicher jede Menge Zeugen und Unterlagen.«

Sperling wurde schwindelig. Statt von seinen Kollegen Unterstützung zu erhalten, musste er sich nun rechtfertigen. Sicher konnten genügend Patienten bestätigen, dass er am Wochenende im Spital gewesen war, doch es war etwas anderes, jemanden zu finden, der von seiner Entführung wusste und außerdem noch bereit war, dazu auszusagen. Auf der Station hatten sie ihn »Inspektor« genannt, keinen Namen benutzt. Damit sah alles so aus, als sei er regulär Patient dort gewesen. Die Unterlagen, auch diejenigen des Gerichts von der Anhörung, waren nicht auf seinen Namen ausgestellt, sodass keine Verbindung zu seiner Person zu belegen war. Nur der gefälschte Pass war ein Beweisstück für die ihm untergeschobene falsche Identität, doch der war sicher zusammen mit den Stationsakten ein Raub der Flammen geworden. Richter und Patientenanwalt hatten ihn nur flüchtig gesehen, für sie war er ein Routinefall gewesen, aus den Augen, aus dem Sinn. Blieb nur Doktor Farkic, aber ob die bereit wäre, sich gegen ihren Chefarzt zu stellen? Die Pfleger als dessen Handlanger wären dafür sicher nicht zu gewinnen, selbst unter Einsatz aller Mittel.

»Ja, Zeugen für meinen Aufenthalt dort lassen sich leicht finden. Die Unterlagen dürften allerdings wenig aussagekräftig sein, da sie unter falschem Namen geführt wurden, und sie dürften außerdem größtenteils verbrannt sein. Aber das ist unerheblich. Bei der Sache geht es um viel mehr, möglicherweise sogar um systematische Menschenversuche. In den unterirdischen Gängen stapeln sich präparierte Gehirne von Opfern, denen das Hirn in der Mitte zerteilt wurde und …«

Der Rechtsmediziner sprang auf das wortlos genickte Geheiß des Dezernatsleiters erläuternd ein: »Lobotomie, eine klassische, heute veraltete Methode zur Behandlung schwerer Schizophrenie. 1949 erhielt ein Portugiese dafür den Nobelpreis für Medizin.«

»... ich werde weiterhin bedroht. Heute in der Früh wurde mir eine Paketbombe zugestellt. Ich habe sie zur sicheren Entschärfung mitgebracht.«

»Mit Verlaub, Herr Kollege, Ihre Methoden waren und sind immer wieder unkonventionell. Bevor Ihre Geschichte allzu fantastisch klingt, es geht also um Entführung und Morddrohung. Bis auf die Bombe, deren Herkunft wohl nur schwer zu beweisen sein wird, fehlen weitere Beweisstücke, weil alles verbrannt ist. Knifflig. Ihre Aussage wird gegen die dieses Chefarztes stehen. Schwierig, weil der einfach behaupten kann, Sie seien verrückt.«

Stankovic strich sich über das Kinn, als überlege er gerade, ob er dieser Einschätzung nicht beipflichten würde angesichts der Eigenarten seines teils geschätzten und teils argwöhnisch beäugten Mitarbeiters. Wieder einmal eine Geschichte, die zu verrückt klang, um wahr zu sein. Wenn es wirklich gar um Menschenversuche gehen sollte, wären entsprechende Spuren, so sie nach dem Brand noch existieren sollten, sicher längst beseitigt worden. Er war unschlüssig, welche nächsten Schritte er setzen sollte, ein Zustand, den er als naturgegebene Führungspersönlichkeit nur ungern ertrug.

»Kam außer Ihnen noch jemand zu Schaden?«

»Aber ja, die Tochter des Wissenschaftlers, auch sie wurde entführt, hat sich dann selbst mit dem Brand das Leben genommen, bei dem außerdem der Oberarzt und eine Krankenschwester zu Tode kamen.«

In diesem Augenblick läutete ein Handy, oder vielmehr krähte es wie ein Hahn. Stankovic hielt die Luft an, und

Schröger fingerte nervös in seinen Taschen herum, zog unter den Blicken der schweigenden Runde seine Verbindung zur Außenwelt hervor, meldete sich, lauschte und verfiel unvermittelt in ein kichernd glucksendes Gelächter. »Heiße Hühner auf der geilen Stange. Haha …«

Der frisch gestärkte Kragen des Obersts war dem Platzen nahe, sein Gesicht zorngerötet.

»Das Paket, haha … keine Bombe, das war eine Sendung mit Porno-DVDs, hahaha!«

Auch Sperling lief rot an, bekam vor Verlegenheit einen Niesanfall.

Der Dezernatsleiter klatschte mit der flachen Hand auf den Tisch. »Ist das denn ein Irrenhaus hier? Was erlauben Sie sich eigentlich?« Stankovic war unschlüssig, ob er seine Wut an Schröger oder an Sperling auslassen sollte, schaute zwischen beiden hin und her. »Mir reicht dieser Unsinn. Sie fahren jetzt gemeinsam an den Steinhof, und dann erwarte ich einen schriftlichen Bericht, ob an dieser ominösen Sache etwas dran ist, und wenn nicht, bleiben Sie beide am besten gleich dort. Ich empfehle mich.« Stankovic wusste, dass Sperling Schröger nicht ausstehen konnte, erhob sich hastig und wehte hinaus.

28

Nachdem er in seinem Arbeitszimmer zwei weitere Schmerztabletten eingeworfen und Marilyn von dort geholt hatte, ließ Sperling sich von Schröger zu der psychiatrischen Klinik am Stadtrand chauffieren, dem er zuvor noch aufgetragen hatte, Taschenlampen und Werkzeug mitzubringen. Sie fuhren über die Wienzeile, den nie vollendeten Versuch, Winter- und Sommerresidenz der Habsburger durch eine imperiale Prachtstraße von der Innenstadt bis nach Schönbrunn zu verbinden. Prunkvolle Repräsentationsbauten standen hier in abruptem Wechsel neben architektonischen Sünden der Nachkriegszeit. Das Schöne dieser Stadt ist oft schwerer zu ertragen als das Hässliche, wird vielen zum Verhängnis, weil es sie der Legitimation beraubt, sich schlecht zu fühlen, wenn ihnen danach ist, dachte Sperling. Die ganze Strecke über wechselten er und Schröger kein Wort miteinander, außer dass er seinen Kollegen gleich zu Beginn ermahnt hatte, nicht zu rauchen, was dieser erst nach einem Hustenanfall Sperlings widerwillig zu befolgen bereit war. Als sie sich dem Klinikkomplex näherten, glaubte Sperling, ein Stück des Weges wiederzuerkennen, über den er in der vergangenen Nacht geflohen war. Er konnte es kaum fassen, dass das erst Stunden zurücklag.

Sie passierten die Pforte, wurden einfach durchgewinkt und gelangten rechts an der Krankenhausdirektion vorbei zu den in sich zusammengesunkenen Trümmern des Pavillons 10, wo sie anhielten und ausstiegen. Es hatte leicht zu schneien begonnen. Das Gebäude war bis auf die Grundmauern abgebrannt. Hie und da qualmte es noch. Eigenartigerweise schien kaum noch jemand Notiz von der Katastrophe zu nehmen. Zu finden gab es in der Asche und den schwarzen Trümmern sicher nichts mehr von Bedeutung. Der trostlose Anblick traf Sperling unerwartet heftig. Hier war er mit einem Teil seiner Vergangenheit konfrontiert worden, den er immer verdrängt hatte. Seine Mutter hatte sich hier das Leben genommen. Beinahe wäre auch er genau an diesem Ort umgekommen. Und wirklich war etwas von ihm in der Feuerbrunst gestorben, der trügerische Traum von einem anderen Leben, von einem Neubeginn mit Alice. Ihre ungezwungene Leichtigkeit hatte einen Nerv in ihm getroffen, ihm vor Augen geführt, was ihm in seinem eigenen Leben immer gefehlt hatte. Mit ihrem Tod trug er seine zu früh verlorene eigene Jugend endgültig zu Grabe und mit ihr die Hoffnung auf eine Erfüllung seiner tief verwurzelten Sehnsüchte. Er hielt Marilyn auf dem rechten Arm und stütze sich mit dem linken auf dem Dach des Autos ab, musste sich zusammenreißen, um sich nicht ganz von seinen Gefühlen mitreißen zu lassen, schloss kurz die Augen, um sich zu sammeln. Schröger stand teilnahmslos dabei und betrachtete die Brandruine, pfiff anerkennend durch die Zähne und war froh, sich eine Zigarette anzünden zu können. Sperling wollte jetzt mit niemandem sprechen. Schon die Anwesenheit Schrögers ertrug er kaum, doch dem konnte er befehlen zu schweigen. Er beschloss, sich als Erstes die unterirdischen Gänge vorzunehmen, um dort einige der präparierten Gehirne sicherzustellen, wusste noch nicht, was damit zu beweisen sein mochte, doch vielleicht stimmte

Alberts Behauptung und es ließen sich mit ihnen Versuche an Patienten belegen.

Sperling ließ Schröger zu Ende rauchen und sich dann von ihm hinauffahren bis zu der in den Boden eingelassenen Eisentür unterhalb der Kirche. Die stand immer noch offen, und so konnten sie ungehindert in das Gangsystem hinabsteigen. Sie benutzten die Taschenlampen, um nicht den Alarm auszulösen und dadurch Aufsehen zu erregen. Ein beklemmendes Gefühl beschlich Sperling in der modrigen Finsternis, sein gescheiterter Fluchtversuch war ihm lebhaft vor Augen. Wieder hielt er sich immer geradeaus, folgte den nicht enden wollenden leicht abschüssigen Tunneln, bis er auf die unterirdische Halle traf, an deren anderem Ende der Ausgang lag, wo er gefasst worden war. Jetzt leuchtete er den riesigen Raum erst im Überblick, dann im Detail aus, doch zu seinem Erstaunen war der leergefegt. Keine Akten, keine Gläser mit Hirnen oder anderen Körperteilen, nicht einmal die Scherben des Behälters, der ihm zerbrochen war, gab es noch. Lediglich einen klebrigen Fleck von der ausgelaufenen Flüssigkeit des umgestoßenen Gefäßes fand er, hätte andernfalls ernsthaft gezweifelt, ob er sich nicht alles nur eingebildet hatte. Auch der Gestank der Konservierungsflüssigkeit hing noch in der Luft. Schröger war von den Entdeckungen Sperlings sichtlich unbeeindruckt, doch gehörte er nicht zu denjenigen, die von sich aus Fragen stellten.

Sie kehrten auf demselben Weg zurück, den sie gekommen waren. Draußen war der Schneefall heftiger geworden. Bei der Verwaltung wollte Sperling sich nach dem Verbleib der Stationsmitarbeiter und der Mitpatienten erkundigen, um unter ihnen mögliche Zeugen zu finden. Zu seiner Überraschung waren überall in dem Direktionsgebäude Hinweisschilder auf eine Pressekonferenz angeschlagen. Zahlreiche Journalisten eilten bereits durch die Gänge, und sogar ein Kamerateam des österreichischen Fernsehens war unter ihnen. Sperling reihte sich ein in den Strom der Neugierigen, ließ dabei Schröger nicht von seiner Seite, da ihn hier unter den anonymen Menschen die Angst überfiel, er könne erneut entführt werden. Im Auditorium bestieg soeben Professor Schwarzalb in einem feinen dunklen Anzug das Rednerpult und bat ums Wort, begrüßte die anwesende Presse und präsentierte mit feierlicher Miene eines der eingelegten Hirne im Glas. Diese seien überraschend während der Löscharbeiten des Brands in der vergangenen Nacht in einer unterirdischen Kammer entdeckt worden, stammten aus der Nazizeit und seien ein weiterer trauriger Beleg für die damals auf dem Gelände des Spitals am Spiegelgrund durchgeführten menschenverachtenden Experimente. Er, der Chefarzt, empfinde es als seine moralische Pflicht, das düstere Erbe jener Zeit restlos ans Tageslicht zu bringen. Mit der Übernahme der Spitalsleitung habe er sich einer lückenlosen Transparenz verschrieben. Sperling wollte lauthals protestieren, doch er hatte keine Stimme und keine Beweise. Er bekam einen Hustenanfall. Niemand nahm davon Notiz. Geschickt parierte der Chefarzt den Hinweis eines Journalisten auf die unzureichenden Sicherheitsvorkehrungen in dem abgebrannten Pavillon, wie den Mangel an Feuerlöschern, indem er solche Versäumnisse der jahrelang nur kommissarisch besetzten Spitalsleitung unter dem tragischerweise gestern zu Tode gekommenen Oberarzt anlastete. Im Übrigen seien selbst die besten Schutzmaßnahmen angesichts der Zerstörungswut schwerkranker Patienten oft wirkungslos, das sei bedauerlich, aber eben nicht zu ändern. Für das folgende Wochenende lud er alle Anwesenden zu einer Gedenkfeier in die Spitalskirche ein zu Ehren der gefundenen Opfer mit anschließender Feuerbestattung auf dem Friedhof Baumgarten. Außerdem sei die Errichtung eines Denkmals in Planung. Er habe bereits finanzielle Zusagen für die Unterstützung dieses Projekts aus der Wirtschaft erhalten. Sperling tippte dem gelangweilt an der Wand lehnenden Schröger auf die Schulter und bedeutete ihm, sie sollten gehen. Schwarzalb zu konfrontieren erschien ihm sinnlos. Ohne Zeugen, die von den wahren Aktivitäten des Chefarztes wussten und zudem bereit wären, gegen ihn auszusagen, hatte er nichts gegen ihn in der Hand.

Außer dem augenscheinlich gut informierten, zugleich aber ziemlich verrückten Albert, dem genau deshalb wohl kaum jemand glauben würde, kam nur Doktor Farkic als mögliche Zeugin infrage. Im Direktionssekretariat erkundigte Sperling sich nach dem Verbleib der beiden. Frau Doktor Farkic habe eine Ordination in der Lammgasse im achten Bezirk und sei dort sicher nachmittags anzutreffen. Zu dem Schauspieler erhielt Sperling aufgrund der bestehenden Schweigepflicht erst eine Auskunft, nachdem er seine Polizeimarke gezückt hatte. Der sei in die Psychiatrie des Allgemeinen Krankenhauses, der Universitätsklinik, verlegt worden.

Sperling ließ sich von Schröger zurück auf das Dezernat bringen. Während der Fahrt, die aufgrund des Schnees und des einsetzenden Berufsverkehrs länger als üblich dauerte, nickte er mehrere Male kurz ein. Das Fieber machte ihm zu schaffen.

29

In seinem Büro hielt er sein Gesicht unter den Wasserhahn, trank daraufhin drei Glas Wasser hintereinander und nahm nochmals zwei Schmerztabletten ein. Außerdem bereitete er sich in seiner Espressomaschine – ein privater Luxus, den er sich in seinem Dienstzimmer geleistet hatte, und der ihm lebenswichtig erschien – einen doppelten Espresso zu, den er herunterkippte. Er setzte sich an seinen Schreibtisch und griff zum Telefon, ließ sich über das Amt eine Verbindung mit der Kriminalpolizei in Heidelberg herstellen. Ein gewissenhafter junger Kollege dort versicherte ihm, dass ihnen die Tatsache vom Ableben Professor Lapinskys zwar aus den Nachrichten bekannt sei, es aber keine Untersuchungen im Zusammenhang damit gebe, weil keinerlei Verdachtsmomente für eine unnatürliche Todesursache gegeben seien. Sperling dankte höflich, unterbrach die Leitung und wählte die Nummer von Doktor Farkics Ordination, die er während des unbefriedigenden Gesprächs gegoogelt hatte. Die Psychiaterin nahm persönlich ab.

»Grüß Gott, Kriminalpolizei Wien, Morddezernat. Wir ermitteln wegen des Brands auf Ihrer Station im Gesundheitszentrum Nibelheim und müssten einen Beamten bei Ihnen vorbeischicken, um Ihre Aussage zu Protokoll zu nehmen.«

Die Psychiaterin wirkte nicht überrascht über den Anruf. »Mit entfällt heute um siebzehn Uhr ein Termin, wäre Ihnen das recht?«

»Ja, das geht in Ordnung. Ist die Adresse Lammgasse 8 korrekt?«

»Ja, genau, im dritten Liftstock.«

Sperling verabschiedete sich und legte auf. Er war sich nicht sicher, auf wessen Seite die Stationsärztin stand, und hatte sich daher noch nicht zu erkennen gegeben. Es würde ein Überraschungsbesuch werden, denn seine Stimme war durch seine Erkältung so entstellt, dass sie ihn sicher nicht erkannt hatte. Er hatte sich dazu entschieden, sie allein aufzusuchen, da sie in Anwesenheit eines Dritten womöglich alles leugnen würde.

Auch nachdem er im Strafregieregister nachgeforscht und seine Erwartung bestätigt gefunden hatte, dass der Chefarzt unbescholten war, blieb ihm genügend Zeit, um zu Fuß in den achten Bezirk zu gehen. Er zog sich seinen Mantel fest zu, schlang seinen Schal eng um den Hals und stapfte, begleitet von Marilyn, den Ring entlang, wo der Straßenverkehr mittlerweile komplett zusammengebrochen war, da heftiges Schneetreiben eingesetzt hatte. Dicke Flocken wirbelten umher und bedeckten alles mit einem frischen friedlich sauberen Weiß. Den Weihnachtsmarkt am Rathausplatz umging Sperling. Die Gassen hinter dem Rathaus waren spärlicher beleuchtet als die im Zentrum, erinnerten ihn an seinen Fluchtweg in der letzten Nacht. Ihm war unwohl. Er wähnte sich verfolgt, doch redete er sich das nur ein, das wusste er. In der Lammgasse 8 empfing ihn ein eigenartig düsterer Jahrhundertwendebau. Sperling läutete an der Türglocke der Ordination und wurde sogleich in das Stiegenhaus hereingelassen, das wegen Renovierungsarbeiten stark verstaubt war und dadurch einen recht verkommenen Eindruck machte. Aus der Wohnung des Hausbesorgers im Erdgeschoss drangen Kindergeschrei und wütendes Toben eines Erwachsenen. Beinahe sah Sperling sich versucht einzuschreiten, doch auf Marilyns Kläffen hin wurde es still. Ein alter, klappriger Lift trug ihn hinauf in das dritte Stockwerk, wo ihn die Ärztin bereits erwartete.

»Sie sind das?«

»Grüß Gott. Ja, ich sagte doch im Spital, dass ich Kriminalbeamter bin, und …«

»Bleiben Sie, wo Sie sind, oder ich hole die Polizei!«

Sperling zog seine Dienstmarke aus seiner Jackentasche hervor und präsentierte sie Doktor Farkic, die ihm dennoch nicht glaubte. Gleichzeitig sprang Marilyn an ihr hoch, begrüßte sie überschwänglich, rannte dann an der Psychiaterin vorbei nach drinnen und war verschwunden. Erst als Sperling außerdem noch seinen Lichtbildausweis präsentiert hatte, gewährte ihm die Ärztin Einlass. Sie geleitete ihn durch einen schmalen Flur, dessen Wände mit Zeichnungen von Hunden aller erdenklicher Rassen vollgehängt waren, in ihren Ordinationsraum, wo sie hinter dem Schreibtisch Platz nahm und Sperling aufforderte, sich ihr gegenüber zu setzen. »Nun, was kann ich für Sie tun?«

Der anfängliche Schreck, für Sperling ein Beleg dafür, dass die Stationsärztin nicht an der Verschwörung gegen ihn beteiligt sein dürfte, hatte sich aus ihren Gesichtszügen gelöst. Sie schien unschlüssig, was die gegebene Situation für sie zu bedeuten habe, hatte jedoch zu ihrer warmen, sich verbindlich gebenden Art zurückgefunden.

»Sie haben mitbekommen, dass ich unter Vortäuschung einer falschen Identität in das Gesundheitszentrum Nibelheim eingewiesen und zwangsbehandelt wurde.«

»Gemäß den Unterlagen ging Ihre Einweisung regulär mit der Polizei vonstatten, und Sie sind entsprechend therapiert worden. Es muss sich da um einen Justizirrtum handeln. Anders kann ich mir das nicht erklären.«

»Da muss ich Sie korrigieren. Ich wurde entführt, und zwar in einer gezielt geplanten Aktion.«

»Das klingt abenteuerlich, ja geradezu absurd. Ich jedenfalls habe mich immer korrekt verhalten und mir nichts zu Schulden kommen lassen bei meiner Arbeit.«

Sperling ließ der Stationsärztin vorerst die in ihren Worten durchschimmernde Sorge über eine mögliche Mitschuld, die man ihr anlasten könnte, hoffte, sie so in ihrer Aussagewilligkeit zu bestärken. Auch war er mangels Stimme mit Details zurückhaltend. »Sie kannten Alice Lapinsky?«

»Aus den Nachtdiensten. Sie war Patientin auf der unteren Station, kein einfacher Fall. Sie war es ja, die das Feuer gelegt hat.«

»Ihr Vater war Wissenschaftler in Deutschland.«

»Ach, das stimmt? Das hat sie immer behauptet.«

»Er hat eine Methode entdeckt, um Schizophrenie dauerhaft zu heilen. Damit werden alle existierenden Medikamente mit einem Schlag überflüssig. Teilen der Pharmaindustrie scheint jedes Mittel recht zu sein, um genau das zu verhindern.«

»Sind Sie da sicher? Hat die junge Lapinsky Ihnen das erzählt? Das hört sich an wie ein abstruses Märchen. Das schizophrene Krankheitsbild ist so komplex. Außerdem weiß ich nicht, worauf Sie hinauswollen.«

»Mir liegen Hinweise vor, dass der Chefarzt sich in den Dienst eben dieser Industrieinteressen gestellt hat.«

»Das sind nun wirklich haarsträubende Unterstellungen. Schwarzalb hat lange in den Vereinigten Staaten selbst in der Forschung gearbeitet und von dort die neuesten biologischen Erkenntnisse nach Wien mitgebracht. Wenn einer für den medizinischen Fortschritt steht, dann er. Seitdem er die Spitalsleitung übernommen hat, weht endlich ein frischer Wind am Steinhof. Er brach die verkrusteten Strukturen auf und machte Schluss damit, Patienten jahrzehntelang einfach wegzusperren, anstatt sie zu behandeln, ermöglichte ihnen, wieder ein eigenständiges Leben zu führen. Bevor er kam, hat Vartan als kommissarischer Leiter das Idyll einer behüteten psychiatrischen Dauerversorgung propagiert und dabei nur sein eigenes Ego bedient, sich selbst als großmütiger Gönner inszeniert und sich von den ihm hilflos ergebenen Patienten und von jungen Krankenschwestern anhimmeln lassen. Auch ich bin ihm anfänglich auf den Leim gegangen, aber dann habe ich ihn und seine Lebenslüge durchschaut.«

»Und doch hat Vartan mit Schwarzalb zusammengearbeitet.«

»Weil er musste, weil er ihn vor die Nase gesetzt bekommen hat. Doch Vartan stand kurz vor dem Weggang, war dabei, sich in Purkersdorf im ehemaligen Sanatorium eine eigene Klinik aufzubauen, um dort seine Fantasiepsychiatrie weiterleben zu lassen. Er muss sogar Sponsoren für sein Projekt aufgetrieben haben, denn er sprach davon, dass er in den kommenden Wochen das Spital verlassen wollte.«

»Wahrscheinlich hat er das Geld von Schwarzalb und dessen Auftraggebern bekommen und dafür deren Drecksarbeit auf sich genommen.«

Die Ärztin sah ihn mitleidig an. Sperling schniefte und hüstelte, hatte glasige, gereizte Augen vom Fieber, und doch galt ihre Anteilnahme augenscheinlich vor allem seiner geistigen Gesundheit, deren Zustand ihr noch weitaus besorgniserregender erschien als der seines angeschlagenen Körpers.

»Schwarzalb hat mir gedroht, mich umzubringen. Professor Lapinsky ist bereits ermordet worden. Wer auch immer dahintersteht, scheint zu allem bereit zu sein.«

»Ich wüsste nicht, wie ich Ihnen da weiterhelfen kann. In ihrer jetzigen Verfassung gehören Sie auf jeden Fall ins Bett. Schonen Sie sich, und ruhen Sie sich aus. Vielleicht sehen Sie danach auch diese Angelegenheit klarer.«

»Da laufen noch ganz andere Dinge ab, dessen bin ich mir sicher. Ich war in den geheimen Gängen, bevor sie leergeräumt wurden.«

Er musste husten. In dem Moment trippelte Marilyn herein mit einem eleganten Herrenhausschuh mit den Initialen R. S. in der Schnauze, hinter ihr der sandfarbene Mischling aus dem Spital, der sogleich freudig mit dem Schwanz wedelnd auf Sperling zutrabte. Der rief Marilyn zu sich, um den Schuh aus ihren Fängen zu retten.

Die Ärztin unterbrach ihn. »Lassen Sie sie ruhig. Bei mir dürfen Hunde alles. Ich war Tierärztin, bevor ich Nervenärztin wurde, und bin ein Hundenarr geblieben. Doch ich erwarte gleich einen Patienten und würde Sie bitten, dass wir das Gespräch jetzt beenden.«

Obgleich die Psychiaterin ihn nicht verstehen wollte oder konnte, blieb sie ihm dennoch sympathisch. Sie vermittelte durch ihre Art, dass sie es gut mit ihrem Gegenüber meinte, ohne dass Sperling sich sicher war, ob das wirklich zutraf. Er dankte der Ärztin noch dafür, dass sie ihm das Leben gerettet hatte, verabschiedete sich ratlos und trug Marilyn die Stiegen hinab, nachdem er ihr zuvor den Schuh abgenommen und diesen zurückgelassen hatte.

30

Draußen im Schneetreiben, der Ringstraße folgend, sehnte Sperling sich nur noch nach einem heißen Bad und einem warmen Bett, doch als er sein Arbeitszimmer im Dezernat erreicht hatte, um dort seine Reisetasche zu holen, packte ihn die Neugier, kurz das Internet nach Hintergrundinformationen zu dem widersprüchlichen Chefarzt zu durchforsten.

Er gab dessen Namen in eine Suchmaschine ein und erhielt eine Fülle von Ergebnissen, von denen er sich auf gut Glück einige Stichproben genauer vornahm. Gerade während seiner Zeit in den USA hatte Schwarzalb zahllose Veröffentlichungen zu Fortschritten in der medikamentösen Schizophreniebehandlung verfasst. Der Schwerpunkt seiner Arbeit galt der Identifizierung von Substanzen, die an Nervenzellrezeptoren ihre Wirkung entfalteten und zugleich Wechselwirkungen mit anderen chemischen Prozessen im Körper besaßen, vor allem in Bezug auf den Hormonhaushalt. Er würde am morgigen Abend im Palais Kinsky einen Vortrag für eine seit einigen Monaten erfolgreich an der Börse notierende junge Firma, die CCE Neuroscience, halten. Das war nicht ungewöhnlich für einen Fachmann in seiner Position. Schwarzalb schien jedoch, und das war schon interessanter, wesentlich am Aufbau dieser Pharmafirma beteiligt zu sein, die sich ausschließlich auf die Bekämpfung psychischer Erkrankungen spezialisiert hatte. Sein mögliches Motiv war damit gegeben, ganz wie Alice es beschrieben hatte, und doch war nichts zu beweisen. Sperling musste husten. Genug der Neugier. Unzufrieden fuhr er seinen Computer herunter. Das Gefühl nagte an ihm, dass er noch hätte weitersuchen sollen.

Er rief kurz bei Chiara an, um ihr mitzuteilen, dass er gleich bei ihr sein werde, nahm seine gepackte Tasche und schleppte sich durch die verschneiten Straßen und Plätze in Richtung Herrengasse, während Marilyn im flockigen Neuschnee um seine Beine herumtollte. Unter dem samtenen weißen Teppich wirkten die Ringstraßenbauten noch unwirklicher als sonst. Wie die Votivkirche, die er gerade hinter sich liegen gelassen hatte, waren sie sorgsam konservierte Relikte einer Zeit, in der die Weltpolitik noch eine Familienangelegenheit gewesen war. Chiara lebte, wenn sie in Wien war, in dem mittlerweile recht renovierungsbedürftigen Barockpalais ihrer Familie, von dem ein Teil inzwischen in Wohnungen aufgeteilt und fremd vermietet war. Mit dem Zerfall des Kaiserreichs am Ende des Großen Krieges, wie er in Wien immer noch hieß, hatte ihre Familie den Lebensschwerpunkt wieder ganz nach Triest verlegt und den Familiensitz in Wien vernachlässigt. Wie die meisten Wiener Innenstadtpalais würde wohl auch dieses alte Gebäude über kurz oder lang in den Besitz einer Finanzholding, einer Bank oder einer Versicherung wechseln, weil sein Erhalt privat nicht mehr zu finanzieren wäre.

Die Weihnachtsbeleuchtung der Stadt und das Winterwetter, dazu seine Krankheit weckten in Sperling die Sehnsucht nach einem echten Zuhause. Er bedauerte, dass er sich nicht allein in seinen eigenen vier Wänden verkriechen würde, fühlte sich entkräftet und vom Gedanken an die ungeklärte Situation mit Chiara überfordert.

Als er bei ihr eintraf, stand das Tor zum Innenhof des Palais offen, und er gelangte ungehindert über ausgetretene Stiegen, vorbei an marmornen Säulen und Statuen, ins Piano nobile. Vor der Tür ihrer Wohnung hielt er inne und verschnaufte. Er war drauf und dran, umzukehren und doch zu sich in den Melkerhof zu gehen, selbst wenn das unvernünftig sein mochte, aber Marilyn jaulte ungeduldig, und so läutete er halbherzig. Chiara öffnete, und von drinnen wehte ihm ein warmer Hauch entgegen. Der Duft eines brennenden Kamins erfüllte die Luft. »Komm herein. Mein Gott, du schaust ja furchtbar aus. Leg deinen Mantel ab, und, du weißt ja, der blaue Salon. Mach es dir am Feuer bequem.«

Er sah sie matt an, war ihr dankbar, nickte nur wortlos und folgte ihren Aufforderungen. Vor dem Kaminfeuer stand ein schwerer Sessel, in den er sich hineinfallen ließ. Für die Lebensfreude der barocken Deckenausmalung des Salons mit ihren schwerelos schwebenden Putti in einer himmlischen Paradieslandschaft hatte er heute keinen Blick. Regungslos starrte er in das Spiel der Flammen, die züngelnd die Holzscheite umloderten, und wurde unweigerlich an den Brand des Pavillons erinnert und an Alice. Er fühlte sich verloren, empfand sich als ewig Suchender, ohne zu wissen wonach, ihm fehlte ein fester Platz im Leben. Chiara kam herein und brachte ihm eine Kanne Bergkräutertee, der besonders gut gegen Erkältungen sei. Er trank davon. Die Wärme tat gut, doch schmecken konnte er nichts, was ihn anlässlich der bräunlich grünen Farbe des Tees nicht wirklich störte. Nach Essen war ihm nicht zumute, und so schlug er ihr Angebot, ihm etwas zuzubereiten, höflich aus. Sie setzte sich zu ihm, und beide schwiegen. Er begann zu schwitzen. Sie strich ihm übers Haar. Er war froh, dass sie nichts sagte.

Nach einer Weile bot sie ihm an, ein Bad für ihn einzulassen, und er willigte gerne ein, fand sich bald darauf umhüllt von heißen Dämpfen und umspült von Badeschaum in einer großen Wanne wieder. Das schwarz-weiß gekachelte Badezimmer war nur spärlich von einigen flackernden Kerzen ausgeleuchtet. Knisternd zerplatzten die Schaumblasen, und Sperling schloss erschöpft die Augen. Gelegentlich tauchte er unter, als böte ihm das Wasser die Geborgenheit, die er sonst nirgends fand. Einmal nickte er kurz ein. Schließlich verließ er, von der Entspannung innerlich ein wenig gekräftigt, das Bad, trocknete sich ab, zog sich einen bereitliegenden Bademantel über und kehrte zurück vor den brennenden Kamin, wo er sich in zwei Wolldecken einhüllte und niedersetzte. Chiara reichte ihm ein Glas Rotwein, an dem er nippte und dabei weiter in die Flammen starrte. Sie ließ ihn zur Ruhe kommen in ihrer Gegenwart, erkannte ohne Worte, wonach ihn verlangte.

»Danke.«

»Ist schon gut. Es ist schön, dich wieder um mich zu haben.«

»Wir sind unterbrochen worden in der Früh.«

»Ich werde nach Wien ziehen. Es ist nicht leicht für mich, doch ich werde das Kind bekommen. Du kannst dir das Entsetzen meiner Verwandten in Italien ausmalen, und so wird es für mich einfacher sein, hier zu leben. Wahrscheinlich wird sich das Haus nicht halten lassen, aber dann suche ich mir etwas anderes. Mein Leben ist völlig auf den Kopf gestellt, und doch bin ich so glücklich wie seit Langem nicht mehr. Den antiquierten Vorstellungen meiner Familie habe ich nie entsprochen, wie du weißt.« Sie zwinkerte bei dieser Bemerkung, doch mehr zu sich selbst. Er wandte seinen Blick wieder den langsam schwächer brennenden Holzscheiten zu. »Und jetzt sind sie mir gleichgültiger denn je. Ich habe einmal ein Kind verloren, und ich weiß, was ich deshalb durchgemacht habe. Und nun, aus heiterem Himmel, bekomme ich die Chance, ganz neu anzufangen, mich mit meiner Vergangenheit auszusöhnen.«

Er sah zu ihr auf, in ihr Gesicht im Schein des erlöschenden Feuers. Es fiel ihm nicht leicht, doch er freute sich für sie, spürte, dass er, was auch immer sein mochte, dieser Frau, die er liebte, nur das Beste wünschen konnte. Sie verstand.

»Auch von Ludwig bin ich endlich frei.« Sie sprach leise.

Sperling hatte den Namen ihres tödlich verunglückten Mannes nie gehört, doch er wusste, dass er gemeint war. Es entstand eine längere Pause, in der nur das Knacken der Glut zu hören war.

»Gib mir bitte ein bisschen Zeit.«

Sperling stand auf, schenkte sich mehr von dem Wein ein und ging zum Fenster. Es kam alles so unerwartet und im falschen Augenblick, dachte er, während er verloren auf die schmale Herrengasse hinabsah. Der Schneefall hatte nachgelassen. Gegenüber stand das Hochhaus, der erste Bau seiner Art in Wien und daher schlicht so genannt. In einem der zahlreichen beleuchteten Fenster hielt sich ein Pärchen eng umschlungen, begann daraufhin zärtlich, einander zu entkleiden. Das Licht wurde gelöscht. Sperling leerte sein Glas. »Kann ich bitte einmal deinen Computer benutzen?«

»Ja, er steht nebenan, in meinem Büro. Soll ich ihn für dich anschalten?«

»Danke, das wäre lieb.«

Chiara ging vor, und er folgte ihr wenig später nach. Sie machte ihm den Platz auf dem Stuhl vor dem Bildschirm frei. Er setzte sich und tippte erneut den Namen Schwarzalbs in die Suchmaschine ein. Wieder schienen die diversen wissenschaftlichen Aktivitäten des Chefarztes auf. Sperling grübelte, während Chiara ihm über die Schulter hinweg zusah. Er spürte, dass er auf der richtigen Spur war, nahm sich die CCE Neuroscience genauer vor. CCE stand für »Concepts for Chemical Evolution«. In sämtlichen Einschätzungen der Banken wurde die Firma als aussichtsreiches Investment empfohlen, da sowohl ihre Produktpipeline als auch ihre finanzielle Absicherung vielversprechend seien, sie werde von mehreren potenten Investoren aus den USA unterstützt. Und dann, als Sperling sich die Klinik, an der Schwarzalb seine Karriere aufgebaut hatte, genauer vornahm, hellten sich seine Züge auf. Das medizinische Zentrum war der »Free University of Corpus Christi« im gleichnamigen Ort in Texas angegliedert und gehörte einer »Congregation for the Conquest of the Earth«, die über ausgesprochen großzügige finanzielle Mittel verfügen musste, denn sowohl die Behandlungs-, als auch die Forschungseinrichtungen der Universitätsklinik waren hochmodern, ausgestattet mit sämtlichen technischen Raffinessen. Sperling arbeitete sich vor zu der Website der Congregation, einer Glaubensgemeinschaft neu erweckter Christen, die sich dem Bibelspruch »Macht euch die Erde untertan« verschrieben hatte. Mit diesen Worten habe Gott den Menschen den Auftrag erteilt, sämtliche vorhandene Ressourcen des Planeten zur Vollendung seines Schöpfungsgedanken zu instrumentalisieren. Es gelte, alle verfügbaren wissenschaftlichen Möglichkeiten einzusetzen, um die Menschheit dem Ideal, Ebenbild Gottes zu sein, näher zu bringen. Sowohl die Erforschung biochemischer Prozesse zum Erreichen von Unsterblichkeit als auch die Anwendung gezielt selektiver Mechanismen für die Optimierung der Erbmasse zukünftiger Generationen stünden hierbei im Zentrum des Interesses. Niemals zuvor seien die Menschen der absoluten Gottwerdung so nah gewesen wie heute.

Das klang zunächst ziemlich abgehoben, doch als Sperling sich in die Details zu dem auf Lebensverlängerung abzielenden Forschungsprojekt einlas, staunte er nicht schlecht. Durch eine Aktivierung von Reparaturenzymen, sogenannten Telomerasen, sei es gelungen, den Alterungsprozess von Zellen am lebenden Objekt so einschneidend zu verlangsamen, dass beispielsweise Mäuse in den Labors der Universität das Dreifache des sonst üblichen Lebensalters erreicht hätten. Man konnte sich bereits auf einer Liste als Freiwilliger zum Selbstversuch mit diesen Enzymaktivatoren eintragen. Die Studie sei startklar und werde beginnen, sobald das Zulassungsverfahren für das klinische Teststadium am Menschen bei der zuständigen Behörde in Houston erfolgreich abgeschlossen sei.

Sperling sah sich dann die Abteilung für psychiatrische und Nervenkrankheiten genauer an. Dort lag der Forschungsschwerpunkt bei Demenz und Schizophrenie. Aufgrund der bislang mangelhaften Therapierbarkeit beider Krankheitsbilder stehe vorerst die nachhaltige Prävention im Zentrum der Forschungsbemühungen. Auch hierbei sei in jüngster Zeit ein wesentlicher Durchbruch erzielt worden. Ein neuartiges Neuroleptikum, also ein Mittel gegen die vor allem bei der Schizophrenie häufig auftretenden Symptome wie Wahnvorstellungen und Halluzinationen, sei weltweit in klinischen Studien probeweise im Einsatz. Die vorläufigen Resultate seien vielversprechend, insbesondere bezogen auf das gezielt zugeschnittene Nebenwirkungsspektrum. Um die Menschheit in Zukunft von der Geißel der Geisteskrankheit zu befreien, sei eine Substanz synthetisiert worden, die als Nebeneffekt spezifisch auf das hormonelle Steuerungszentrum im Gehirn einwirke. Mittels einer dort induzierten medikamentösen Kastration der betreffenden Patienten durch eine innerhalb weniger Tage verlässlich auftretende Impotenz beziehungsweise Ovulationshemmung, werde der genetische Verbreitungsweg der Krankheit verlässlich gekappt. Innerhalb weniger Generationen sei so eine komplette Ausrottung der Schizophrenie erreichbar.

»Nicht schlecht, was?«, murmelte Sperling heiser.

»Die sind ganz schön durchgeknallt, wenn du mich fragst. Hast du dich etwa mit denen eingelassen?«

»Ich befürchte fast.«

Chiara seufzte. Sperling ging zurück auf die Hauptseite der Kongregation und überflog deren Entstehungsgeschichte. Ihr war es offenbar in den vergangenen Jahren gelungen, eine ganze Reihe hoch qualifizierter Wissenschaftler für das Projekt der Menschheitsperfektionierung zu gewinnen. Sie erhielten in Corpus Christi eine Anstellung, die keine Wünsche eines begeisterten Forscherherzens offen ließ, konnten sich dort fachlich spezialisieren und dann in die Welt ausschwärmen, wo sie bereits an zahlreichen Orten Keimzellen der Wissenschaftsprojekte ins Leben gerufen hatten, an denen sie jeweils großzügig beteiligt wurden. Nach außen hin standen dabei weniger die Verbreitung des erneuerten Glaubens im Vordergrund als handfeste wirtschaftliche Interessen. So war etwa die Konfessionszugehörigkeit kein Kriterium für die Aufnahme in das Programm, explizit hatten Interessierte aus sämtlichen Kulturkreisen Zugang, solange sie qualifiziert waren. Und dennoch war das Forschungsnetzwerk offensichtlich die Plattform für die Verbreitung der radikalchristlichen Ideologie, sei es durch Indoktrination der Mitarbeiter während ihrer Arbeit in Texas, oder sei es durch das Schaffen von Abhängigkeiten finanzieller und anderer Art. Genaueres hierzu ging aus den Informationen auf der Website nicht hervor. In jedem Fall existierte inzwischen eine weltweit sehr erfolgreich agierende Gruppe von CCE-Firmen, an denen die Mutterkongregation zwar noch Anteile hielt, deren Mehrheitsbeteiligungen sie aber an den Börsen der Welt verkauft und damit für das Stammhaus versilbert hatte. Der Anzahl der Unterfirmen nach zu urteilen, musste das Vermögen der Zentrale in Texas mittlerweile stattlich sein. Im Einklang mit den Wünschen der Finanzinvestoren wurde bei dem Verkauf sorgsam darauf geachtet, dass die lokalen Firmenmitbegründer und Sympathisanten der Kongregation langfristig an einflussreicher Stelle in den Tochterfirmen platziert und an ihnen beteiligt blieben. Der Einfluss der Grundidee blieb auf diese Weise garantiert. Zusätzlich zu ihren Aktivitäten in den Bereichen Biotechnologie, Nanotechnologie und pharmazeutischer Industrie lag seit Neuestem ein stark expandierender Schwerpunkt der CCE im Finanzsektor, wo Investmentfonds aufgelegt, verwaltet und vertrieben wurden, die ausschließlich im Sinne der christlichen Lehre in ethisch vertretbare Anlageformen investierten. Dass es sich hierbei um die eigenen Firmen handeln mochte, um so deren Wert noch zu steigern, konnte Sperling nicht verifizieren, doch drängte sich ihm der Verdacht auf. Je weiter er sich einen Überblick verschaffte, umso desillusionierter wurde er. Das hier war ein Gegner, dem er nicht das Wasser reichen konnte, was auch immer ihm einfallen mochte. Er lehnte sich zurück und leerte sein Glas.

Chiara klopfte ihm sachte auf die Schulter und gähnte dezent. »Ich glaube, ich bin langsam müde.«

»Leg dich nur schon hin. Ich brauche noch einen Moment hier. Du musst dich schonen während der nächsten Monate.«

»Ich bin doch nicht krank.« Sie schmunzelte und verschwand, kam noch einmal zu ihm, um sein Glas zu füllen und um ihm einen Kuss auf die Stirn zu geben, und zog sich dann zurück.

Er war erleichtert, jetzt allein zu sein und sich doch in ihrer Nähe zu wissen. Er spürte, dass er sich längst entschieden hatte, dass er mit ihr zusammenbleiben musste, und doch war er noch nicht reif für diesen Schritt.

Er wandte sich weiter dem Internet zu, fand dort, in zahlreiche Sprachen übersetzt, eine Art Pamphlet des

Mitbegründers und Chefideologen der selbsternannten Erderoberer, dem zufolge sich die nach den Kriterien von genetischer Gesundheit, Intelligenz, Erfolgspotenzial und Glaubensfestigkeit Starken in der Gesellschaft durchsetzen müssten und unweigerlich würden. Im Einklang mit den von Gott geschaffenen Naturgesetzen strebten sie der Deifikation entgegen, alle anderen, mit diesem Ideal nicht Kompatiblen, wären über kurz oder lang dem Untergang geweiht. An dieser Stelle wurde es Sperling zu bunt. Seine Erkältung machte ihm zu schaffen, sein Kopf schmerzte, und das Lesen solcher Texte erschien ihm alles andere als gesundheitsförderlich und zudem mehr Ausdruck geistiger Defäkation als göttlicher Inspiration zu sein. Er stellte den Computer aus und kehrte allein vor den Kamin zurück, warf noch einige Holzscheite nach und sah ihnen dabei zu, wie sie lodernd aufflammten, sich in buntem Farbenspiel in ihre Bestandteile auflösten. Sperling mochte Feuer, doch jetzt war sein Anblick unweigerlich mit dem gestrigen Brand und mit dem Tod von Alice kontaminiert. Sie hatte ihn geliebt und ihn, weil es kein Entkommen zu geben schien, in einem dramatischen Finale mit sich in den Tod reißen wollen in der Vorstellung, dass sie dadurch für immer vereint wären. Sie hatten einander kaum gekannt. Und doch hatte sie eine Tür in ein Leben für ihn geöffnet, das er immer nur kurz erahnt, aber nie wirklich gelebt hatte, aus Angst, es sogleich wieder zu verlieren. Was jetzt blieb? Er war zurückgekehrt zu Chiara. Sie war ihm vertraut. Bei ihr hatte er für Augenblicke Nähe gefunden und war dann doch allein geblieben. Würde jetzt alles anders? Er sehnte sich danach, doch er war unschlüssig, war sich nicht mehr sicher, was Wirklichkeit und was Wunschvorstellung war.

Alles, was ist, endet, hatte Frau Erdmannsky ihm prophezeit. Das schien für wirklich alles zu gelten außer für die menschliche Gier und für den genauso menschlichen Größenwahn. Wien war auch darin ein Modell der Welt im Spielzeugformat. Die Stadt war bekannt für ihre korrupten Strukturen, ihre Vettern-, Bundesbruder- und (Partei-)Freundeswirtschaften hinter verschlossenen Türen, um den Anschein zu wahren, konstatierte Sperling resigniert und musste niesen. Er war wütend angesichts seiner Ohnmacht, die dort unüberwindbar wurde, wo die Gegenseite übermächtig war. Mit verstopfter Nase stand er auf, ging sich im Badezimmer schnäuzen, dann zum Fenster, leerte seinen Wein. Bei dem Pärchen war es dunkel. Wahrscheinlich schlummerte es längst eng umschlungen. Sperling fühlte sich erschöpft und doch rastlos. War seine Arbeit nicht eine absurde Donquichotterie? War er nicht wie ein einsamer Irrer, der an den Grundgesetzen der Welt vorbei ein Leben führte, das er so eigentlich gar nicht leben wollte? Missmutig schleppte er sich zu diesen Gedanken, mehr als dass er schritt, in dem prachtvollen barocken Salon auf und ab, beherrscht von nichts anderem mehr als von seiner deprimierenden Einsamkeit. Bot Chiara ihm den Schlüssel, um ihr zu entfliehen? Sie hatten endlich ausgesprochen, was sie einander nie gesagt hatten, und er fühlte sich ihr, trotz der verworrenen Situation, dadurch verbundener als früher, auf andere Weise. Er setzte sich wieder vor den Kamin, doch das Feuer war bereits erloschen. Die Flasche war leer, er beließ es dabei. Marilyn lag in einer Ecke auf einer Wolldecke und schnarchte. Sperling hüstelte, ihm war schwindelig. Er ging ins Schlafzimmer und kroch zu Chiara ins

Bett, die kurz aufwachte und ihm zuflüsterte: »Halte mich fest, ganz fest.«

Die Worte drangen noch vage zu ihm vor, denn er war schon eingeschlafen.

31

Als er am späten Vormittag aufwachte, war er immer noch innerlich gereizt. Er fühlte sich vom nächtlichen Schwitzen verklebt und war zugleich verkatert. Doch seine Erkältung hatte nachgelassen. Seine Stimme kam zurück, war zwar noch belegt, aber nicht mehr vollkommen tonlos. Er fand sich allein in Chiaras Bett, tastete über ihre Seite, die nicht mehr warm war. Sie musste schon vor einiger Zeit aufgestanden sein. Draußen war es neblig. Er blinzelte, erhob sich, fand seine Kleidung nicht und tapste hinaus, suchte die Toilette, dann eine Uhr. Es war bereits nach zehn.

Die Morgensitzung im Dezernat hatte er verpasst, doch seine Krankheit entschuldigte ihn dafür. Zur Sicherheit würde er sich gleich bei seinem Vorgesetzten oder besser noch bei dessen Sekretärin melden. Im Salon wartete ein gedeckter Frühstückstisch auf ihn, auf dem eine Nachricht von Chiara lag. Sie wünsche ihm einen guten Start in den Tag, alles sei für ihn vorbereitet. Die Espressomaschine in der Küche sei bereits mit Kaffee und Wasser gefüllt, er müsse sie nur noch einschalten. Der dem Zettel beiliegende Schlüssel sei für ihn gedacht, damit er unabhängig von ihr in ihrer Wohnung ein und aus gehen könne, kurzum, er solle sich wie zu Hause fühlen bei ihr.

Da hörte er, dass die Haustür aufgeschlossen wurde. Marilyn erhob sich kläffend von ihrem Schlafplatz, um hinzulaufen, und auch er ging in den Flur. Doch nicht Chiara kam dort herein, sondern ihre recht betagte Haushälterin, vor der Sperling nun, nackt wie er war, mit einem flüchtig hingeworfenen Gruß davonsprang, um im Badezimmer zu verschwinden. Nach einer ausgiebigen Dusche wagte er sich wieder hinaus, umhüllt von einem großen flauschigen Badetuch. Der fleißige Geist werkelte in der Küche und nahm keine Notiz von ihm, sodass er sich unbehelligt ankleiden und, so zurechtgemacht, dem Frühstück widmen konnte, das aus frisch gepresstem Orangensaft, Croissants, einer Zeitung und Kopfschmerztabletten bestand. Die Schüssel für den Hund am Boden hatte Marilyn bereits säuberlich geleert. Der Brand am Steinhof stand in den Zeitungsmeldungen an erster Stelle, allerdings wegen der spektakulären Hirnfunde. Etwaige Hintergründe der Katastrophe selbst wurden komplett ignoriert. Schwarzalbs Strategie schien aufzugehen.

Mit einem höflichen Morgengruß auf den Lippen, als sei nichts gewesen, betrat Sperling dann die Küche, um die dort wartende Kaffeemaschine einzuschalten. Auch die geschäftige Bedienerin begrüßte ihn, als sähen sie sich an diesem Tag zum ersten Mal, nahm sich allerdings, keine Widerrede duldend, heraus, ihm den Kaffee im Salon zu servieren. Also kehrte Sperling dorthin zurück, um zu warten, setzte sich tatenlos an die Frühstückstafel und genoss den Blick nach oben in das sich über ihm öffnende Himmelsparadies, das das Gegenbild zu seinem irdischen Leben der letzten Tage verkörperte. Sein Espresso wurde gebracht, er sog dessen Duft ein und trank ihn in einem Schluck, schloss dabei kurz die Augen. Dann stand er auf, um zu telefonieren, bekam Fräulein Ziegler, die unbedarfte Sekretärin des Chefs, an den Apparat, die die Entschuldigung für sein heutiges Fehlen zur Kenntnis nahm, ihm gute Besserung wünschte und ihm gleichzeitig mitteilte, dass auch der Oberst sich aufgrund eines akuten grippalen Infekts für den Tag krankgemeldet und die Kollegin Berndorfer mit der kommissarischen Leitung des Dezernats betraut habe. Sperling war nicht überrascht, dass sein Vorgesetzter seiner Ansteckung vom Vortag erlegen war. Die Last der Verantwortung hinterlässt halt ihre Spuren, dachte Sperling sich. Die führenden Köpfe des Landes waren einem besonderen Gesundheitsrisiko ausgesetzt, hatte es doch sogar schon einen Bundespräsidenten gegeben, der aus psychosomatischen Gründen pünktlich zum Ablauf seiner Amtszeit aus dem Leben und damit rechtzeitig, um Anspruch auf eine große Staatstrauer zu haben, auch aus seiner staatstragenden Rolle dahingeschieden war.

Da er einer neuerlichen Auseinandersetzung mit seiner Kollegin Berndorfer nur wenig Reizvolles abgewinnen konnte und er ja außerdem für den Rest des Tages über einen Krankenstatus verfügte, beschloss er, noch vor seiner Suche nach Albert im Universitätsklinikum, in seiner Wohnung nach dem Rechten zu sehen. Jederzeit, so erwartete er, würden die Häscher Schwarzalbs ausschwärmen und ihm dort auflauern. Er musste achtgeben. Nachdem er sich seinen Mantel übergezogen und der Hausdame nochmals höflich für ihre vorzügliche Freundlichkeit gedankt hatte, brach er mit Marilyn auf in Richtung Schottengasse. Trotz des Nebels war es draußen nicht mehr ganz so kalt, sodass der Schnee zu einem bräunlichen Matsch zusammenschmolz und den Fußgängern ein beinahe tänzerisches Geschick abverlangte, wollten sie nicht knöcheltief in einer der zahlreichen Pfützen versinken. Marilyn war bei diesem Wetter eindeutig benachteiligt und trottete mit eingezogenem Schwanz zitternd ihres Weges, vorbei an Palästen und Ministerien, hier in der unmittelbaren Nähe zur Hofburg. Alles war in diesen Gassen eng miteinander verflochten. Posten und Ämter wurden verschoben, Allianzen geschmiedet und Gegner zu Fall gebracht. Die Intrige zur Unterstützung des einen und zur Vernichtung des anderen war ein probates und legitimes Werkzeug der Macht geblieben. Mit ihr ließ sich an dem einen Stuhlbein sägen und zugleich an dem nächsten zimmern in einem permanent fließenden Gleichgewicht. Das glatte Parkett des Wiener Hofes hatte weiter Bestand, wenn auch oft kleinbürgerlicher, zwang die am Spiel Beteiligten zu einer Kompromissfähigkeit, die sie nicht selten bis an den Rand der Selbstaufgabe trieb. Prinzipiell war jede Form der Zusammenarbeit denkbar, weniger Ideologie als persönliche Zu- oder Abneigung bedingte ihr Zustandekommen.

Zu seiner Erleichterung fand Sperling seine Wohnung unberührt vor, nicht einmal auf seinem Anrufbeantworter war eine Nachricht. Möglicherweise fühlten Schwarzalb und seine Hintermänner sich so sicher, dass sie es nicht für nötig hielten, ihm nachzustellen. Recht hatten sie – vorerst. Doch Sperling traute dem Frieden nicht. Er wechselte seine durchnässten Schuhe und Socken, trocknete Marilyn das Fell, lüftete ein weiteres Mal die Räume wegen des immer noch selbst bei verschnupfter Nase beißenden Gestanks, überprüfte den Inhalt seines Eisschranks, der leer war, versorgte sich mit einer Packung Papiertaschentücher und war schon wieder auf der Straße. Er würde versuchen, in der Ärztekammer mehr über Schwarzalb in Erfahrung zu bringen, hatte er spontan beschlossen. Die Ärztekammer für Wien lag wie alles in der Wiener Innenstadt in Reichweite. So gelangte er trotz seiner Erkältung schon nach wenigen Gehminuten zu dem stolzen Jugendstilbau in der Weihburggasse und trat ein. In dem früher »Untertheilung« genannten Stockwerk, das nun zum ersten Stock mutiert war, lag, wonach er suchte: das Büro des Präsidenten. Eine freundliche Empfangsdame beschrieb ihm den genauen Weg dorthin, und gleich darauf sah er sich der weniger verbindlichen Chefsekretärin gegenüber, deren Versuche ihn abzuwimmeln er erst durch das Zücken seiner Dienstmarke zu besänftigen vermochte, wenn auch nur widerwillig. Er wurde gebeten, Platz zu nehmen, noch befinde sich der Herr Präsident Medizinalrat Doktor Schickel in einer Telefonkonferenz. Sperling wartete an einem kleinen Tisch mit diversen Zeitschriften. Er blätterte lustlos in einigen von ihnen herum und war überrascht, wie sehr Auswahl und Tiefe der dort bearbeiteten Themen denen im Fernsehen glichen, an dessen Dauerbeschallung am Steinhof er sich unweigerlich erinnerte. Er selbst besaß keinen Fernseher, war auch sonst kein Freund der modernen Techniken, vergaß das beruflich notwendige Handy sooft es ging in seiner Wohnung oder auf seinem Schreibtisch im Büro. Jetzt, angesichts der bunten, mit Werbung bestückten Magazine, grübelte er, ob deren dürftiger Informationsgehalt dem Wunsch der Leser entsprach, und wenn ja, was das zu bedeuten haben mochte. Lediglich Marilyn wurde etwas Wasser gereicht.

Schließlich wurde ihm der Einlass gewährt, und er fand sich sogleich wenig wohlwollend von dem korpulenten Arzt gemustert, der sich nur angedeutet zu seiner Begrüßung erhob. Unweigerlich fühlte Sperling sich an seinen Vorgesetzten erinnert. Nicht wegen des äußeren Erscheinungsbilds des Präsidenten, sondern wegen der mehr oder weniger subtilen Mechanismen, mit der er die seiner Position gebührende Autorität in Szene zu setzen suchte.

»Ja bitte? Setzen Sie sich. Was kann ich für Sie tun?«

Sperling folgte der Aufforderung und hatte das eigentümliche Gefühl, dass sein Stuhl niedriger war als der Sessel seines Gegenübers. »Ich bin Kriminalbeamter am Morddezernat und ermittle wegen des Brands am Steinhof. So wie sich die Sachlage abzuzeichnen beginnt, war das Ganze kein Unglücksfall. Mir liegen Hinweise darauf vor, dass im Gesundheitszentrum Nibelheim, und sicher nicht nur dort, eine Forschungspraxis gang und gäbe ist, der es ausschließlich um wirtschaftliche Interessen und nicht um das Patientenwohl geht. Die tragischen Ereignisse der vorletzten Nacht dürften in direktem Zusammenhang damit stehen, waren in gewissem Sinne beabsichtigt und sind nicht einfach nur der Fahrlässigkeit der Spitalsleitung zuzuschreiben.«

»Was soll das heißen? Dass da absichtlich Menschen zu Schaden gekommen sind?«

»Nicht direkt, dafür fehlen mir bislang noch die Beweise, aber …«

»Na also. Worauf immer Sie auch anspielen mögen, alles dort, genauso wie an sämtlichen anderen Forschungseinrichtungen, die mir bekannt sind, entspricht den legalen Vorschriften. Natürlich sind wir, meine Kollegen und ich, heutzutage gezwungen, die Forschung mithilfe finanzieller Unterstützung aus der Industrie aufrechtzuerhalten, da uns von staatlicher Seite an allen Ecken und Enden die Fördermittel gekürzt werden. Zugleich sind wir in der Medizin vermehrt mit wirtschaftlichen Forderungen konfrontiert, etwa der, den viel beschworenen Standort Österreich zu stärken. Aber was mir viel wichtiger ist, wir in Wien blicken auf eine lange medizinische Wissenschaftstradition zurück, und die gilt es am Leben zu erhalten zum Wohle der Menschen in unserer Stadt, das für uns immer an erster Stelle steht.«

Sperling musste niesen, nahm sich ein Taschentuch hervor und schnäuzte sich. »Entschuldigen Sie bitte. Schwarzalb jedenfalls arbeitet im Interesse einer Firma, an der er selbst beteiligt ist. Das an sich ist schon fragwürdig. Doch hinter ihm steht ein Konglomerat einer radikalen amerikanischen Sekte, die …«

»Das reicht mir jetzt aber wirklich. Ihre Unterstellungen sind, gelinde gesagt, eine Unverschämtheit. Professor Schwarzalb ist ein hoch angesehener Wissenschaftler, dessen Verdienste über jeden Zweifel erhaben sind. Andauernd wird der Ärztestand von irgendwelchen dahergelaufenen Neidern wie Ihnen in Misskredit gezogen. Für den medizinischen Fortschritt benötigen wir nun einmal Geld. Dennoch erfolgen sämtliche Experimente, die naturgemäß unerlässlich sind, selbstverständlich und ohne jede

Ausnahme auf der Basis der gesetzlichen Grundlagen und damit innerhalb der von der Gesellschaft festgelegten Rahmenbedingungen.«

»Auch die Lobotomie oder jetzt wieder die Elektroschocks?«

»Sie haben ja überhaupt keine Ahnung, wovon Sie sprechen. Die Elektrokrampftherapie ist erst in diesem Jahr von Neuem ganz offiziell vom Weltverband der Psychiater als absolut indizierte Behandlungsmethode empfohlen worden. Was erlauben Sie sich, einfach hier hereinzuschneien und solche dummen und infamen Ungeheuerlichkeiten von sich zu geben? Ich verbitte mir das. Das Gespräch ist beendet. Ich empfehle mich.«

Unmissverständlich wies der Ärztekammerpräsident Sperling an, den Raum zu verlassen, und griff zum Telefonhörer, um jede Fortsetzung des Gesprächs zu unterbinden. Sperling ärgerte sich darüber, dass er sich zu dieser Diskussion hatte hinreißen lassen. Sein blind aus der Hüfte geschossener Angriff war gründlich ins Leere gegangen. Wieder einmal war für ihn nicht nachvollziehbar, wie viel von dem, was er zu hören bekommen hatte, selbst wenn es kaum zu glauben war, dennoch wahr sein mochte. Ratlos und mit dröhnendem Kopf ging er hinaus.

Lediglich die freundliche Dame von der Rezeption grüßte ihn zum Abschied. »Auf Wiedersehen. Haben Sie sich zurechtgefunden?«

»Danke, ja, ich glaube sogar mehr, als mir lieb ist.«

Zu Fuß durch das Stiegenhaus, vorbei an dessen eingelegten bunten Glasfenstern mit ihren schmuckvollen Fruchtornamenten, gelangte er zurück auf die nasskalte Straße.

32

Er würde Marilyn auf dem Weg zur Universitätsklinik in Chiaras Wohnung absetzen, da ihr als Hund zu dem riesigen Klinikkomplex kein Zutritt gestattet war. Auch war er hungrig, und Chiaras Hausdame hatte bestimmt etwas zu essen vorbereitet. Er stapfte durch den graubraunen matschigen Schmutz, der ihn nach der unergiebigen Audienz jetzt weniger störte, weil er ihm ehrlicher vorkam als der schöne Schein jungfräulich gefallenen Neuschnees, eher den Zustand der Wirklichkeit zu repräsentieren schien. Wer die Macht hatte, besaß die Wahrheit, verfügte über die notwendigen Mittel, sie in der ihm genehmen Weise zu definieren, konnte selbst historische Abläufe, im Kleinen wie im Großen, nach eigenem Gutdünken rückwirkend manipulieren.

Resigniert wurde Sperling nur zu bewusst, dass er gegen das Machtzentrum der mysteriösen Sekte nicht das Geringste bewirken könnte. Doch ihren verlängerten Arm hier in seiner Stadt, zumindest den wollte er zu Fall bringen, auch wenn er bislang mit leeren Händen dastand. Die seine Entführung betreffenden Beweise waren dem Brand zum Opfer gefallen, die Website Lapinskys war gelöscht worden. Indizien auf mutmaßliche Menschenversuche am Steinhof waren einem Verbrennungsofen und einer geschickt erfundenen Umdeutung anheimgefallen, und zugleich fehlte ihm jede Vorstellung davon, wo die Grenzen zu ziehen waren zwischen Erfindung und Wahrheit und zwischen kriminellen Machenschaften und legaler Forschungspraxis. Das hatte ihm der Ärztekammerpräsident eindrücklich vor Augen geführt.

Sperling hatte gerade den Neuen Markt überquert, war durch die Plankengasse zur Spiegelgasse gelangt, drehte sich irritiert um. War ihm der Mann im Lodenmantel dort vorne nicht schon vorhin begegnet, war der ihm auf den Fersen? Er musste auf der Hut sein, durfte auf keinen Fall seinen Unterschlupf preisgeben und damit womöglich Chiara und das Kind in Gefahr bringen, das Kind, das auch das seine werden würde, unabhängig davon, ob er der Vater war oder nicht. Kurz entschlossen änderte er seine Richtung, entschied sich dazu, auswärts eine Kleinigkeit zu essen, und steuerte über den Graben das »Schwarze Kameel« an. Er und vielleicht eher noch sein Hund waren Stammgäste dieses Traditionshauses. Außerdem besaß es einen versteckten Hinterausgang zur Naglergasse hin, bot so bei Bedarf eine unauffällige Fluchtmöglichkeit. Sperling genehmigte sich einige der mit dem berühmten Beinschinken belegten Brötchen, während Marilyn als Geschenk des Hauses brotlose Schinkenscheiben auf feinstem Cellophanpapier serviert bekam. Er zahlte und ließ sich dann von der Wirtin die normalerweise verschlossene Hintertür öffnen, um sicherzustellen, dass niemand ihm folgte. Schnurstracks ging er auf direktestem Weg zu Chiaras Wohnung in der Herrengasse und setzte Marilyn dort ab. Bevor er das Palais wieder verließ, vergewisserte er sich, dass niemand ihm auflauerte, schien beruhigt, doch bereits nach kurzer Zeit war er wieder verunsichert. Überall fielen ihm auf einmal Männer in Lodenmänteln auf. Welche von denen ihm heute bereits begegnet sein mochten, ihm möglicherweise auf Schritt und Tritt folgten, er konnte es nicht sagen, war nervös.

Der Ärztekammerpräsident hatte gleich zum Telefonhörer gegriffen, als er ihn hinausbeordert hatte. Ob er mit Schwarzalb Rücksprache gehalten hatte, womöglich selbst in fragwürdige Aktivitäten verwickelt war? Sperling fühlte sich gehetzt, überall sah er auf einmal potenzielle Verfolger. Drohte er, selbst dem Wahnsinn zu verfallen? Seine Schritte beschleunigten sich, er wurde immer schneller, rannte fast, wollte am Schottentor eine Straßenbahn nehmen, lief dann aber doch hinab zur U-Bahn, erwischte gerade noch vor der Abfahrt einen Zug. Zischend schlossen sich die Türen. Nein, bis hierher konnte ihm keiner nachgeeilt sein. Doch als er bei der nächsten Station umsteigen und daher warten musste, war er sich schon nicht mehr sicher. Neben ihm telefonierte tuschelnd ein Lodenmantelträger, blickte kurzzeitig zu ihm herüber. Vielleicht waren mehrere hinter ihm her, lauerten ihm auf, sprachen sich ab. Auch dieser Mann stieg ein, als die Bahn eintraf. Sperling rückte im Abteil ganz nach hinten durch. Der mit dem Telefon blieb, wo er war. Am Gürtel, der Außenringstraße Wiens, als Sperling in die Hochbahnlinie Richtung Klinikum überwechseln musste, stand er jedoch plötzlich wieder am Bahnsteig, nur wenige Meter entfernt, wie aus heiterem Himmel. Sperling ließ ihn nicht aus den Augen. Der Zug kam, beide nahmen ihn, doch Sperling sprang gleich an der nächsten Haltestelle ab. Als er jedoch entdeckte, dass der mit dem Lodenmantel ebenfalls ausgestiegen war, riss er kurz entschlossen direkt vor der Abfahrt mit Gewalt eine Tür auf und zwängte sich hinein in den Wagen. Der andere blieb draußen und telefonierte weiter. Sperling atmete auf, doch die Ungewissheit machte ihm zu schaffen. Er konnte seiner eigenen Einschätzung nicht mehr trauen, die Grenze zwischen Realität und Einbildung verschwamm.

Dann, am Ziel seiner Fahrt, der in der Mitte des Gürtels erhöht gelegenen Haltestelle des Universitätskrankenhauses, lungerten gleich mehrere ihm verdächtig erscheinende Gestalten herum, taten so, als hätten sie nichts zu tun. Er konnte unmöglich vor jeder von ihnen davonrennen und schloss sich nervös dem Menschenstrom an, der auf den vorderen der beiden gigantischen Spitalstürme zustrebte. Deren Inneres war eine Welt der Kranken und Invaliden, eine überdimensionierte Reparaturwerkstätte für Menschenmaterial, eingepfercht in zwei riesige Raumschiffe, bei deren Bau mehr Geld in undurchsichtigen Kanälen versickert war als je zuvor bei einem Projekt der Stadt. Zielstrebig steuerte Sperling einen im Foyer des Krankenhauses gelegenen Supermarkt an, wollte sich zur Beruhigung Schnaps kaufen. Die Schlange an der Kasse war lang. Es wimmelte auch hier von Kranken und Krüppeln jedweder Nationalität und Herkunft. Zusätzlich zu seinem hochprozentigen Therapeutikum erstand Sperling eine Packung Pfefferminzkaugummi, um trotz der kräftigen Schlucke, die er sich gleich nach dem Verlassen des Geschäfts genehmigte, seinen Atem frisch zu halten. Die kleine Flasche mit einem Rest darin versteckte er in der Innentasche seines Mantels.

Er kam ein wenig zur Ruhe und versuchte nun, sich in der in jeder Hinsicht künstlich gehaltenen Umgebung zu orientieren. Das Erdgeschoss war als Ebene fünf festgelegt worden, frei nach der mathematischen Gleichung null ist gleich fünf. Trotz intensiven Studiums des Lageplans sämtlicher Abteilungen fand Sperling keinen Hinweis auf die psychiatrische Klinik, wandte sich schließlich

Hilfe suchend an den am Informationsschalter ausharrenden Portier, der ihm wie ein Abbild des ihm unfreiwillig vertrauten Pflegers Herrmann erschien. Mit seiner Frage nach der Psychiatrie wurde Sperling sogleich in eine vorgefertigte Schublade gesteckt, das signalisierte ihm die Mimik des körperlich Kräftigen unmissverständlich. Doch er bekam die gewünschte Wegbeschreibung. Er hätte sich denken können, dass die Psychiatrie außerhalb, in einem eigenen Gebäude, untergebracht war. Das matte Tageslicht befand sich bereits wieder auf dem Rückzug.

Am Eingang zu dem schlichten Betonbau der psychiatrischen Klinik überfiel Sperling eine lähmende Beklemmung. Die Erlebnisse der letzten Tage waren ihm mit dem Betreten psychiatrischen Territoriums wieder unmittelbar gegenwärtig. Und doch war hier alles anders als am Steinhof. Der dort typische Geruch fehlte, eine aufdringliche Sauberkeit strahlte ihm entgegen, als sei gerade frisch gestrichen oder zumindest gründlich desinfiziert worden. Die hell gehaltenen Stationsräumlichkeiten suggerierten entspannte Ruhe, und die Krankenschwester, die auf Sperling zutrat, ihn freundlich begrüßte und ihn säuselnd nach dem Grund seines Kommens fragte, war so betont liebenswert, dass er unversehens zu rätseln begann, was für eine beglückende Medizin sie wohl eingenommen haben müsse.

Er suche nach einem Patienten namens Albert, der nach dem Brand am Steinhof hierher verlegt worden sei, wolle ihm einen Besuch abstatten. Sie teilte ihm mit, dass der von ihm Gesuchte sich ebenso wie die weiteren nach der Katastrophe übernommenen Patienten auf der Nachbarstation in der Abteilung von Professor Gibichinsky befinde. Auch dort herrschte eine Atmosphäre betulicher Verbindlichkeit, und Sperling kam es vor, als sei er in eine Traumwelt eingetreten. Selbst der Nazi, das erste ihm bekannte Gesicht, das er hier antraf, saß lammfromm in einem Sessel an einem Tisch und schwieg friedlich vor sich hin. Der Gezähmte erkannte ihn nicht. Sperling mutmaßte, dass jeder hier unter Glückspillen stand oder dass sie dem Trinkwasser etwas beimischten.

Albert hatte ein Einzelzimmer, zu dem Sperling von einer beinahe schon bildhübschen Schwesternschülerin persönlich hingeleitet wurde. Nachdem sein Klopfen unbeantwortet blieb, trat er ohne Aufforderung ein. Der Schauspieler schlief bei gedämpftem Licht, bis zum Kinn verhüllt von einer säuberlich glatt gezogenen Bettdecke, atmete leise und regelmäßig. Sperling räusperte sich, berührte den Schlummernden dann sachte an der Schulter, und der schlug die Augen auf.

»Du bist auch da?«

»Nur zu Besuch. Ich wollte sehen, wie es dir geht, nachdem ich erfahren habe, dass du hier gelandet bist.« Sperling war überrascht, wie sehr er sich dem in weiße Laken gehüllten Mimen verbunden fühlte, und dessen »Du« wie selbstverständlich erwiderte.

Der flüsterte, mit ängstlich weit aufgerissenen Augen: »Sie behalten mich hier. Ich darf bleiben, wenn ich Ihre Tabletten nehme. Aber … ich verliere den Kontakt zu ihnen, zu meinen Göttern. Die größte Mühe geb ich mir doch, mein heimliches Sinnen heuchelnd zu bergen, aber die Ärzte haben mich in ihrer Gewalt. Und jetzt …« Er begann zu weinen. Unvermittelt kullerten Tränen über seine Wangen, perlten glänzend herab und benetzten sein Laken. Mit seinen zittrigen Händen ergriff er Sperlings Arm. »… schicken sie mich in den Elektroschock, schon morgen. Sie haben gesagt, entweder ich willige ein oder ich bin unbehandelbar und muss gehen. Den Nazi haben sie schon geschockt. Ich habe solche Angst. Bitte hol mich hier raus!«

Alberts Verzweiflung berührte Sperling. Wie ein Stich befiel ihn plötzlich die Angst, man könne auch ihn wieder in der Psychiatrie festhalten. Womöglich arbeitete Schwarzalb mit seinem Kollegen Gibichinsky an der Universität zusammen, vielleicht steckten sie alle unter einer Decke, Gibichinsky, Schwarzalb und Schickel, der Ärztekammerpräsident. Sperling blickte zur Tür, rang nach Luft, riss sich zusammen. »Warum gehst du denn nicht, oder halten sie dich fest?«

»Ich habe doch keinen Platz. Ehe ich mich auf die Straße setzen lasse wie Kassandra, muss ich lieber zustimmen, einverstanden sein mit dem, was auch immer sie von mir wollen. Wie soll ich denn leben ganz allein?«

»Aber ist es hier nicht wenigstens besser als am Steinhof? Sagtest du nicht, da seien Experimente im Gange, an Menschen, unten in den Labors?«

»Die Götter, die haben mir das berichtet, die irren sich nie. Doch jetzt in diesen Betonmauern verliere ich die Verbindung zu ihnen, ich bin auf einmal so einsam, ich halte das nicht aus! Ich kann so nicht mehr weiter.« Er schluchzte jämmerlich.

Sperling setzte sich zu ihm auf die Bettkante, legte ihm die Hand auf die Schulter. »Auf wessen Seite hast du eigentlich gestanden oben am Steinhof?«

»Auf meiner eigenen, so wie wir alle. Bitte, nimm mich mit dir, fort von hier, ich habe solch furchtbare Angst.«

Sperling ging die Hilflosigkeit des zierlichen Mannes nahe, zu gut kannte er sie selbst. Doch er konnte ihm nicht helfen. Und gegen Schwarzalb hatte er nichts in Erfahrung gebracht. Er sollte verschwinden, so schnell es ging, entschied er resigniert. Als er sich erhob, um zu gehen, begann der Mime zu stammeln, immer schneller vor sich hin zu plappern mit irr flirrendem Blick: »Ich will heim … zu meiner Mutter … ich sehe sie wieder, wie sie selig, hehr und milde wandelt durch des Meers Gefilde. Auf wonniger Blumen lichten Wogen kommt sie sanft ans Land gezogen. Sie lächelt mir Trost und süße Ruh, sie führt mir die letzte Labung zu …«

Sperling sah ein, dass von dem Zerbrechenden keine brauchbare Aussage zu erhalten war. Selbst wenn der etwas wusste, und davon war Sperling keineswegs mehr überzeugt, würde er kaum imstande sein, das glaubhaft zu vermitteln. Es fiel ihm schwer, doch Sperling überließ den Schauspieler seinem bedauernswerten Schicksal, gefangen im Vakuum zwischen Irrsinn und Wahrheit, und schlich aus dem Zimmer. Er kam sich feige dabei vor.

33

Sperling verabschiedete sich von niemandem auf der Station, entschwand einfach unbeachtet und nahm sich draußen eines der dort wartenden Taxis. Er vergewisserte sich mehrfach, dass der Wagen nicht verfolgt wurde. Bald war er der erdrückenden Düsternis der Gürtelgegend entkommen, lehnte sich auf der Sitzbank zurück und leerte die Schnapsflasche bis auf den Grund, hatte, als der glitzernde Ring in Sichtweite kam, das erleichternde Gefühl, wieder in die Welt zurückzukehren, in der er sich auskannte. Er ließ sich von dem Fahrer an der Freyung absetzen, um das letzte Stück zu Fuß zu gehen. Die neblige Kälte zog ihm unter die Haut, als er das warme Taxi verließ. Er kam am Palais Kinsky vorbei, wo die Veranstaltung der CCE Neuroscience für den Abend auf einer kleinen Tafel angekündigt war, und fasste spontan den Entschluss, dort als Überraschungsgast aufzukreuzen. Selbst wenn sein Erscheinen nicht gerade risikoarm war, er durfte keine Gelegenheit auslassen, doch noch etwas gegen Schwarzalb und dessen Hintermänner in Erfahrung zu bringen. Zur Absicherung würde er Chiara mitnehmen. Oder sollte er sich verkleiden, sich einen falschen Bart ankleben, sich womöglich als Kellner unter die Leute mischen? Das war nicht seine Art. Außerdem hatte er den Überraschungseffekt auf seiner Seite.

Er passierte jetzt die Zeitungsredaktion, bei der ein Freund von ihm arbeitete. Alles hier in der Inneren Stadt lag in unmittelbarer Nähe zueinander, bot eine komplette

Infrastruktur auf kleinstem Raum. Die zu nutzen, war eine seiner Stärken, machte er sich Mut. Kurz bevor er das Hoftor zu Chiara erreichte, stellte er noch einmal sicher, dass er nicht beschattet wurde, schlüpfte dann hinein und hastete die Stiegen hinauf bis vor ihre Tür. Dort angekommen, war er außer Atem. Seine von Tabletten, Kaffee und Alkohol in Schach gehaltene Erkältung machte sich bemerkbar. Er schloss auf, trat ein und stolperte beinahe über einen Kinderwagen, fragte sich unweigerlich, ob er sich in der Wohnung geirrt hatte. Doch Marilyn sprang ihm entgegen, und aus einem der hinteren Räume rief Chiara: »Bist du es?«

»Ja, ich bin zurück. Aber was ist denn das alles hier?«

»Ein Kinderwagen. Ich habe damit begonnen, erste Besorgungen zu machen.« Sie kam ihm entgegen.

»Ich besitze nichts mehr von früher und muss mir alles neu zusammenstellen. Die Zeit verstreicht schneller, als man denkt.«

»Ach so … ja.«

Sperling fühlte sich überrumpelt. Gerade erst hatte er sich dazu durchgerungen, dass er das Kind als das seine annehmen würde, auch wenn er nicht der biologische Vater sein sollte. Das war eine abstrakte Entscheidung, die erst in einigen Monaten Konsequenzen nach sich zöge, und schon standen hier vor ihm konkrete Belege dafür, dass sich sein Leben drastisch verändern würde, und überforderten ihn.

»Mit der Kleidung muss ich noch warten, bis ich weiß, was es wird. Ich war heute beim Ultraschall, und dort war noch nichts Eindeutiges zu sehen, aber das ist unerheblich. Es ist ja gerade erst einmal zwei Monate alt. Schau dir die Bilder doch an, sie liegen im Salon.«

»So? Äh, ja.«

Er tat, wie ihm geheißen, und betrat den die stolze Pracht von Generationen repräsentierenden Raum, wo auf der Anrichte eine Reihe kleiner Blättchen mit Schwarz-Weiß-Bildern lag. Zu seiner Enttäuschung war aus den unscharfen Bildern nichts über die ungeklärte Abstammung des zukünftigen Familienmitglieds zu erfahren. In grauen Nebelschwaden war schemenhaft ein kleines eher lurchartiges Wesen mit großem Kopf und einem Schwanzzipfel am Steiß zu erkennen.

»Ist denn alles in Ordnung mit ihm?«

»Ja, es ist alles bestens. Sei ganz unbesorgt.«

Eigentlich hatte er ihr jetzt bei seiner Rückkehr eröffnen wollen, dass er sich längst für sie und für das Kind entschieden hatte, doch er legte irritiert die Blättchen an ihren Platz zurück und verschwand im Bad, fand, er müsse sich rasieren und für den Empfang der CCE Neuroscience zurechtmachen. Nachdem er sich ausgezogen hatte, blickte er sich ratlos im Spiegel an, hatte plötzlich den Eindruck, dass sein Gegenüber dort mit dem Antlitz des weißlich grauen Zwergs von dem Ultraschallbild verschwamm. Erschrocken trat er einen Schritt zurück, tauchte dann sein Gesicht in kaltes Wasser, duschte heiß und ausgiebig, rubbelte sich mit einem Handtuch von oben bis unten ab und begann anschließend, sich in aller Sorgfalt zu rasieren, so als schäle er dabei Zug um Zug, mit dem von seinem Spiegelbild verschwindenden Rasierschaum, aus dem eigenartigen, fremden Mischwesen sein ihm vertrautes Selbstbild wieder heraus. Als er fertig war, fühlte er sich besser, nahm noch einmal zwei Schmerztabletten ein, um seinen Kopf besänftigt zu halten, warf sich einen Morgenmantel über und ging in die Küche, wo Chiara vertieft in einen Berg von Katalogen mit Umstandsmode und Babykleidung am Tisch saß. Sie schaute auf, lächelte ihn an und konzentrierte sich dann weiter auf ihr suchendes Herumblättern. Er bereitete sich einen Espresso zu, bot ihn ihr an, doch sie lehnte höflich dankend ab. So nahm er selbst die kleine Tasse, trank sie langsam aus und sah dabei der werdenden Mutter bei ihrem Nestbau zu, trat von hinten an sie heran und legte behutsam seinen Arm um sie. »Ich habe es mir überlegt, ich bin bereit.«

Sie schmiegte ihre Wange an seine Hand und flüsterte ihm zu: »Das habe ich doch gewusst. Ich freue mich für uns.« Zärtlich gab sie ihm einen Kuss auf die Hand.

»Ich muss gleich ins Palais Kinsky zu einer Veranstaltung. Würde es dir etwas ausmachen mitzukommen? Ich brauche dich dort als meinen Bewacher.«

Sie blickte zu ihm auf, als wolle sie damit sagen, dass sie diese Aufgabe durchaus passend finde, hätte er nur immer schon auf sie gehört. »Das ist gar kein Problem. Ich werde in den kommenden Monaten sicher auf jede sich bietende Veranstaltung gehen, denn nach der Geburt werde ich für eine Weile aus dem Rennen sein.«

Sie lachte gelöst, wirkte dabei auf eine tiefe Weise zufrieden mit sich und der Welt.

»Es geht dort um diese Sektenfirma, die machen heute Abend eine Informationsveranstaltung. Ich muss Material gegen die sammeln, irgendwie an die entscheidenden Leute herankommen, sie zu fassen kriegen. Mich kennen die schon, und sie wissen, dass ich ein Problem für sie darstelle, aber du bist ihnen unbekannt und musst das auch in jedem Fall bleiben, damit du nicht in Gefahr gerätst. So ganz wohl ist mir bei dieser Sache nicht, aber ich weiß im Moment keine Alternative. Wir gehen getrennt hinein, wenn wir dort angekommen sind. Falls etwas sein sollte, hast du ja dein Handy, um unauffällig Hilfe zu rufen.«

Trotz einer berechtigten Skepsis ließ sich Chiara durch seine Schilderung nicht aus der Ruhe bringen. In ihrem Zustand war sie durch nichts zu erschüttern.

34

Nachdem sie sich passend angekleidet hatten und den kurzen Weg bis zur Freyung spaziert waren, trafen sie bei dem jetzt festlich erleuchteten Palais ein, das zu den prächtigsten der Stadt gehörte. Chiara war dort in ihrer Kindheit gelegentlich zu Gast gewesen, doch die Fürstenfamilie Kinsky hatte das Gebäude in den 80er-Jahren verkaufen müssen. Erst nach einem Jahrzehnt mehrfacher Besitzerwechsel war es an einen reichen Investor gelangt und, ohne Aufwand zu scheuen, detailgetreu renoviert worden. Seither gehörten die Prunkräume zu einer der ersten Adressen für repräsentative Feiern. Allein schon der Weg hinauf zu ihnen bot dem Besucher eine überwältigende Steigerung barocken Kunstgenusses. Zwischen zwei das Eingangsportal und damit die Macht fürstlicher Größe auf ihren Schultern tragenden Karyatiden trat man ein in das von einer weißen Kuppel mit zahllosen, die Insignien militärischer Triumphe präsentierenden Putti überdachte Tor zum ersten der beiden Innenhöfe des Palais, gelangte linker Hand über eine mit rotem Teppich ausgelegte und von durchbrochenen Sandsteingirlanden begrenzte, von Statuen, Säulen, goldenen Lustern und Spiegeln geschmückte Prunkstiege hinauf ins erste Stockwerk, von wo aus der Weg in das im zweiten Geschoss gelegene Piano nobile den Blick freigab auf ein riesiges, von einer Balustrade umzogenes Deckenfresko, das einem suggerierte, man wandele geradewegs in den Himmel hinein. Alles strebte einer anderen Welt über den Wolken zu, auch hier. Was nur alle dort wollten, fragte Sperling sich, als er jetzt an der Seite Chiaras gemessenen Schritts der Abendveranstaltung entgegenstieg.

Gegenüber der jungen Dame, die die eintreffenden Gäste am Eingang in die Festsäle kontrollierte, gab Sperling sich als Doktor Vartan und Gattin aus. Seine Frau habe sich erst kurzfristig zu einer Teilnahme an der Präsentation entschieden, aber das sei doch hoffentlich kein Problem.

»Natürlich nicht, Herr Doktor. Darf ich Ihnen unsere Informationsbroschüre überreichen? Ich wünsche Ihnen und Ihrer Frau Gemahlin einen angenehmen Abend.«

Chiara und er gingen wie vereinbart getrennt hinein. Sie würde ihn von nun an aus sicherer Distanz im Auge behalten. Hostessen schwirrten umher und verteilten großzügig Sekt und andere Getränke. Sie waren offenbar nach ihrer adretten Erscheinung ausgewählt worden. Sperling war froh, dass er nicht der Idee, sich als Kellner auszugeben, gefolgt war. Er nahm sich ein Glas, das schnell geleert war, und gleich noch eines, stellte sich in eine Ecke, blinzelte kurz zu Chiara hinüber, die sofort einen ihr bekannten Gesprächspartner gefunden hatte, und blätterte in der auf Hochglanzpapier gedruckten Broschüre, in der Sinegladium®, ein neues Medikament gegen Schizophrenie, angepriesen wurde, dessen Wirkungs- und Nebenwirkungsspektrum so viel versprechend seien, dass es das Potenzial habe, sich in kürzester Zeit zum Marktführer zu entwickeln. Entsprechend fand sich im zweiten Teil des Prospekts ein Angebot zur Zeichnung junger Aktien an der CCE Neuroscience Austria, der die exklusiven Rechte an dem Mittel für ganz Europa gehörten.

Zum Sekt wurden nun kunstvoll kreierte Brötchen mit Hummer, Lachs, Shrimps, Pasteten und vielem mehr gereicht. Das war der Vorteil von Geschäftsempfängen in Wien, dass man reichlich zu essen bekam. Bei privaten Einladungen konnte es einem anders ergehen. Es gab Gastgeber, deren Veranstaltungen das geflügelte Wort vorauseilte, man werde verhungern, wenn man dort nicht schon gesättigt oder mit heimlichen Reserven an Ess- und Trinkbarem in den Manteltaschen erschien. Sperling griff beherzt zu, trank weiter und schlenderte dabei durch die prunkvollen Salons des Palais. Im früheren Chorgestühl des Pressburger Doms, das verschwenderisch den Speisesaal zierte, saßen nebeneinander Schwarzalb und der Ärztekammerpräsident in ein Gespräch vertieft. Das würde wohl die einzige Anspielung auf den religiösen Hintergrund der Firma bleiben, dachte sich Sperling. Beide trugen Anstecknadeln am Revers, gaben sich als Mitglieder eines Clubs, wahrscheinlich desselben, zu erkennen. Sperling wollte nicht so nahe an sie herantreten, dass er sich hätte vergewissern können. In jedem Fall waren die beiden modisch eher den in Blazer und Krawatten gehüllten Investmentbankern zuzurechnen als der Gruppe der Psychiater mit ihren Rollkragenpullovern in schwarzen oder grauen Jacketts. Im Hintergrund spielte Klaviermusik, ein Auszug aus dem Tristan. Als Sperling den ovalen Festsaal betrat, wo Stuhlreihen auf den späteren Vortrag hindeuteten, schnappte er eine Konversation zweier schwarz Gekleideter auf.

»Was halten Sie von der Wiedereinführung der Elektrokrampftherapie?«

»Shocking, isn't it?«

Die beiden kicherten und prosteten sich zu. Überhaupt wurde viel gelacht. Sperling hatte in der Ärztekammer beim Blättern in den einschlägigen Zeitschriften gelesen, es mochte im Selbsthilfemagazin für Fernsehsüchtige gewesen sein, dass neben der Licht- nun auch die Lachtherapie zur Behandlung von Depressionen propagiert wurde. Die Witzelsucht, das Bedürfnis den anderen pausenlos zu erheitern, schien in Wien verbreiteter zu sein als anderswo. Mit kindischer Freude wurden Pointen aus dem Hut gezaubert, dem Gegenüber präsentiert und im selben Moment schon losgegluckst, sodass der andere sich, selbst wenn er den Witz nicht verstanden hatte, zum Mitlachen genötigt sah. Je mehr Gläser geleert wurden, desto lebhafter tobte das gegenseitige Erheitern. Bei Sperling jedoch hatte der Alkohol am heutigen Abend die gegenteilige Wirkung. Ihm war zuwider, dass alles seinen gewohnten Gang ging. Er hatte die Psychiatrie, ihre dumpfe Enge und vor allem den Tod von Alice noch nicht überwunden. Die Art, wie sie in den Selbstmord getrieben worden war, kam für ihn einem Mord gleich, und der durfte nicht ungesühnt bleiben.

Es wurde um Aufmerksamkeit gebeten, die Präsentation im ovalen Saal beginne in wenigen Minuten. Folgsam strebte alles den ordentlich gereihten Sitzen entgegen und ließ sich weiterschwatzend nieder. Auch hier im Festsaal war die Decke von einem Himmelsfresko überzogen, dessen Figuren im tausendfach gebrochenen Licht des riesigen Kristalllusters mit Leben erfüllt schienen. Sperling wartete ab, bis Chiara einen Platz gefunden hatte, und setzte sich dann entfernt von ihr neben eine Endvierzigerin, die ihre unkonformistische, feministisch humanistische Grundhaltung durch ihre betont rote Haarfarbe zur Schau stellte. Er selbst wollte nicht auffallen, und doch brodelte es in ihm.

Zur Eröffnung sprach der Ärztekammerpräsident, fand lobende Worte für den Chefarzt, dessen vielfältiges Engagement nicht nur den Universitätsplatz Wien und den Wirtschaftsstandort Österreich bereichert habe, sondern den auch sein selbstloser Einsatz für die ethischen Grundprinzipien ärztlichen Handelns auszeichne. Seine spontane Reaktion auf den »grauslichen Fund« in den Kellern seiner Klinik habe das erst heute wieder belegt. Vor diesem Hintergrund sei es keine Überraschung, dass der »ehrwürdige Primar Professor Schwarzalb, mein lieber Freund Richard« soeben zum Leiter der Ethikkommission der Ärztekammer berufen worden sei, wozu er ihm herzlich gratuliere. Der Applaus im Saal hielt sich in Grenzen. Sperling war übel. Schwarzalb grinste geehrt und ergriff dankend das Wort.

Untermalt von diversen Kurven auf Overheadfolien stellte er die medizinische Überlegenheit des jüngst auf den Markt gekommenen atypischen Neuroleptikums Sinegladium® heraus. In kürzester Zeit werde es sich als Standardmittel zur Behandlung von Schizophrenie etablieren, dessen sei er sich gewiss, und, vergleichbar mit der Einführung der Antibiotika in der Infektionsbekämpfung, einen weiteren Beleg dafür liefern, dass die pharmazeutische Industrie schon immer das Wohl der Menschen als ihr zentrales Anliegen betrachtete. Jüngste Gerüchte in Wissenschaftskreisen über eine alternative Therapie der Schizophrenie hätten sich bedauerlicherweise als irreführendes Wunschdenken erwiesen. Sperling musste unweigerlich husten, wollte aber gegenüber Schwarzalb jede Aufmerksamkeit vermeiden und ließ daher die bunte Broschüre aus seinen Händen auf den Boden gleiten, um sich nach ihr zu bücken. Sein Hustenanfall wurde nicht beachtet.

Der Chefarzt fuhr fort, das Mittel anzupreisen, jetzt nicht mehr als medizinische Wunderwaffe, sondern als lukratives Investment. Was spräche schließlich dagegen, dass Ärzte selbst einmal am Profit der von ihnen verordneten Arzneien beteiligt würden, anstatt diesen immer anderen zu überlassen? »Investieren Sie in Ihre eigene Arbeit und verschreiben Sie!«, war sein Aufruf. Seit die CCE Neuroscience neben weiteren Tochterfirmen der CCE Holding in die maßgeblichen Listen für ethisch unbedenkliche Investments aufgenommen worden sei, hätten diverse Ethikfonds die Aktie gezeichnet, was deren Kursverlauf eindrucksvoll widerspiegele. An dieser Stelle sprang noch einmal der Ärztekammerpräsident ein, um mitzuteilen, dass auch der Wiener Wohlfahrtsfonds sich im Rahmen der aktuellen Kapitalerhöhung bei der CCE Neuroscience engagieren werde. Das war ein Argument, denn für die Wohlfahrt war man in Wien bereit, sein letztes Hemd zu geben. Sperling empfand die Verlogenheit, mit der dieser in seinen Augen eiskalte profitgierige Mörder sich ethischer Errungenschaften brüstete, als immer unerträglicher. Besessen rotierten seine Gedanken auf der Suche nach einem Weg, das bizarre Lügentheater zu sabotieren. Selbst wenn ihm wegen fehlender Beweise die Hände gebunden bleiben sollten, wollte und würde er sich nicht damit abfinden, dass dieser Verbrecher sein perverses Spiel fortsetzte, das schwor er sich.

Mit der einsetzenden Diskussion, fand er, bot sich eine Gelegenheit zu einem ersten Nadelstich gegen den edel verkleideten Zwerg, um dann …, ja, um dann was? Hinter vorgehaltener Hochglanzbroschüre tuschelte Sperling seiner rothaarigen Sitznachbarin zu: »Ich verstehe nicht, wie die sich auf ethische Prinzipien berufen. Denen geht es doch nur um den Profit, und die Patienten haben zu schlucken, was sie verabreicht bekommen.«

Die Angestachelte pflichtete ihm engagiert bei und ergriff sogleich voller innbrünstiger Entrüstung das Wort, während Sperling sich notdürftig hinter seiner aufgeklappten Informationsschrift versteckt hielt. Bedauerlicherweise wurde die Streitsüchtige gekonnt mit dem Argument in die Schranken verwiesen, dass selbstverständlich die Hilfe für Schwerkranke moralisch über jeden Zweifel erhaben sei und dass marktwirtschaftliche Instrumente von staatlicher Seite festgelegt und daher nicht zu vermeiden seien. An erster Stelle stehe jedoch immer das Wohl »unserer Patienten«.

Sperling gab nicht auf und startete einen neuerlichen Versuch, die Rothaarige aufzuwiegeln. »Durch das Medikament werden die Kranken automatisch alle kastriert, das verschweigen sie hier. Dahinter steht eine radikale Sekte aus den USA.«

»Ach, spinnen Sie doch nicht herum«, wurde er brüsk zurechtgewiesen.

Enttäuscht über diese Zurückweisung ließ er andere weiterdiskutieren und bastelte in Gedanken an einer Strategie gegen den psychiatrischen Chefarzt. In dessen Welt war er ihm fraglos unterlegen, also musste er ihn herauslocken aus seinem üblichen Umfeld, hinein in ihm unvertrautes Terrain. Am besten müsste er ihn allein zu fassen kriegen. Sperling war voller Hass, spürte, wie er ihm brodelnd in den Adern floss und seinen Wunsch auf verbotene, primitive Rache anfeuerte. War denn, wenn die bestehenden Gesetze nicht zu Gerechtigkeit führten, seine Rachsucht wirklich so verwerflich?

Nach dem Ende der Diskussion wurden Canapés und gehaltvolle Getränke gereicht. Alles stand auf, scharte sich um die hereineilenden Tablettträgerinnen und langte von Neuem zu. Sperling trank wieder Sekt, bedeutete Chiara mit einem Kopfnicken aus der Distanz, ihn draußen zu treffen, und ging voraus. Wenig später war sie bei ihm.

»Na, wie mache ich mich?«

»Ganz ausgezeichnet. Du scheinst ja einige von den Gästen hier gut zu kennen.«

»Wenn es ums Geld geht, sind in Wien immer dieselben dabei. Aber warum hast du mich hierhergelockt?«

Ihr Blick war erwartungsvoll, er hüstelte.

»Ich habe eine Bitte. Deine Familie besitzt doch noch das Dauerabonnement für die Loge in der Oper. Wäre es möglich, dass wir morgen dorthin gehen?«

Sie lächelte schelmisch angesichts der Erinnerung an

gemeinsame Opernbesuche. »Das ist sicher kein Problem.«

»Dann würde ich eben noch eine zusätzliche Karte bestellen. Zum Glück hat die Kasse seit Kurzem bis 21 Uhr geöffnet.«

Diese Nachricht begeisterte sie weniger.

»Ich möchte, dass der Chefarzt, der kleine Mann vom Vortrag vorhin, Professor Schwarzalb, auch hingeht, nur soll er auf keinen Fall wissen, dass ich es bin, der ihn einlädt. Könntest du dich bitte ihm gegenüber als Pharmavertreterin ausgeben, oder nein, viel besser, als Leiterin eines Investmentfonds, der in seine Firma investieren will und ihn einlädt? Dann muss er einfach anbeißen. Die Karte ist an der Abendkasse auf seinen Namen hinterlegt, und, sagen wir, anschließend gibt es noch einen Empfang im kleinen Kreis im Teesalon.«

»Was wird denn gespielt?«

»Ach so, ja. Tristan, Beginn ist um 17 Uhr. Meinst du, du schaffst es, ihn dorthin zu locken?«

»Ich habe schon ganz andere Dinge an den Mann gebracht, mach dir da keine Sorgen.«

Zwar war ihm nicht ganz wohl bei der Sache, doch er ließ sie zurück in den Festsaal ziehen, bestellte dann telefonisch noch eine separate Opernkarte und folgte ihr wenig später in sicherem Abstand nach. Sie war bereits auf den Chefarzt zugegangen, hatte sich ihm gerade vorgestellt und damit auch das neugierige Interesse einiger Blazerträger geweckt. Schwarzalbs Augen leuchteten, und Sperling war sich sicher, dass er zugesagt hatte. Zu seiner Überraschung hing Doktor Farkic am Arm ihres Chefs. Sie wirkte alles andere als begeistert über Chiaras gelungenen Auftritt. Die jedoch zog sich diskret zurück, und auf einmal war der elegant gekleidete Zwerg umschwärmt, als habe Chiara ihn mit ihrer Aufwartung in Honig getaucht. Sämtliche Krawattenträger scharwenzelten um ihn herum, und eine Schar älterer Gesellschaftsdamen tat es ihnen gleich. Sperling trank weiter Sekt, der aus einer schier unerschöpflichen Quelle zu sprudeln schien. Sein Kopf sauste, aber er war zufrieden mit sich und seinem Racheplan. Zwar war ungewiss, ob er aufgehen würde, doch allein schon die mögliche Aussicht darauf war elektrisierend. Wenn dieser Zwerg so von seinem fragwürdigen Erfolg abhängig war, wie Sperling glaubte, dann würde er ihm in die Falle gehen. Jetzt und hier, angefacht vom zu viel genossenen Alkohol, fühlte sich Sperling berauscht von seiner lodernden Wut. Er hasste diesen selbstgefälligen, verlogenen Mörder, nahm sich noch ein Glas von einem der herumschwirrenden Tabletts und kippte es in sich hinein. Und dann geschah es. Sperling stürzte auf Schwarzalb los, unvermittelt, griff den kleinen Mann am Kragen und hob ihn hoch. Er war verwundert darüber, wie leicht der Arzt war. »Sie falsches Schwein. Sie skrupelloser Mörder! Ich mache Sie fertig«, zischte er.

Den Bruchteil einer Sekunde lang stand alles still. Die Blicke von Sperling und Schwarzalb trafen sich, Hass begegnete Angst.

»Aber ich kenne Sie doch gar nicht.«

Sperling ließ von ihm ab, angewidert davon, wie der Psychiater selbst dann noch log, wenn es ihm an die Gurgel ging. Da stürzte eine der reich geschmückten Damen auf Sperling los und prügelte mit ihrer kostbar glitzernden Abendtasche auf ihn ein. »Lassen Sie den Herrn Professor. Er hat meinem Sohn das Leben gerettet!«

Sperling entwand sich ihren Schlägen und entschied sich zur Flucht, war flugs draußen bei der Garderobe, wo er sich seinen Mantel schnappte, und sauste sogleich in weit gezogenen Kurven, beflügelt von der Enthemmung im Alkohol, über den roten Teppich das prunkvolle Stiegenhaus hinab, bis hinaus auf die Straße, während oben in den Festsälen ein regelrechter Tumult vom Zaun brach.

Der Seriosität Schwarzalbs und damit auch der des von ihm gepriesenen Investments hatte er geschadet mit seinem Auftritt, seinem eigenen Ruf auch, doch er kannte niemanden in diesen Kreisen.

35

Noch im Laufen überquerte er die Herrengasse und stellte sich in einem Torbogen des gegenüberliegenden Palais Harrach unter, um dort auf Chiara zu warten. Sie ließ sich Zeit, und besorgt blickte er hinauf zu den prächtig erleuchteten Fenstern der Festsäle. Doktor Farkic verließ das Gebäude, stürmte beinahe in Richtung Michaelerplatz davon. Dann endlich kam Chiara, schlenderte ruhigen Schrittes ihrem Zuhause entgegen. Er vergewisserte sich, dass niemand ihr folgte, und gesellte sich zu ihr.

»Ach, da bist du. Was war denn das für ein Auftritt vorhin? Ich habe dich gar nicht wiedererkannt so völlig ohne Niveau, aber mit solch einem Feuer!« Sie lachte. »Ich war schon drauf und dran, Hilfe herbeizurufen, um dich zur Raison bringen zu lassen. Ich dachte an die mit den Zwangsjacken. So eine würde dir sicher gut stehen, aber irgendwie gefielst du mir in deinem Aufbrausen.«

Er hatte ihr noch nichts von seinem Psychiatrieaufenthalt erzählt und auch nichts von Alice, von ihrem Tod, und entschied sich, es vorerst dabei zu belassen. »Sag, was hast du denn Schwarzalb auf die Nase gebunden? Auf einmal waren ja alle hinter ihm her.«

»Ich habe mich ihm vorgestellt als Fondsmanagerin eines Life Science Fonds, der ein größeres Engagement in seiner Firma plane, und da sind die anderen Banker sofort hellhörig geworden. Er hat ohne zu zögern die Einladung in die Oper morgen angenommen. Ha, ich bin mir sicher, dass der Kurs seiner Firma an der Börse ganz schön in die Höhe schnellen wird. Ich hätte nicht gedacht, wie einfach sich so etwas manipulieren lässt. Doch mir ist anderes wichtiger. Ich hoffe, du hast dir noch eine gute Portion von deinem Temperamentsausbruch aufgespart für uns beide, gleich …«

Sie hakte sich bei ihm unter und sah ihn von der Seite her keck an. Das Sausen in seinem Kopf wich einem beschwingten Säuseln, und er gab ihr einen Kuss auf den Nacken. Schon waren sie wie von selbst vor die Tür ihrer Wohnung gelangt, umarmten und küssten sich leidenschaftlich. Das Licht im Stiegenhaus war längst erloschen, als Chiara mit schlafwandlerischer Sicherheit aufsperrte.

Marilyn sprang ihnen entgegen, und Sperling riss sich nur widerwillig von Chiara los, um seinen Hund auf die Straße hinunterzubringen. Der Nebel war dichter geworden, hing über der Stadt wie eine Glocke. Auch herrschte Frost, ließ das feuchtschwarze Kopfsteinpflaster im Laternenlicht aufschimmern. Unter Sperlings Sohlen knirschte der Streusplitt, den die Stadtverwaltung kübelweise auf den Straßen entleerte. Es herrschte eine unheimliche, gedämpfte Stille. Eine einzelne eingemummte Gestalt eilte auf der gegenüberliegenden Straßenseite vorüber, den Mantel bis über das Kinn hochgezogen und unkenntlich. Sperling ließ sich jedoch durch nichts beunruhigen, war mit seinen Gedanken schon oben bei Chiara. Bereits nach der kurzen Strecke bis vor das festlich angestrahlte Michaelertor der Hofburg kehrte er um, betrachtete flüchtig die wohlproportionierte Fassade des Looshauses gegenüber, die dem Kaiser so missfiel, dass er befahl, die platzseitigen Vorhänge seiner Gemächer immer geschlossen zu halten. Da stürzte aus einem kleinen Lokal im Hochhaus, vor dessen Fensterfront Sperling gerade anhielt, Doktor Farkic auf ihn zu und fuhr ihn wütend an. »Verfolgen Sie mich jetzt etwa? Das verbitte ich mir.«

»Ich, äh …« Während Sperling nach Worten rang, sprang Marilyn freudig auf die Ärztin zu, die auf eine Erklärung wartend wie angewurzelt dastand. Sperling sammelte sich, nahm die Reaktion der Psychiaterin als Hinweis darauf, dass sie trotz ihrer offensichtlichen Nähe zu dem Chefarzt nicht an dessen dubiosen Aktivitäten beteiligt war. »Das ist ein Missverständnis. Ich lebe hier, zurzeit. Das ist mein Hund.«

»Ich weiß. Ich habe ihn ja gestern bereits gesehen.«

»Ach ja, natürlich. Und was machen Sie hier?«

Farkic blickte ihn ungläubig an. Sie wirkte unschlüssig, ob sie ihm glauben sollte, dass er ihr nicht heimlich nachspionierte. Marilyn schnupperte an etwas Undefinierbarem im Rinnstein. Plötzlich, wie aus dem Nichts, raste ein Auto auf sie zu. Farkic und er sprangen zur Seite, eilig zog er Marilyn zu sich, doch es war zu spät. Der Wagen erwischte den Hundekörper, wirbelte ihn wie einen Spielball durch die Luft und fuhr davon. Marilyn heulte gellend auf, lag in panischem Schock am Boden. Sperling war schlagartig nüchtern, hob das kreischende Fellbündel von der Straße. Ihre weit aufgerissenen Augen starrten ihn im Laternenlicht schmerzgepeinigt an. Dann, im Reflex, schnappte sie zu, biss ihn geradewegs in die Nase. Er verstand nicht, wie ihm geschah, hielt sie mit ausgestrecktem Arm von sich. Wieder jaulte sie markerschütternd auf.

»Ein Notarzt muss her. Mein Hund stirbt!«

»Wo wohnen Sie?«

»Im Melkerhof.«

Farkic sah ihn skeptisch an.

»Ach jetzt, nein, dort vorne.«

»Dann lassen Sie uns hinaufgehen. Ich werde Ihren Hund untersuchen.«

Wortlos eilte Sperling voraus, das wimmernde Fellknäuel in sicherem Abstand vor sich her tragend, und Farkic folgte ihm. Das Attentat hatte sicher ihm gegolten, schoss es Sperling durch den Kopf, der sich im selben Moment fragte, ob er der Psychiaterin trauen konnte. Er würde ihr sein Versteck preisgeben, ebenso Chiaras Anonymität aufheben. Doch Farkic hätte sich nicht von ihm verfolgt gefühlt, hätte sie es auf ihn abgesehen. Obgleich sie jetzt wohl mit Schwarzalb zusammen war, schien sie nicht gemeinsame Sache mit ihm zu machen. Warum war sie allein und so eilig von der Feier verschwunden?

An der Wohnungstür läutete Sperling, und Chiara öffnete im Morgenmantel. Sie war sichtlich enttäuscht über seine unerwartete Begleiterin und registrierte erst auf den zweiten Blick das Drama des Hundes und Sperlings blutende Nase.

»Das war ein Anschlag …«

»Wer ist das denn?«

»Doktor Farkic, gestatten.«

»Sie ist Psychiaterin.«

Sperling drängte sich mit der Ärztin im Schlepptau an Chiara vorbei in den Salon und legte Marilyn behutsam vor den wärmenden Kamin auf dem Boden ab, die dort schnell hechelnd, ohne jede weitere Regung, liegen blieb.

»Lassen Sie mich einmal schauen.« Doktor Farkic tastete vorsichtig den Leib des Hundes von oben bis unten ab, der dabei mehrfach aufzuckte, einmal auch quietschend aufheulte.

»Sie hat einen schweren Schock, und den muss sie überstehen. Äußerlich finden sich keine Verletzungen, doch sind einige Rippen gebrochen. Sie hat starke Schmerzen. Sie könnten sie röntgen oder einen Ultraschall machen lassen, doch solange ihr Bauch weich bleibt, gibt es erst einmal keinen Hinweis auf eine Verletzung der inneren Organe, und so können Sie auch zuwarten, dass es ihr von selbst wieder besser geht. Rippen verheilen in der Regel von selbst, nur wenn sich ihr Zustand verschlechtern sollte, müssten Sie mit ihr in die Ambulanz der veterinärmedizinischen Universität fahren. Ich werde Ihnen ein Schmerzmittel holen. Unten die ›Apotheke zum goldenen Hirschen‹ am Kohlmarkt hat heute Notdienst, ich habe es zufällig gesehen, als ich vorhin dort vorbeikam. Ich bin gleich wieder bei Ihnen.«

»Ja. Danke.«

Doktor Farkic verschwand, und Sperling ging ins Badezimmer, um seine Nase abzuwaschen und deren Blutung zu stillen, kehrte dann so schnell wie möglich zu seinem Hund zurück. Er kniete sich auf den Boden neben sein leidendes Tier und streichelte ihm hilflos zur Beruhigung den Kopf.

Chiara hockte sich dazu. »Was ist denn passiert, und wer ist diese Ärztin, eine Psychiaterin, und sie behandelt Hunde? Ich verstehe langsam gar nichts mehr.«

Sperling fühlte sich matt und ausgelaugt, schilderte Chiara die Attacke des Autos, das es vorhin allem Anschein nach auf ihn selbst abgesehen hatte, begann dann zu erzählen von seiner Verschleppung an den Steinhof, von den Spritzen, den Todesdrohungen, dem Brand, seiner Flucht. »Doktor Farkic ist die Stationsärztin an der Abteilung, wo sie mich festgehalten haben. Sie war an der Entführung nicht beteiligt, hat mich für einen regulär dort eingelieferten Patienten gehalten. Früher hat sie als Tierärztin gearbeitet, daher kann sie uns jetzt mit Marilyn helfen. Sie ist die einzige glaubwürdige Zeugin dafür, dass ich Opfer eines abgekarteten Spiels war. Nur scheint sie mit dem Chefarzt, der hinter dem Ganzen steht, liiert zu sein, und ich bezweifele, dass sie bereit sein wird, gegen ihn auszusagen.«

Er saß da, wusste nicht mehr weiter, starrte auf seinen hastig atmenden kleinen Hund, konnte nur abwarten und hoffen, dass Marilyn überleben würde, war selbst überrascht, wie nah ihm das ging. Chiara legte ihren Arm auf seine Schulter. Als es läutete, stand sie auf und öffnete

Doktor Farkic die Tür, die mit Schmerztropfen und einer Plastikspritze in Händen zurückkehrte.

»Könnten sie mir bitte ein klein wenig Wasser bringen?«

»Aber sicher.«

Farkic ging in den Salon, hockte sich neben Sperling. »Und wie geht es ihr?«

»Gleichbleibend.«

Chiara kam mit einem Glas Wasser, Farkic gab einige Tropfen der Medizin hinein, füllte mit dem Gemisch die Spritze, hob Marilyns Lefzen und flößte ihr die Flüssigkeit ein, ohne dass der Hund Widerstand leistete. »Es dauert noch einen Moment, aber dann sollte es ihr etwas besser gehen. Geben Sie ihr ruhig mehr davon, wenn sie Schmerzen hat, immer 20 Tropfen in Wasser verdünnt. Und beobachten Sie ihren Bauch. Sollte der hart werden, müssen Sie schleunigst in die Tierklinik. Dann muss man sie aufmachen.«

»Aufmachen?«

»Notoperieren wegen innerer Verletzungen.«

»Ach so? Ja.«

»Wenn sie kein Nierenversagen bekommt und bis morgen früh überlebt, dann hat sie gute Chancen durchzukommen. Fraglich ist halt noch, ob die Wirbelsäule verletzt wurde.«

»Ich danke Ihnen sehr für Ihre Hilfe. Kann ich Ihnen vielleicht etwas zu trinken anbieten?«

»Ein Glas Wein würde mir glaube ich guttun, danke.«

»Ich gehe schon.« Chiara verschwand und kehrte mit drei Gläsern und einer bereits geöffneten Flasche Rotwein vom Weingut eines ihrer Verwandten zurück, goss ein. Zu dritt saßen sie um den langsam zur Ruhe kommenden Hund herum am Boden im Schein der Flammen, schwiegen und nippten am Wein. Farkic wandte sich an Sperling.

»Ich muss Ihnen Ihre Geschichte wohl doch abnehmen, obwohl sie immer noch haarsträubend klingt, aber ich weiß jetzt, dass Richard, Schwarzalb, lügt. Als Sie vorhin auf ihn losstürzten und er so tat, als kenne er Sie gar nicht, da wurde mir das klar. Aber stimmt wirklich alles von dem, was Sie andeuteten?«

»Es sieht so aus, und inzwischen habe ich auch Hintergrundinformationen. Schwarzalbs Firma, wegen der er mit allen Mitteln Lapinskys Entdeckung aus der Welt schaffen wollte, was ihm wohl mittlerweile auch gelungen ist, ist Teil eines US-amerikanischen Konglomerats, das religiösen Fanatikern gehört. Ihr Ziel ist es, den Menschen als Abbild Gottes unsterblich und unfehlbar zu machen. Deshalb sollen Krankheiten wie eben auch die Schizophrenie ausgerottet werden. Schwarzalbs Medikament, dieses Sinegladium®, macht diejenigen, die es einnehmen, egal ob Mann oder Frau, zeugungsunfähig, eine beabsichtigte Nebenwirkung, um die Kranken an der Fortpflanzung zu hindern.«

»Ich weiß von den Nebenwirkungen, aber glauben Sie wirklich, dass die absichtlich …?«

»Sie können sich selbst im Internet davon überzeugen. CCE steht nicht nur für ›Concepts for Chemical Evolution‹, sondern ebenfalls für ›Congregation for the Conquest of the Earth‹. Das ist der Name der Sekte, und auf ihrer Website finden Sie alles zu ihrer Ideologie. Ich gebe mich nicht der Illusion hin, dass ich gegen die Hintermänner dort in den Staaten etwas ausrichten kann, aber hier, bei uns, muss diesem Wahnsinn Einhalt geboten werden.

Sie sind die einzige glaubwürdige Zeugin für meine Entführung, ich brauche Ihre Hilfe, Ihre Aussage.«

»Ich soll mich gegen Richard stellen? Da muss ich Sie leider enttäuschen. Ich bin nicht zur Heldin geboren. Deshalb suche ich mir wohl immer starke Männer als Partner aus.«

»Sie meinen Schwarzalb?« Sperling sah das Gesicht des kleinen Mannes vor sich, wie er ihn am Kragen gepackt und dicht vor sich gehalten hatte.

»Erst Vartan, dann Schwarzalb. Doch Vartan war ein Blender, ist gescheitert, und nun scheint auch Richard seine Versprechen nicht zu halten. Aber ihn mir zum Feind machen, das darf ich nicht. In meinem Beruf als Psychiaterin wäre ich ruiniert. Hier in Wien kennt jeder jeden, und selbst der Ärztekammerpräsident ist ein guter Freund von Richard.«

»Aber sehen Sie denn nicht, wie gefährlich die sind?«

»Umso mehr halte ich mich da raus.«

Sperling merkte, dass es ihm nicht gelingen würde Farkic zu überzeugen. Kein Polizeischutz wäre verlässlich genug, um sie vor Schwarzalb und dem undurchschaubaren Netzwerk der Sekte zu schützen, schon gar nicht, wenn sie weiter am Steinhof arbeiten wollte. Selbst wenn ihr sonst nichts geschehen würde, wäre ihre berufliche Existenz vernichtet. Es blieb dabei, er hatte nichts gegen Schwarzalb in Händen. Seine wütenden Rachegelüste kochten wieder hoch. Ihm blieb nur sein Plan. Doch noch stand der auf wackeligen Beinen. »Haben Sie vielleicht vorhin bei dem Anschlag das Nummernschild des Wagens gesehen?«

»Das war ein Unfall, und nein, ich habe es in der Eile nicht beachtet.« Hastig kippte sie den Rest in ihrem Glas in sich hinein und erhob sich. »Ich muss mich auf den Heimweg machen. Haben Sie Dank für den Wein.«

»Nein, nein, ich bin Ihnen zu Dank verpflichtet für Ihre liebenswerte Hilfe. Was bin ich Ihnen dafür schuldig, für die Medikamente …?«

»Das ist schon in Ordnung. Ich sagte Ihnen ja, ich bin ein Hundenarr. Achten Sie auf die Kleine, besonders auf den Bauch, und geben Sie ihr mit der Spritze von Zeit zu Zeit Flüssigkeit und Tropfen. Wenn sie die Nacht übersteht, dann wird sie schon wieder. Für den Notfall lasse ich Ihnen meine Handynummer da.«

»Warten Sie. Ich bringe Sie nach unten.«

Auch Sperling stand auf, begleitete die Ärztin hinab bis zum Hoftor, das er, nachdem er sich von ihr verabschiedet hatte, sorgsam hinter ihr verriegelte. Dann kehrte er zu Chiara zurück, die bei Marilyn sitzen geblieben war, ihr sachte den Kopf kraulte und ihn jetzt besorgt ansah. »Meinst du wirklich, du solltest dich mit denen anlegen? Du darfst dich nicht in Gefahr bringen, allein schon wegen des Kindes.«

»Ich kann die Sache nicht auf sich beruhen lassen. Ich kann es nicht.«

»Du bist zu vernarrt in deine Gerechtigkeit. Aber was hast du nun vor?«

»Ich werde morgen mit dir in die Oper gehen.«

Er trank aus, und sie verstand, dass er nicht bereit war, noch mehr zu sagen. Sie stand auf, um zu Bett zu gehen. »Ich werde eine Decke neben das Bett legen für Marilyn, damit du sie im Auge behalten kannst.«

»Das ist lieb von dir. Ich komme gleich nach.«

Sein Blick hing wieder am Feuer und an den Erinnerungen, die die Flammen in ihm wachriefen. Alles um ihn herum starb. Vorsichtig hob er schließlich Marilyn auf, trug sie ins Schlafzimmer, wo auf seinem Nachttisch eine Kerze brannte, und bettete sie auf die bereitgelegte Decke. Chiara war bereits eingeschlafen. Für ihn selbst verlief die Nacht unruhig, er nickte immer wieder kurz ein, um dann aufzuwachen und nach seinem Hund zu sehen, versuchte sich auszumalen, wie es wohl sein würde, wenn er erst ein Kind hatte.

36

Nach endlosen Stunden zeigte sich draußen eine trübe Dämmerung. Marilyn atmete ruhig. Er hatte ihr noch mehrfach Schmerztropfen eingeflößt, stand nun gerädert auf und ging in die Küche, um sich einen Espresso zuzubereiten. Leise zog er sich an, hob dann den Hund mitsamt der Wolldecke sachte hoch und setzte ihn im Kinderwagen ab.

Die Gasse war immer noch vom Nebel feucht. Eisig kroch die klamme Kälte unter die Haut, und Sperling zog sich den Mantel enger zu, als er hinaustrat. Der Wachbeamte des benachbarten Ministeriums witzelte, als er Marilyn im Kinderwagen liegen sah. »So gut möchte ich es auch mal haben.«

»Das glaube ich kaum.«

Sperling ging weiter und durchquerte die Hofburg unter der Kuppel des Michaelertors hindurch über die innere Burg bis hin zum Heldenplatz. Grau, gänzlich ohne Farben lag der Platz da in seiner majestätischen Tragik. Wie vieles in der Stadt war er nie fertiggestellt worden und war gerade wegen seiner Unvollkommenheit vollendetes Symbol. Außer in Bronze gab es hier keine Helden mehr, nur kahle Bäume und Erinnerungen, nicht einmal gute. Verwaist war der Platz.

Vorsichtig setzte Sperling Marilyn vom Kinderwagen auf den frostigen Rasen, auf dem lose Flecken schmutziger Schneereste verteilt waren. Sie versuchte einen Schritt zu gehen, strauchelte, fing sich gerade noch auf, stierte vor sich hin, schnupperte am Gras und harrte aus. Ihr Atem dampfte in der Morgenkälte. Sperling ließ ihr Zeit, sah einem Saatkrähenschwarm nach, der zum Reiterstandbild des Erzherzogs Karl flog. Und dann endlich, hier auf dem geschichtsträchtigen Grund des Heldenplatzes, war es Marilyn zum ersten Mal nach dem Unfall wieder möglich, ihre Notdurft zu verrichten. Sperling kam sich lächerlich vor angesichts der Sentimentalität, die ihn überkam, doch er war erleichtert. Ihre inneren Organe funktionierten. Sie würde es wohl schaffen. Er hob sie zurück in den Wagen und schob sie über die Asphaltwege, zwischen den beschnittenen Baumreihen hindurch ziellos umher. Da fiel ihm auf, dass die Krähen bei einer voluminösen, in abgestoßene Kleider gehüllten, alten Frau landeten, die sie vom Sockel des Denkmals aus mit Brotresten fütterte. Als Sperling näher kam, erkannte er sie an ihrer überdimensionalen Brille und der nun zerzaust wirkenden Perücke wieder. Er ging zu ihr. »Frau Erdmannsky?«

Als wolle sie nicht gestört werden, blickte die Angesprochene abweisend zu ihm auf.

»Ich bin es, der Inspektor, vom Steinhof.«

Ungläubig fixierte sie ihn mit ihren großen runden Augen und nickte dann stumm.

»Wie kommen Sie denn hierher?«, fragte er sie.

»Hinausgeworfen hat man mich!«

Er setzte sich neben sie. »Ich habe es schon von Albert erfahren. Und wo leben Sie jetzt?«

»Hier, aber nicht mehr lange. Bald ist es vorbei. Ich habe nichts mehr, wofür es sich lohnt weiterzumachen. Die Kälte frisst einen auf. Kann schon sein, dass Sie sich ein paarmal im Jahr in dieser Stadt wohlfühlen, wenn Sie über den Kohlmarkt gehen oder über den Graben oder die Singerstraße hinunter in der Frühlingsluft. Aber all das ist vergangen, für mich verloren. Hier im Winter, allein im Park mit nichts als diesen verwahrlosten Lumpen am Leib geht man vor die Hunde.« Sie nahm keine Notiz von Marilyn, die reglos von ihrem Hochsitz im Wagen aus die sich um das Brot balgenden Krähen beäugte. »Ich tauge nicht zur Bettlerin. Ich habe gelebt, ich habe geliebt, jetzt muss ich nur noch lernen zu sterben. Ich bin müde.«

»Weshalb mussten Sie denn den Steinhof verlassen?«

»Der Chefarzt, dieser Homunkulus, er hat gemeint, ich sei nicht behandlungsbedürftig. Ich hätte mich auch auf die Universität verlegen und dort mit Elektroschocks noch den letzten Rest aus meinem Hirn blasen lassen können. Doch da habe ich nein gesagt. Ich lasse mich nicht zur Zimmerpflanze degradieren.«

Sperling verspürte Mitleid mit der verschrobenen Dame, hätte ihr gerne aus ihrer perspektivlosen Lage herausgeholfen, hatte aber keine Ahnung wie. Er bewunderte ihren Stolz, ihr Beharren auf Würde selbst am absoluten Tiefpunkt ihrer Existenz. »Kann ich Sie vielleicht auf eine Schokolade einladen ins Demel, nicht sofort, aber zu Mittag?«

Wieder schaute sie ihn direkt an, und dann lächelte sie. Er hatte sie verstanden. Sie wollte kein Almosen, keine ausrangierten Kleidungsstücke, kein karges Dach über dem Kopf, keine sogenannten praktischen Hilfen. Sie hatte eine Vergangenheit, und die könnte sie aufleben lassen im edlen Ambiente der Konditorei des ehemaligen k. u. k. Hofzuckerbäckers, die ihr einst so vertraut gewesen und die eben kein Kaffeehaus war, deren heiße Schokolade zeitlose Berühmtheit weit über die Grenzen der Stadt hinaus besaß.

»Ich danke Ihnen aufrichtig und sage gerne zu.«

»Dann treffen wir uns dort um 12 Uhr mittags?«

»Ich werde da sein.«

Sperling verabschiedete sich höflich und brachte Marilyn denselben Weg zurück durch die Burg in die Herrengasse. In der Wohnung angekommen, legte er sie mitsamt Decke vor dem noch glimmenden Kamin ab, versorgte sie mit Tropfen und mit ein wenig Futter. Er gab sich Mühe, leise zu sein, da Chiara noch schlief, und hinterließ ihr, nachdem er sich frisch gemacht hatte, eine Nachricht auf einem Zettel. Marilyn sei versorgt, er selbst sei am Nachmittag rechtzeitig vor der Oper zurück, und er liebe sie. Dann begab er sich zu Fuß ins Dezernat am Deutschmeisterplatz, wo er sich als Erstes bei Fräulein Ziegler erkundigte, ob der Chef heute wieder in Amt und Würden sei, was diese bejahte. Sperling stand damit vor der Wahl, entweder eine jener fruchtlosen Auseinandersetzungen mit seiner Kollegin Berndorfer unter den Augen des Obersts über sich ergehen zu lassen, oder seinen Vorgesetzten noch vor der Dezernatssitzung in dessen Büro aufzusuchen, selbst wenn dieser das hasste. Er entschied sich für Letzteres, trat vor Stankovics Tür und klopfte an.

»Herein!«

Der unwirschen Aufforderung folgend, öffnete Sperling, verharrte jedoch bereits im Türrahmen, als ihm sein Vorgesetzter unmissverständlich mit hysterischem Tremolo in der Stimme den Eintritt in sein Refugium verwehrte. In sich zusammengesunken vor einer dampfenden Kanne Tee saß er hinter seinem riesigen Schreibtisch und bot ein Bild des Jammers. »Bleiben Sie mir vom Leib! Sie hetzen mir ja den Tod auf den Hals mit Ihren Bazillen.«

»Aber …«

»Gehen Sie. Bleiben Sie im Bett. Melden Sie sich krank, bis Sie keine Gefahr mehr sind für die Menschheit …« Wie zur Bestätigung musste er niesen, schnäuzte sich gleich anschließend hörbar, heute nicht in sein kariertes Stofftaschentuch, sondern in das oberste eines ganzen Stapels von Papiertaschentüchern, die er sich, ordentlich geschichtet, am rechten Rand seiner übergroßen Tischplatte bereitgelegt hatte.

Sperling nutzte die unfreiwillige Redepause seines Chefs. »Ich habe eine glaubwürdige Zeugin gefunden für meine Entführung, die Stationsärztin von der Station, auf der ich festgehalten wurde.«

»Nehmen Sie alles zu Protokoll, ich schaue es mir dann an. Ich empfehle mich.«

»Sie ist aber nicht bereit auszusagen, sie hat Angst.«

»Lieber Kollege. Ich bin sicher ein gutwilliger Zeitgenosse, aber Sie überstrapazieren meine Geduld. Schröger hat mir von Ihrer Suchaktion am Steinhof berichtet. Nichts haben Sie gefunden, rein gar nichts. Ihre ganze Geschichte klingt so abenteuerlich und Sie haben keinerlei Beweise dafür, dass sich mir allen Ernstes der Eindruck aufdrängt, ob da nicht Ihre Fantasie mit Ihnen durchgegangen ist. Mag schon sein, dass Sie in der Psychiatrie waren, ein wenig sonderbar waren Sie ja, mit Verlaub, immer schon.«

Sperling wusste, dass es sinnlos wäre, diesen Anspielungen zu widersprechen, er musste Fakten liefern. »Es gibt eine ehemalige Patientin, die ich aufgestöbert habe, Sie ist obdachlos.«

Während er dies schon sagte, gestand er sich ein, dass Frau Erdmannsky allenfalls seinen Aufenthalt am Steinhof bezeugen können würde, keineswegs aber dessen Hintergründe.

»Sie wollen wohl nicht begreifen, dass Sie sich da verrennen. Eine dahergelaufene Person soll aussagen gegen den Chefarzt, ohne dass es das geringste Verdachtsmoment gibt? Sie sind komplett übergeschnappt!«

»Ein Anschlag ist verübt worden auf mich. Mein Hund ist schwer verletzt. Hier, sehen Sie meine Nase.«

Stankovic kam mit den Zuckungen seines Mundwinkels, der unter Erregung regelmäßig vibrierte, nicht mehr nach, musste wieder niesen, rang nach Luft. »Gehen Sie, bevor ich mich vergesse! Eine Irre hat sich angezündet und zwei Spitalsangestellte mit in den Tod gerissen. Was um alles in der Welt habe ich damit zu tun?«

»Aber …«

»Hinaus!«

Sperling gab auf, verließ das an Zitaten imperialer Größe reiche Arbeitszimmer seines Chefs und zog sich zurück in sein eigenes, deutlich bescheideneres Büro. Er hätte sich denken können, dass Stankovic ihm kein Verständnis entgegenbringen würde, ärgerte er sich beim Gang über den Flur. Aus der Distanz betrachtet war die Position des Obersts sogar nachvollziehbar. Für die Entführung fehlte in der Tat jeglicher Beweis, und die Forschungstätigkeiten am Steinhof mochten dubios erscheinen, genügten aber allem Anschein nach den gesetzlichen Vorgaben, selbst wenn dahinter die Ideologie versponnener Fanatikerhirne stand. Sperling war wütend und betrachtete die fehlende Unterstützung durch den Dezernatsleiter als weiteren Legitimationsbaustein, um seinen Racheplan in die Tat umzusetzen, mochte der auch fern legaler Praktiken liegen. Kaum war er an seinem Schreibtisch angelangt, nahm er den Telefonhörer zur Hand und rief seinen bei der Zeitungsredaktion arbeitenden Freund an. »Michael, grüß dich. Ich habe eine dringende Bitte.«

Er erläuterte sein Anliegen, und sein Freund schien durchaus erheitert, sagte breitwillig zu, ja, er könne sich die Zeitung am Nachmittag in der Redaktion abholen. Sperling dankte, legte auf und verließ das Dezernat. Er hatte eine Maschinerie in Gang gesetzt, doch war der Erfolg seines Vorhabens äußerst unsicher. Das missbehagte ihm daran. In seiner Wohnung im Melkerhof fand er alles unversehrt vor, war beruhigt darüber. Er stellte sich aus seinem Kleiderschrank eine Garnitur für den abendlichen Opernbesuch zusammen, legte sie sich über den Arm, kramte dann sein Opernglas hervor und machte sich grübelnd auf den Weg zurück in die Herrengasse. Etwas fehlte noch an seinem Plan.

37

Marilyn lag, als er eintraf, noch da, wie er sie verlassen hatte, zusammengerollt vor dem Kamin. Wie er von der Haushälterin erfuhr, war Chiara ausgegangen, um Besorgungen zu machen. Sperling setzte seine kleine Hündin vorsichtig in den Kinderwagen und schob sie das kurze Stück bis zum Demel, wo ihn am Eingang zeterndes Geschrei empfing. Frau Erdmannsky war vor ihm eingetroffen und offenbar wegen des unvorteilhaften Gesamteindrucks, den sie darbot, des Lokals verwiesen worden, worüber sie sich lauthals und unfein beschwerte. Dabei hatte sie sich, wie Sperling erkennen konnte, ihre Haare gerichtet und außerdem ihre Lippen mit einem, wenn auch zu roten und zu dick aufgetragenen, Lippenstift angemalt.

»Da sind Sie ja. Sie werden es nicht glauben, wie man heutzutage in diesem Etablissement mit einer Dame umzugehen pflegt. Unerhört ist das! Zu meiner Zeit hätte es so etwas nicht gegeben, nur weil man gerade einmal kein Chanel-Kostümchen am Leibe hat.«

Sperling beruhigte sie, und sein Erscheinen machte es möglich, dass auch seine schillernde Begleiterin als Gast des Hauses Akzeptanz fand, wenngleich sich die ihnen den Platz zuweisende Angestellte einen irritierten Blick auf den im Kinderwagen hockenden Zwergdackel nicht verkneifen konnte. Zu Sperlings Bedauern waren die traditionsreichen, in zartem Rokokostil verzierten Salons im Erdgeschoss mit Blick auf den Kohlmarkt seit Kurzem ihrer eigentlichen Funktion beraubt und in Schauräume für süßen, in Pyramiden gestapelten und von Gästen sämtlicher Kontinente umlagerten Kitsch umgewandelt worden, was auch Frau Erdmannsky nicht entging.

»Ich sage Ihnen, nichts ist hier mehr, wie es war.«

Vorbei an der jedoch wie eh und je üppig mit gebackenen Köstlichkeiten beladenen Kuchenvitrine wurden sie nach hinten geführt und bekamen dort unter dem neumodischen Glasdach einen Tisch zugewiesen. Das Ambiente war gewöhnungsbedürftig, aber wenigstens die heiße Schokolade, die kurz darauf vor ihnen stand, hatte nichts von ihrer sündigen Verführungskunst eingebüßt. Schweigend genossen sie Schluck um Schluck. Ein Touristenpärchen am Nebentisch sah die Verzückung in ihren Augen und begehrte Gleiches von der klassisch in schwarz-weißer Uniform servierenden Kellnerin.

»… aber bitte ohne Sahne.«

»Sahne führen wir nicht, nur Obers.«

»Ach, dann ist es fein so.«

Auch Marilyn wurde mit einer Schale frisch geschlagener weißer Pracht beglückt und schleckte sie mit neu erwachenden Lebensgeistern vollständig blank. Frau Erdmannsky war beim Leeren ihrer Tasse sogar noch schneller als der Hund, worauf Sperling sogleich reagierte. »Darf ich Ihnen eine zweite Portion zukommen lassen?«

»Das ist zu freundlich von Ihnen.«

Die alte Dame blühte regelrecht auf, ihre Wangen waren satt gerötet, und ihre Augen glänzten mit einem versteckten schelmischen Blitzen. Auch der Inhalt der zweiten Tasse war in Windeseile verschwunden, und bald schon stand eine dritte Schokolade vor ihr. Sie schien getrieben von der Besorgnis, es könne das letzte Mal in ihrem Leben sein, dass ihr diese Köstlichkeit vergönnt war.

»Wie geht es denn jetzt weiter mit Ihnen?«

»Wenn ich das nur wüsste. Dieser Primar Schwarzalb ist jedenfalls eine vom Geld korrumpierte Ausgeburt der Finsternis. Solange der da ist, werde ich keinen Fuß mehr auf das Gelände am Steinhof setzen. Aber auch seine Zeit wird kommen. Er wird untergehen wie Vartan. Die wollen zu hoch hinaus, die Herren Psychiater, in den Olymp der Wissenschaft aufgenommen werden, sich am liebsten einen Nobelpreis ergattern. Schauen Sie sich an, wer den heutzutage alles bekommt. Ich fürchte fast, dass Doktor Farkic die einzige vertrauenswürdige Person ist, die in dieser Irrenanstalt dort oben noch verblieben ist.«

Sperling war überrascht, musste an die Szene zurückdenken, die die alte Dame der Stationsärztin im Multifunktionsraum gemacht hatte.

»Sollte ich je wieder ein Spital betreten, dann nur eines unter ihrer Leitung. Vartan ist tot. Beide haben wir ihn verloren, sie und ich, damit ist der Graben, der uns trennte, überwunden. Ich sehe eine neue Zeit anbrechen, die Kraft des ewig Weiblichen wird sich durchsetzen und dem Wert mütterlicher Fürsorge zur Anerkennung verhelfen.«

Sperlings Gedanken drifteten ab. Er war nicht in der Verfassung, sich mit den abstrusen Prophezeiungen seines Gastes zu befassen, und ließ seinen Blick umherschweifen, der an einem Zeitung lesenden distinguierten Herrn haften blieb. Nicht er, sondern seine Lektüre hatte Sperlings Interesse geweckt. Eine in dicken Lettern gehaltene Überschrift galt der CCE. Sperling entschuldigte sich kurz bei Frau Erdmannsky, ging zu dem Herrn hinüber und bat ihn um den Wirtschaftsteil der Zeitung, den der ihm bereitwillig gab. Er interessiere sich nicht für Geld, doch Sperling hörte ihm nicht weiter zu, saß schon wieder an seinem Platz und überflog den Artikel, während Frau Erdmannsky ungebremst ihre Zukunftsvisionen vor ihm ausbreitete. Gerüchte seien in Umlauf, las Sperling, dass ein einflussreiches Investmenthaus sich bei der CCE Neuroscience engagieren werde, weswegen ein deutlicher Kursanstieg der Aktie zu erwarteten sei. Chiaras Schauspielkunst vom Vorabend zeigte Wirkung. Und da erschloss sich ihm die bislang fehlende Dimension seines im Rausch ersonnenen Racheplans. Wenn es um Geld ging, waren Gerüchte allmächtig. Die Sekte war ein Finanzkonglomerat, und der beste Weg, ihr zu schaden, bestand somit darin, ihr finanziellen Schaden zuzufügen. Ein weiteres Mal bat Sperling seine monologisierende Gesprächspartnerin um Verzeihung und griff zu seinem Handy. »Michael, hör zu, ich habe noch eine weitere Bitte. Du müsstest zusätzlich zu dem abgesprochenen Artikel auch eine Eilmeldung gleichen Inhalts lancieren, am besten gleich bei der Austrian Press Agency.«

»Aber ich kann doch nicht …«

»Vertrau mir, das trifft schon alles so zu, und ihr seid dann die ersten, die exklusiv darüber berichten. Aber bitte diese Meldung erst um 19.30 Uhr aussenden, das ist ganz wichtig.«

Nicht ohne einen Rest an Skepsis ließ sich sein Freund ein auf Sperlings Ansinnen, der sich seinerseits nach dem Gespräch in deutlich besserer Laune Frau Erdmannsky zuwandte. »Wo waren wir stehengeblieben?«

Sie fuhr fort in ihrem nicht enden wollenden Sermon, der, je umfangreicher er wurde, umso mehr die Hilflosigkeit dieser alten verwirrten Dame offenbarte. Sie tat ihm leid. Die Vorstellung, sie nach ihrem Treffen allein auf der Straße sich selbst überlassen zu müssen, behagte ihm nicht.

»Aber natürlich!« Der letzte Baustein seines Plans war gefunden. »Haben Sie eine Bank?«

»Ja, die am Heldenplatz, im Sommer, am Tag auch eine im Volksgarten, bei den Rosen.«

»Nein, ich meine eine Bank für Ihr Geld.« Die Frage war ihm peinlich.

»Ich verfüge noch über ein anonymes Sparbuch von früher, trage es immer bei mir so wie alles andere, was ich besitze.« Sie kramte in einer ihrer Plastiktaschen und zog daraus neben einem Pass, einem Entlassungsschreiben des Spitals, diversen Medikamentenschachteln und einem Behindertenausweis ein leicht verschmutztes Sparbuch hervor, das sie stolz aufschlug, um Sperling ihr Vermögen zu präsentieren, ein Guthaben von 18,65 Euro.

»Ich habe eine Idee. Ich werde Ihnen Geld geben, und das legen Sie dann an der Börse an, und zwar in Optionen, Verkaufsoptionen auf die Firma des Primars Schwarzalb. Der Aktienkurs wird in Kürze einbrechen, und dann werden Sie mit den Optionen eine Menge Geld verdienen, mir den Betrag, den ich Ihnen vorstrecke, zurückzahlen und vom Rest ein unabhängiges Leben führen können.«

Ein ungläubiges Lächeln huschte über ihr Gesicht. »Ich verstehe zwar nichts von Geldgeschäften, aber den Primar kann ich nicht ausstehen.«

»Diese Aktion ist allerdings nicht ganz legal, wenn man sie zu Ende denkt. Möglicherweise werden Sie nach Ihrem Gewinn in Verdacht geraten.«

»Ich wusste doch, dass es sich irgendwann für mich auszahlen wird, dass ich unzurechnungsfähig bin. Und das habe ich schriftlich.«

Genau darauf hatte Sperling spekuliert. »Dann werde ich jetzt zahlen, und wir brechen auf.«

Während er sich die Rechnung kommen ließ und sie beglich, sinnierte Frau Erdmannsky geistesabwesend vor sich hin.

»Wissen Sie, ich will eigentlich gar kein Geld. Wenn das wirklich funktioniert, was Sie da vorschlagen, dann werde ich den Erlös stiften für eine Klinik im Sanatorium in Purkersdorf. Dort ist alles vorbereitet für einen Neuanfang, und Doktor Farkic mache ich dann zur Chefärztin. Das gefällt mir. Und noch etwas: Ich glaube, Sie sollten mich Kassandra nennen.«

»Ich fühle mich geehrt.«

Er half ihr in ihren zerzausten Mantel, und gemeinsam gingen Sie den Kohlmarkt hinauf, hielten bei seiner Bank, wo er sich 10.000 Euro auszahlen ließ. Dieser Betrag war ihm als Höchstgrenze unterhalb der Herkunftsnachweispflicht genannt worden. Er reichte ihr den Umschlag mit dem Geld, erklärte ihr Wort für Wort, wonach sie den Bankberater fragen solle, und begleitete sie dann bis in die Schalterhalle ihres Geldinstituts. »Denken Sie daran, Sie müssen so tun, als seien Sie verrückt.«

»Da brauche ich nicht so tun, ich bin es.«

»Aber Sie müssen es auch rüberbringen, damit jeder dort es merkt.«

»Wie meinen Sie das?«

»Schon gut, seien Sie einfach ganz Sie selbst.«

Mit ihrem Sparbuch und mit dem Geldumschlag in Händen stapfte die rundliche alte Dame vor zum Beratungsschalter, während Sperling sich im Hintergrund hielt, jedoch nahe genug, um alles mitzubekommen. Wie beiläufig nahm er eine der zahlreichen Broschüren zur Hand. Warum Finanzempfehlungen nur immer in Hochglanz gedruckt wurden, fragte er sich. Noch bevor sie ihr Anliegen vorgetragen hatte, entleerte Frau Erdmannsky den Inhalt einer ihrer Plastiktüten auf dem Tisch des entsetzten Bankangestellten, fischte eine Medikamentenpackung heraus und knallte sie ihm hin. »Dieses Mittel ist Mist. Das haben sie an mir ausprobiert, am Steinhof, und ich versichere Ihnen, das wirkt überhaupt nicht …«

Der überrumpelte Banker rang sich ein gequältes Lächeln ab und suchte nach einer Strategie, diese unverhoffte, so gar nicht in das Schema einer aussichtsreichen Kundin passende Erscheinung abzuwimmeln, die jedoch, während sie weiter auf ihn einredete, den Geldumschlag öffnete und 20 500-Euro-Scheine vor den sich weitenden Augen des Überraschten einzeln abzählte.

»Ich hasse diese Giftmischer und wünsche ihnen den Untergang. Der Herr ist auf meiner Seite. Ich habe Signale von fernen Planeten empfangen. Dorthin haben sich die Götter zurückgezogen, nicht in die Erde, da irrt der Albert gewaltig.«

»Ich … ich bin gleich wieder bei Ihnen.« Von der Situation überfordert, sprang der junge Berater auf, wetzte nach hinten und kehrte wenig später mit einem älter und erfahrener wirkenden Kollegen zurück. Der hatte offenbar noch die Lektion gelernt, dass Geld nicht stinkt, und nahm sich, ohne dabei eine Miene zu verziehen, dem Wunsch der nicht alltäglichen Anlegerin an.

»Sie sind also interessiert an der CCE Neuroscience, wenn ich Sie richtig verstehe?«

»Wenn das die Firma ist, die dieses Teufelszeug hier produziert.«

»Zwar nicht direkt produziert, aber in Europa exklusiv vertreibt. Der Aktienkurs der Firma steigt heute gerade sehr eindrucksvoll.«

»Das ist mir gleich. Ich halte nichts von diesem Zeug. Ich hätte gerne, wie hat er noch gesagt … Puts hätte ich gerne, ja Puts.«

»Sie wünschen demnach in Verkaufsoptionen zu investieren. Da gibt es je nach Laufzeit verschiedene Möglichkeiten.«

»Geben Sie mir die billigsten, und dann so viele wie möglich.«

Der Fachmann fragte an seinem Computer die erforderlichen Details ab.

»Es gibt hier eine Variante mit einem aktuellen Briefkurs von fünf Cent das Stück bei einer Basis von 40 Euro. Der Kurs der Aktie liegt zurzeit bei rund 53. Diese Optionen sind nur bis Jahresende gültig. Es ist folglich kaum abzusehen, dass die noch ins Geld kommen werden, es handelt sich also um ein hoch riskantes, wenn nicht gar aussichtsloses Investment mit einem wahrscheinlichen Totalverlust, darauf muss ich Sie aufmerksam machen.«

»Fein, die nehme ich.«

»Ich rate Ihnen ausdrücklich davon ab, das ist meine Pflicht als Ihr Berater.«

»Ich habe in meinem Leben noch nie auf den Rat anderer gehört, warum sollte ich das von nun an ändern? Ich möchte die Dinger kaufen.«

»Dann müssen Sie bitte diese Papiere sorgsam durchlesen und hier rechts unten unterschreiben, und ich werde mit Ihrem Geld ein Depot eröffnen und anschließend den Kaufauftrag über die Börse für Sie abwickeln. Wollen Sie denn ebenfalls einen limitierten Verkaufsauftrag ordern?«

»Was ist das denn?«

»Dann werden Ihre Optionen automatisch verkauft für den Fall, dass Sie einen bestimmten Wert über- oder unterschreiten.«

»Na, das hört sich doch vernünftig an, sagen wir 1.000 Euro?«

»Das geht nicht. Der Kurs kann maximal nahe dem Basiswert von 40 Euro kommen.«

»Dann sagen wir 39.«

»Aber das ist wirklich vollkommen unrealistisch, da müsste die Firma ja in Konkurs gehen, und das innerhalb der nächsten Tage.«

»Ich sage Ihnen, diese Chemie ist keinen Pfifferling wert.«

»Also gut, wenn Sie meinen, dann warten Sie bitte einen Moment.« Der Banker nahm das Geld entgegen, prüfte dessen Echtheit, erledigte die Formalien, tätigte einen Anruf und kehrte schließlich mit einer ausgedruckten Quittung zurück. »Bitte sehr, die ist für Sie, und mir bleibt wohl nur, Ihnen viel Glück zu wünschen.«

»Besten Dank, ich empfehle Sie gerne weiter.«

Sperling, beeindruckt darüber, wie selbstverständlich und ohne etwas von der Verbindung zu ihm zu verraten Frau Erdmannsky agiert hatte, war schon nach draußen geeilt, um nicht im Bankgebäude gemeinsam mit ihr gesehen zu werden. Selbst wenn man die alte Dame später des Insiderhandels verdächtigen sollte, hatte sie mit ihrem Auftritt überzeugend dargestellt, dass sie ihren Optionskauf aus einer irrsinnigen Laune und nicht aus einer gezielten Strategie heraus getätigt hatte.

Sperling empfing sie mit Lob, als sie an die frische Luft trat. »Kassandra, das haben Sie fein gemacht.«

»Ich muss Ihnen sagen, es hat mir Spaß bereitet.« Und doch schaute sie ihn nun traurig an.

»Wohin gehen Sie jetzt?«

»Ich weiß nicht.«

Nein, er konnte sie so nicht ziehen lassen. »Kommen Sie doch heute Abend mit mir in die Oper, ich lade Sie ein.«

Ihre Gesichtszüge hellten sich auf. »Ich habe eine Loge, und da ist noch Platz. Treffen Sie mich drinnen im Foyer an der Abendkasse um 16.30 Uhr.«

»Aber gern. Ich danke Ihnen viele, viele Male. Sie sind ein guter Mensch.«

Er sah ihr nach, als sie über den Graben von dannen zog, und fragte sich, ob er seinen letzten großherzigen Schritt nicht noch bereuen würde, dachte dabei an die Erwartung, die Chiara an den Opernbesuch haben würde, die er allerdings sowieso enttäuschen würde, machte sich dann selbst auf den direktesten Weg zu seinem Freund bei der Zeitung. Der war gerade außer Haus, hatte ihm aber beim Portier, der an einem Pult unter einer bedrohlich großen Uhr wachte, einen Umschlag hinterlassen, in dem Sperling seine Bitte zu vollster Zufriedenheit erfüllt fand. Er dankte und eilte schnurstracks zu Chiaras Wohnung. Er wollte rechtzeitig zur Oper gelangen, um dort einige Vorbereitungen zu treffen. Die Haushälterin war bereits verschwunden, aber Chiara war noch nicht von ihren Einkäufen zurückgekehrt. Nachdem er Marilyn kurz in den Hof hinabgebracht hatte, zog Sperling sich um, steckte aus einer dumpfen Ahnung heraus seine Dienstwaffe ein, nahm zwei von den Logenkarten mit – eine für Frau Erdmannsky und eine für sich selbst –, hinterließ Chiara eine Nachricht auf dem Tisch im Salon und war schon unterwegs auf der Augustinerstraße in Richtung Staatsoper.

38

Im Foyer herrschte lebhaftes Gedränge. Sperlings erster Blick galt der Macht der Gewohnheit entsprechend dem Besetzungsplan für den Abend. Die Sänger waren ihm bekannt, nicht jedoch der Dirigent. Er fand es mutig, dass jemand mit dem Namen Felix Joseph Keil einen Tristan dirigierte, aber Wien war nicht München. Eine ganze Masse an Touristen drängte sich um die Abendkasse herum, in der Hoffnung, noch einen Sitzplatz zu ergattern. Den meisten von ihnen ging es um das schöne Gebäude, das sie von innen sehen wollten, vermutlich ohne dass sie wussten, dass dessen Architekt sich umgebracht hatte, weil dem Kaiser das Gebäude nicht gefiel, und zudem der Zuschauerraum im Krieg zerstört worden war. Sie hatten keine Ahnung davon, worauf sie sich beim Besuch einer Wagneroper einließen und würden ihre Neugier damit bezahlen, dass ihnen ausladende

Damen stundenlang in einer ihnen unbekannten Sprache lautstark in den Ohren lagen. Weder Inhalt noch Sinn des Spektakels, das sich ihnen darbot, war ihnen zugänglich. Eingezwängt in einen Opernsessel, dessen Enge in Hüften und Beinen ihren Genuss nur noch zweifelhafter machte, atmeten sie Hochkultur und fühlten sich der Erstickung nahe. Das Wiener Publikum indes ergötze sich an diesem Schauspiel mit herablassender Arroganz und schwelgte in den endlosen Klangwolken, setzte sich dabei routiniert in Szene, ganz besonders eben das Wagnerpublikum, das immer ein besonderes geblieben war.

Sperling hielt sich nicht lange auf in dem Menschengewühl, sondern er ging vor zu der kleinen Kammer, in der die beiden diensthabenden Wachbeamten rufbereit saßen, und gab sich ihnen unter Vorzeigen seiner Dienstmarke als Kollege zu erkennen. In einer spektakulären Ermittlungssache benötige er ihre Mithilfe. Zu Beginn des zweiten Aktes müssten sie einen Herrn festnehmen, den in der ersten Reihe Galerie Mitte links auf Platz 39, also gleich am Mittelgang, ein recht klein gewachsener, elegant gekleideter Herr. Die beiden Wachbeamten versicherten Sperling ihre zuverlässige Unterstützung und salutierten ihm zur Bekräftigung, als er sie wieder sich selbst überließ.

Er blickte auf seine Taschenuhr und stellte fest, dass es schon fast halb fünf war. Zwei Stufen auf einmal nehmend hastete er hinauf bis ganz nach oben zur Galerie und machte dort die für den mittleren Block zuständige Platzanweiserin ausfindig. Er musste sich einen Moment gedulden, bis sie das Chaos der Stehplatzbesucher, die gerade hereingestürmt waren, ausreichend geordnet hatte. Dann bat er sie um den Gefallen, den Herrn auf

Platz 39 links, einen Professor Schwarzalb, zu Beginn der ersten Pause höflich davon in Kenntnis zu setzen, er möge in der zweiten Pause an seinem Sitzplatz bleiben, da ihm dort ein Umschlag ausgehändigt werde und ihm diesen dann entsprechend gleich zu Beginn der zweiten Pause zu überreichen. Sperling gab ihr den Umschlag, und die Aufgeforderte lächelte angesichts der zur Bekräftigung seiner Bitte beigelegten Zehneuronote zustimmend. Sperling konnte sich der Erfüllung seines Ansuchens sicher sein. Gegen den Strom der bereits ihren Plätzen in den oberen Rängen Zustrebenden bahnte er sich den Weg zurück ganz hinab bis ins Foyer, wo wie vereinbart an der Abendkasse Frau Erdmannsky auf ihn wartete.

»Bitte entschuldigen Sie meine leichte Verspätung.«

»Dass ich Ihnen einen Tristan zu verdanken habe, Sie können sich gar nicht vorstellen, was mir das bedeutet.«

»Das freut mich.« Sperling sah sich angesichts der diversen Plastiktaschen der Frau Erdmannsky mit der Frage konfrontiert, wo er die unterbringen sollte, befand dann, dass im Logenvorraum genügend Platz dafür gegeben sei. »Kommen Sie mit. Ich zeige Ihnen unsere Loge. Dort können Sie ablegen.«

Erst jetzt, beim Weg die Stufen hinauf in den ersten Rang, fiel Sperling auf, wie langsam sich die alte Dame nur fortbewegen konnte. Er hatte ihr die Taschen abgenommen. Sie musste sich am Geländer festhalten und Stufe für Stufe regelrecht erkämpfen. Du hättest den Lift nehmen sollen, sagte er sich im Stillen, doch sie hatten bereits die Hälfte der Strecke zurückgelegt. Immer wieder hielt sie inne, um zu verschnaufen, nutzte diese Pausen, um ihm mehr von sich zu erzählen.

»Wissen Sie, beim Tristan damals, da habe ich Vartan das erste Mal zu Gesicht bekommen. Das ist jetzt über 30 Jahre her. Ich habe wohl gedacht, mir sei eine ähnlich Liebe beschieden wie dem Paar in der Oper, aber das war ein Irrtum, ein wahrer Lebensirrtum. Jetzt ist Vartan tot, doch ich gehe nicht mit ihm, ich lebe weiter, harre aus, bis das Zeitalter der matriarchalischen Grundwerte angebrochen sein wird.«

Während Sperling sich angesichts ihrer nun folgenden Ausführungen an den Umstand erinnert sah, dass zumindest bei Wagner seit jeher die Frauen den Lauf des Schicksals bestimmt hatten, und sich ihm Parallelen zu seinem eigenen Leben aufdrängten, erreichten sie schließlich ihre Plätze. Chiara war schon da, saß ganz vorne. Bislang hatten Sperling und sie bei jedem ihrer gemeinsamen Opernbesuche die Loge komplett für sich allein gehabt. Heute war es das erste Mal, dass er jemanden mitbrachte. Entsprechend überrascht war sie, ließ sich jedoch aus Höflichkeit kaum etwas anmerken. Er stellte seine beiden Begleiterinnen einander vor und bot Frau Erdmannsky den Platz neben Chiara in der ersten Reihe an, begnügte sich selbst mit einem der hinteren Sessel. Zwar besaß die erste Reihe drei Sitzplätze, doch waren die eng gestellt, zu eng für sein Empfinden. Außerdem durfte er nicht auffallen. Aus der Deckung der Loge heraus suchte er dann sogleich mit seinem Opernglas die Galerie nach Schwarzalb ab und war erleichtert, als er dessen Gesicht erkannte, das nur gerade eben über die Brüstung hervorlugte.

Die letzten noch hellen Minuten nutzten die Stammgäste im Publikum regelmäßig für die Suche nach ihresgleichen oder nach dem Antlitz einer möglichen Zelebrität, mit der sie sich in der gleichen reinen Begeisterung für die Kunst verbunden fühlen konnten. Nur Banausen verknüpften die Musik Wagners mit dessen politischen Hirngespinsten, die wahre zeitlose Kunst war apolitisch. Selbst namhafte Dirigenten vertraten diese Auffassung. Umgekehrt galt das schließlich auch, verband die Politik mit Kunst nur selten etwas.

Es wurde dunkel, der Maestro trat ans Pult, ihm wurde höflich applaudiert, und letzte Raschelgeräusche verstummten. Zu der in innigster Zartheit aus der völligen Stille heraus einsetzenden Ouvertüre glomm auf der Bühne ein von unzähligen Sternen übersätes Firmament auf, ging dann in der Dunkelheit wieder unter. Der erste Akt begann vor dem Hintergrund eines bläulich schimmernden Eismeeres, der fatale Automatismus der Handlung war von nun an durch nichts mehr aufzuhalten. Sperling war sich unsicher, ob das auch für seinen Plan galt. So vieles konnte dazwischenkommen. Gleichzeitig begannen Gewissensbisse an ihm zu nagen. Wozu nur hatte er sich hinreißen lassen?

Frau Erdmannsky vor ihm schnaufte unablässig, störte seine Konzentration auf die Musik. Schon die tickende Armbanduhr eines Sitznachbarn konnte Sperling kaum ertragen, dieses vulgäre Atemgeräusch jetzt brachte ihn um den Verstand. Wenn das auch während der Liebesszene, der musikalischen Offenbarung im zweiten Akt, so weiterginge, er würde sich vergessen, befürchtete er. Chiara, die für gewöhnlich ganz in der Musik schwelgte, außer es gab Wichtigeres zu tun, warf ihm einen Blick zu, der offen seine Zurechnungsfähigkeit infrage stellte. Er hob entschuldigend die Schultern.

Mit dem verhängnisvollen Trank auf der Bühne, der sich feuerrot von dem eisigen Blau abhob, war der Liebe und damit dem Unheil der Weg bereitet. Wagner war Pessimist. Wer sich liebte, starb, schuld daran war ein teuflisches Gebräu. Liebe und Suff, dachte Sperling, fragte sich außerdem, warum Wagner nur so besessen hinter verheirateten Frauen her gewesen sein mochte.

Der Liebe Glut war entfacht, Cornwall erreicht, und nach artigem Beifall strebte alles den Pausenfoyers entgegen.

Sperling versuchte, mithilfe seines Opernglases zu kontrollieren, ob Schwarzalb von der Platzanweiserin die gewünschte Nachricht erhielt, doch Chiara verlangte seine Aufmerksamkeit. Sie war augenscheinlich irritiert, dass er nach der aus dem Nichts aufgetauchten Veterinärpsychiaterin nun ihr Zusammensein mit einer weiteren schillernden Unbekannten bereicherte, und wünschte, zum Büffet zu gehen. Zu dritt verließen sie die Loge und reihten sich ein in eine der Schlangen an den Getränketresen. Wer nicht dort stand, flanierte. Das »Wagnerschlendern« war für manche der einzige Sport, den sie das Jahr über machten, rühmten sich dann damit: »Ich bin wieder einen ganzen Ring gelaufen.« Bei schlechter Besetzung kam es sogar vor, dass sie nur zu den Pausen im Operngebäude vorbeischauten und sich während der Aufführung selbst im Sacher die Zeit bis zur nächsten Pause vertrieben, wofür sie, auf die Minute genau, die Zeiteinteilung des Dirigenten auswendig kannten. Nur am Gründonnerstag zum Parsifal war Fernbleiben nicht erlaubt, der war Höhepunkt und Pflicht der Saison für jeden echten Wagnerianer. Der traditionell ausbleibende Applaus nach dem ersten Akt belegte, dass diese eine Vorstellung im Jahr sicher nicht von Touristen dominiert wurde. Sperling kam mit seiner Bestellung an die Reihe, nahm drei

Glas Rotwein in Empfang und reichte zwei davon weiter. Zu dritt prosteten sie einander zu und tranken.

»Das ist der erste Alkohol für mich seit 30 Jahren. Vielleicht war es damals der Trank, der mich verzaubert und zu Vartan hingezogen hat«, kommentierte Frau Erdmannsky, und Chiara warf Sperling einen fragenden Blick zu, der offenkundig seinen Geisteszustand betraf.

Ein Bekannter von Sperling trat auf ihre Gruppe zu. »Ist es nicht großartig heute? Es geht doch nichts über Wagner. Ich sage es ja: Bei jeder Verdioper, die ich besuche, werde ich noch mehr zum Wagnerianer.«

Schon war er in seinem Begeisterungsrausch weitergeeilt, noch ehe Sperling dazu gekommen war, sich der Peinlichkeit zu stellen, dass er dessen Namen gerade nicht parat hatte. Er war in Gedanken ganz woanders.

»Mir ist, als kehrte ich zurück in meine Welt, wie sie mir vor einer Ewigkeit geraubt wurde.« Frau Erdmannskys Gesicht glühte. Mit jedem Schluck, den sie zu sich nahm, gewann sie an Energie, wohingegen Chiara wortlos an ihrem Glas nippte und sich augenscheinlich den Opernabend anders vorgestellt hatte. Doch dies war nicht der richtige Rahmen, um darüber zu diskutieren. Die Glocke schrillte, und es war Zeit, zu den Plätzen zurückzukehren. Als sie in der Loge eintrafen und Frau Erdmannsky sich setzte, da sah sie auf einmal Schwarzalb. »Schauen Sie dort oben. Sehen Sie, wer auch da ist.«

»Was für ein Zufall.«

»Wie ich ihn hasse, diesen verlogenen Mörder. Er hat Vartan in den Tod getrieben, hat ihn von seiner Position verdrängt und ihn dadurch zugrunde gerichtet.«

Das Licht war bereits erloschen, der Dirigent wieder an seinem Pult, und der ihm gebührende Applaus unterbrach die Entrüstung der Aufwallenden. Doch kaum hatte die Musik eingesetzt, hielt Frau Erdmannsky nichts mehr zurück. Der Alkohol hatte ihr jegliche Hemmung genommen. »Falscher Heuchler, dieser Gierzerfressene. Dort, der Mörder!«

Sie kreischte immer hysterischer in wilden Flüchen, und im Publikum regte sich Protest. Sperling war das Ganze äußerst unangenehm, Chiara schien es zu ertragen als etwas, das sie sowieso nicht anders erwartet hatte. Ungerufen kamen erst der Sperling gut bekannte Platzanweiser ihrer Loge, dann die beiden diensthabenden Polizisten zu ihnen herein und trugen die Pöbelnde schließlich unter dem geklatschten Beifall des Auditoriums an Händen und Füßen hinaus, um sie dem zu bedauernden Arzt zuzuführen. Nur langsam verhallten ihre Schreie im Stiegenhaus. Sperling blieb an seinem Platz. Wenn nur Schwarzalb nicht durch den Aufruhr verscheucht worden war, war seine Sorge. Er suchte mit dem Opernglas nach dem Chefarzt, war sich aber in der Dunkelheit nicht sicher, ob er ihn wirklich fand.

Auf der Bühne erstrahlte neuerlich das sternenübersäte Himmelszelt vom Beginn. In gläsernen Halbkugeln schwebten Tristan und Isolde aufeinander zu, waren aus Sternen geboren und würden wieder in ihnen aufgehen. Die Glaskugeln zerbarsten beim Aufeinandertreffen, zersprangen in unzählige glitzernde Splitter, während das Firmament in einem Flammenmeer unterging, als das Liebesduett seinem Höhepunkt zustrebte.

Erst das Eis, dann die Sterne, jetzt das Feuer, alles weckte in Sperling Erinnerungen an seine Tage in der Psychiatrie, an die Demütigungen, die Schmerzen, die Todesangst und an Alice, trieb ihm Tränen in die Augen.

War es richtig, was er vorhatte, und konnte es überhaupt gelingen? Es erschien ihm als der einzig mögliche Weg. Sämtliche Forschungsarbeiten seien legal, hatte der Ärztekammerpräsident Sperling versichert – nun, sein Plan war es nicht. Doch jetzt, wo ihn die verzweifelten Gefühle der vergangenen Tage einholten, seinen Hass anfachten, jetzt war er überzeugt, dass er gar nicht anders handeln konnte. Und wenn sein Plan nicht aufging? Was dann? Wie weit zu gehen wäre er bereit?

39

Die Flammen wichen, hinterließen verbrannte Erde, wie sie auch den dritten Akt über die Trostlosigkeit bis in den Tod hinein symbolisieren würde. Sperling kannte die Inszenierung bereits. König Marke überschüttete Tristan mit Vorwürfen, und der stürzte schließlich unrettbar vom Schwert Melots getroffen zu Boden. Damit war es so weit. Es wurde Licht im Zuschauerraum. Sperlings Herz klopfte ihm bis zum Hals. Er hatte keine Zeit zu applaudieren, bat Chiara vorauszugehen, er komme gleich nach, hing an seinem Opernglas, durch das er seinen Blick fest auf den Platz Schwarzalbs an der Brüstung der Galerie geheftet hielt. Die Platzanweiserin kam, händigte dem Chefarzt den Umschlag aus. Der musste darin die Einladung zu dem vermeintlichen Empfang im Teesalon vermuten, öffnete. Seine Gesichtszüge entgleisten schlagartig, als seine Augen über die frisch gedruckten Zeilen huschten, die Sperling seinem Freund als Text für eine fingierte Ausgabe der morgendlichen Zeitung diktiert hatte: »CCE Neuroscience vor dem Konkurs, Verbindungen zu ominöser Sekte, kriminelle Machenschaften, Zeugin bringt Stein ins Rollen, zahlreiche Verhaftungen erwartet«. Schwarzalb war jetzt fast allein auf der Galerie, da die anderen Gäste bereits in die Pausenfoyers geströmt waren, hielt sich am Geländer fest, blickte ratlos suchend um sich. Dann griff er sich an die Brust, zog mit zitternden Händen aus der Innentasche seines Jacketts ein Handy. Sperling hielt den Atem an. Alles lief nach Plan. Jetzt musste Schwarzalb die Meldung der österreichischen Presseagentur lesen, die soeben von Michael ins Netz gestellt worden war. Schwarzalb las, seine Augen weiteten sich, er schnappte nach Luft, wählte hastig eine Nummer.

»Spring, du Schwein«, zischte Sperling unhörbar in seiner Loge, hielt das Opernglas auf Schwarzalb fixiert. Der blickte hilfesuchend hinunter in das gähnende Loch des leeren Parketts. Gleich würden die beiden Wachbeamten bei ihm sein und ihn in die Zange nehmen. Sie würden näherkommen. Er würde versuchen zu fliehen, in seiner Panik auf das Geländer steigen. Die beiden würden rufen: »Stehen bleiben. Nein, das dürfen sie nicht!« Sperling sah das Gesicht des Primararztes vor sich, wenn ihre Blicke sich kreuzen, er ungläubig die Augen aufreißen und wissen würde, dass sein Spiel ausgespielt war. Er würde straucheln, das Gleichgewicht verlieren und in den Abgrund stürzen, unten mit dem Hals auf einer Sessellehne aufschlagen und mit gebrochenem Genick in bizarr verdrehter Körperhaltung reglos liegen bleiben.

Genau so geschah es – leider nicht. Denn wo blieben nur die beiden Wachbeamten? Wurden sie noch immer von Frau Erdmannsky in Beschlag genommen? Sperling blickte nervös und ärgerlich zu Schwarzalb, der das Telefon an sein Ohr gepresst hielt und augenscheinlich darauf wartete, dass der von ihm Angerufene abhob. Weiterhin keine Spur von den Wachbeamten. Sperling fluchte unhörbar und sah seinen Plan scheitern. Jetzt oder nie, sagte er sich, verließ die Loge und ging eiligen Schrittes selbst hinauf in die Galerie, trat von hinten auf Schwarzalb zu, der immer noch zappelig darauf wartete, dass sein Gespräch angenommen würde. Unter seinem Jackett zückte Sperling seine Dienstwaffe und presste ihren Lauf in Schwarzalbs Seite. Erschrocken blickte der sich um, sah Sperling direkt in die Augen, erkannte ihn und erstarrte.

»Sie kommen mit.«

»Aber das können Sie doch nicht«, stammelte Schwarzalb.

»Doch ich kann. Wir gönnen uns jetzt eine Zigarette.«

»Aber ich rauche doch gar nicht.«

»Das tut nichts zur Sache. Gehen wir.«

Schwarzalb gehorchte willenlos, stand offenbar unter dem Eindruck des Schocks über das, was gerade geschah. Sperling schob ihn unauffällig vor sich her, stellte sicher, dass Schwarzalb den Lauf der Waffe spürte, während sie das Büffet der Galerie passierten, wo sich die Pausengäste dem Wein und der angeregten Konversation über die heutige Aufführung hingaben.

»Ich werde Sie anzeigen.« Schwarzalb blieb stehen, schien wieder zu Sinnen gekommen zu sein und es sich anders überlegt zu haben.

Sperling rammte ihm die Waffe schmerzhaft in die Rippen und fuhr ihn gedämpft an: »Wenn Sie mich anzeigen, steht Aussage gegen Aussage. Und glauben Sie mir. Die Wiener Justiz fällt der Exekutive nicht in den Rücken, da haben Sie keine Chance. Weiter!«

Sie waren am Zugang zur Dachterrasse des Operngebäudes angekommen, die seit der Einführung des strengen Rauchverbots in öffentlichen Gebäuden als Rückzugsort für Pausenraucher diente und ihnen dabei einen herrlichen Blick über den Ring in die Ferne bot. Im Sommer waren die Sonnenuntergänge von hier aus prachtvoll. Jetzt jedoch war es schon lange finster, als Sperling die unverschlossene Tür öffnete. Ein eisiger Wind schlug ihm und seinem widerwilligen Begleiter entgegen. Nach dem kurzen Tauwetter des Tages hatte strenger Forst eingesetzt. Es begann auch wieder leicht zu schneien, und so war die Raucherterrasse menschenleer, fahl beschienen von der Abendbeleuchtung der Stadt.

Sperling schloss die Tür hinter ihnen. Wie weit würde er gehen? Der Arzt hatte sich umgedreht, starrte ihn an in einer Mischung aus Entsetzen und Trotz. Auf einmal waren die Rollen vertauscht. Sperling war unweigerlich an die Psychiatrie erinnert, wie der Arzt ihn dort mit den Spritzen gequält, ihn mit dem Tod bedroht hatte.

»Und nun?«

Der Psychiater hatte Angst, begann nicht nur vor Kälte zu schlottern, doch er gab sich nicht auf, würde sich wehren, das spürte Sperling intuitiv. Jetzt ging es nicht mehr um den Kampf ums große Geld, sondern um Leben und Tod.

»Sie haben Alice Lapinsky auf dem Gewissen.«

Schwarzalb sah ihn beinahe spöttisch an.

»Und die anderen auch. Wer weiß, wie viele es sind.«

»Sie können gar nichts beweisen.«

Das stimmte, war Sperling klar, und darum ging es ihm auch nicht. »Das ist nicht der Punkt.«

»Was wollen Sie denn von mir?«

Sperling stupste den Arzt mit dem Lauf seiner Waffe einen Schritt zurück, der auf dem eisglatten Boden ausrutschte, sich aber gekonnt auffing und an der Brüstung abstützte. Unten fuhr mit aufheulender Sirene ein Notfallwagen vorbei. Alles, was ist, endet, hatte Frau Erdmannsky prophezeit.

»Rache. Ich will Rache. Für das, was Sie unschuldigen Menschen angetan haben.«

Schwarzalb verzog keine Miene. Ja, er war Polizist, bestätigte Sperling sich, Staatsbeamter, dennoch entsicherte er seine Waffe mit einem Klicken. In dem Moment zückte der Psychiater sein Handy und schoss blitzschnell ein Foto von Sperling, wie er mit der Waffe auf ihn gerichtet vor ihm stand. Reflexartig schlug Sperling ihm das Handy aus der Hand, das darauf in hohem Bogen durch den Nachthimmel flog. Was jetzt geschah, geschah wie in Zeitlupe. Schwarzalps Blick folgte dem Flug seines Handys, und er begriff, dass seine Chance vertan war. Sein rechter Arm schmerzte von Sperlings Waffe, mit der der Schlag auf seinem Unterarm gelandet war, doch er streckte ihn weit aus in dem verzweifelten Versuch, das Handy doch noch in der Luft aufzufangen. Genau durch diese Bewegung verlor sein Körper das Gleichgewicht. Seine Füße rutschten weg auf dem eisglatten Untergrund. Er strauchelte, kippte über die Brüstung. Mit seiner Linken griff er nach dem Oberlauf des Geländers, konnte sich gerade noch halten. Das Geländer war nicht hoch – nicht einmal für einen Zwerg wie ihn, dachte Sperling.

»Helfen Sie mir!«, flehte er. Mit jedem Millimeter, den er an Halt einbüßte, steigerte sich die Verzweiflung in seinem Gesicht. »So helfen Sie mir doch. Bitte!«

Sperling wurde betont ruhig. »Und wie fühlt es sich an, so ausgeliefert zu sein?«

»Sie müssen mir helfen. Sie sind österreichischer Staatsbeamter. Das ist Ihre Pflicht!«

»Da haben Sie recht«, pflichtete Sperling ihm bei.

Und doch tat er nichts. Er blieb passiv, ließ den Psychiater allein seinen aussichtslosen Kampf gegen die Schwerkraft verlieren. Die Kälte half ihm dabei. Ich helfe nie, das Motto der Kundry im Parsifal, kam Sperling in den Sinn, als er dem Psychiater dabei zusah, wie er schließlich die Kraft in seinem Arm verlor und abglitt von dem Geländer. Wie er dann mit einem erstickten Aufschrei seinem Handy hinterher in die Tiefe stürzte, dessen Aufprall unten im Straßenlärm untergegangen war.

Sperling bebte, atmete tief durch, sicherte dann seine Waffe wieder und steckte sie ein. Hatte er Schwarzalb umbringen wollen? Ja. Hatte er ihn umgebracht? Nein. Hätte er ihn umgebracht? Diese Frage stellte sich nicht mehr. Da überkam Sperling ein unwillkürliches, ein eigenartig schrilles Lachen. Er sah in Sekundenbruchteilen die Bilder vor sich von der vermeintlichen Todesspritze, von Vartan nach der gescheiterten Flucht, vom Brand, vom Grinsen des Pflegers, vom Lächeln von Alice.

40

Sperling holte tief Luft und gewann die Kontrolle über sich zurück. Er hob die Zeitung vom Boden auf, die dem Psychiater aus den Händen gefallen war, als er das Foto von Sperling gemacht hatte, und steckte sie zur Sicherheit in die Innentasche seines Jacketts, würde sie später bei Chiara im Kamin verbrennen. Heftiges Schneetreiben setzte ein und würde die Spuren seiner Anwesenheit auf dem Dach bald für immer verwischt haben. Im Hinabgehen rief er mit dem Handy seinen Freund an. »Michael? Du kannst die Seite so lassen, es trifft alles zu. Vielleicht magst du ergänzen, dass der Begründer und Miteigentümer der Firma, der Primar Schwarzalb vom Steinhof, sich soeben das Leben genommen hat mit einem Kopfsprung vom Dach der Staatsoper … Ja du hast richtig gehört, von ganz oben, direkt hinab auf den Ring. Niemand sonst ist zu Schaden gekommen. Doch entschuldige, ich muss hier weitermachen. Danke … Ja, auf bald. Grüß dich.«

Sperling genoss den kleinen Kitzel, dass er dem Redakteur die Neuigkeiten mitteilte, noch bevor jemand davon wusste. Im Falle einer Ermittlung hätte er damit eindeutig den Verdacht auf sich gelenkt, doch eine solche Ermittlung würde es nie geben. Die Detailarbeit an der Leiche würde Sperling den bald eintreffenden Kollegen und der Spurensicherung überlassen. Sicher hatte bereits draußen jemand die Polizei alarmiert. Als er die Stiege hinab zum Zimmer des diensthabenden Arztes schritt, hörte er das Sirenengeheul der Kollegen sich nähern.

Die Pause dauerte noch an. Bei den wegen ihrer Länge bekannten Wagneropern war eine halbe Stunde Pausendauer zwischen den Akten üblich, damit die Zuschauer an den Büffets Kraft sammeln konnten. Bei der Kammer des Arztes unten beim Eingang angekommen, klopfte er kurz und trat ein. Dort saß Frau Erdmannsky zwischen ihren Plastiktaschen, die aus der Loge abgeholt worden waren. Trotz einer Spritze Valium, die der pensionierte Medizinalrat, der sich als Spezialist für Hals-Nasen-Ohren-Krankheiten vorstellte, der aufgedrehten Dame verabreicht hatte, war diese keineswegs in ihrem Redefluss gebremst, allenfalls jetzt besser aufgelegt als zuvor.

»Da sind Sie ja. Schwarzalb ist tot«, begrüßte Sperling sie.

»Geschieht ihm recht«, triumphierte Erdmannsky mit einem breiten Grinsen.

»Ich werde Sie zu einem Taxi bringen und für die Nacht ein Zimmer in einem Hotel für Sie reservieren.«

Erdmannsky stimmte zu, und der Arzt dankte Sperling erleichtert.

Auf dem Weg nach draußen mussten sie eine Gruppe wartender Pausengäste passieren, die irritiert über den verzögerten Beginn des dritten Aktes waren. Ein Hinzueilender klärte sie auf: »Es hat einen Toten gegeben.«

»Der Dirigent?«

»Nein, wieso?«

»Na, er wäre nicht der erste. Felix Mottl und Joseph Keilberth, beide sind doch schon im zweiten Akt des Tristan nach Walhall gerufen worden.«

»Aber in München, und Wien ist doch nicht München.«

Draußen war die Stelle, an der Schwarzalb auf das Straßenpflaster aufgeschlagen sein musste, bereits großräumig von der Polizei abgesperrt, und eine Traube Schaulustiger hatte sich trotz starken Schneefalls eingefunden. Daneben standen Taxis bereit, die wie immer bei Wagneropern auch während der Vorstellung auf Kundschaft hoffen durften. Sperling half Frau Erdmannsky in eines hinein und nannte dem Fahrer die Adresse ihres Hotels, bezahlte ihn im Voraus. Er wünschte ihr eine angenehme Nachtruhe und verabredete mit ihr, dass er sie in der Früh um 10 Uhr abholen werde, um sie in die Bank zur Auszahlung und zum vorübergehenden Parken ihres Geldgewinns zu begleiten. Sie dankte ihm. Der Wagen reihte sich schleichend in den witterungsbedingt stockenden Verkehr auf der Ringstraße ein, und Sperling reservierte telefonisch das Zimmer in einem Ringstraßenhotel in der Nähe des Dezernats. Genug Geld, die Rechnung dort selbst zu begleichen, hätte Erdmannsky morgen, stellte Sperling mit Genugtuung fest.

Die Pausenglocke schrillte. Sperling begab sich zurück in die Loge, wo Chiara bereits auf ihn wartete und wenig amüsiert schien.

»Ich hätte mir den Abend wirklich anders vorgestellt. Erst bringst du diese eigenartige Person mit, und dann lässt du mich die ganze Pause über allein im Foyer stehen.«

»Entschuldige bitte vielmals, aber ich musste mich um Frau Erdmannsky kümmern«, suchte er sie zu beschwichtigen, doch hatte er damit nur wenig Erfolg.

Der dritte Akt begann, das lange tragische Siechen von Tristan. Es bot Sperling die Gelegenheit, sich mit Chiara auszusöhnen. Er wusste, was er tun musste, um ihre Stimmung zu besänftigen, um für sie den ungewöhnlichen Opernbesuch doch noch zu einem gelungenen Abend werden zu lassen. Zärtlich begann er von hinten ihren Hals zu küssen. Zuerst zierte sie sich noch kokett, doch dann drehte sie sich um und erwiderte seine Küsse leidenschaftlich. Die Trostlosigkeit auf der Bühne ließen sie im Rausch der Musik untergehen, zogen sich ins Hintere der Loge zurück und gaben sich einander hin. Chiara kam auf ihre Kosten, wie Sperling befriedigt zur Kenntnis nahm, doch er selbst war heute ausnahmsweise in Gedanken nicht bei ihr.

Der Applaus war stürmisch. Woher die Leute nach der langen Oper noch die Energie nahmen, sich in Beifallsstürmen zu ergehen, dachte Sperling. Wahrscheinlich war es bei manchen von ihnen schlicht die Erleichterung darüber, dass es vorüber war.

Er begleitete Chiara durch die tief verschneite Stadt zu ihrer Wohnung, verabschiedete sich von ihr und wünschte ihr eine gute Nacht, da er noch arbeiten müsse, würde anschließend zu ihr kommen. Dann stapfte er weiter die Herrengasse und dann die Schottengasse entlang bis zum Ring, bog dort nach rechts ab und war schon kurze Zeit später in seinem Büro. Das Dezernat war verwaist, und er warf, noch bevor er mit dem Verfassen seines Berichts begann, einen Blick auf die Nachrichten im Internet. Zwar wurde die Aktie der CCE Neuroscience um diese Uhrzeit nicht mehr gehandelt, da sie nur in Wien notierte, doch die Nachricht von den Problemen der Tochterfirma war schon bis in die USA durchgesickert, wo der Kurs der CCE Holding kräftig einbrach, was Sperling mit triumphierender Genugtuung erfüllte. Kurz rang er mit sich, dass er nicht doch der Versuchung erlegen war, sich selbst eine Scheibe vom Kuchen der sicheren Kursgewinne Frau Erdmannskys abzuschneiden, doch hätte das sein ungesetzliches Handeln der Legitimität beraubt, fand er.

Unter der Handynummer, die Doktor Farkic ihm gegeben hatte, erreichte er die Ärztin, die sich angesichts der neuen Sachlage bereiterklärte, gegen den toten Schwarzalb auszusagen. Damit durfte das Schicksal der CCE Neuroscience besiegelt sein, stellte Sperling zufrieden fest. Er deutete der Psychiaterin gegenüber an, dass ihr möglicherweise eine Stellung als Leiterin einer neu zu eröffnenden Privatklinik angetragen werde. Ein neuartiges Konzept sei dort in Planung, bei dem eine Mitsprache der Patienten vorgesehen sei. Näheres erfahre sie in Kürze.

Dann holte er sich telefonisch die Details zur Spurensicherung zum Tod Schwarzalbs von den Kollegen im Einsatz. Eindeutig Selbstmord war das Ergebnis, zu dem sie gekommen waren. Bevor er selbst sein Protokoll zu schreiben begann, hielt er inne und musste an Alice denken. Ihr Bild, das sich ihm so intensiv eingebrannt hatte, begann zu verblassen. Mit der erfolgreich verübten Rache an ihrem Tod konnte Sperling die Erinnerung an sie ziehen lassen, sich mit ihr zugleich von dem Traum verabschieden, den sie in ihm geweckt hatte, so süß er auch gewesen war. Alles, was ist, endet. Der Lauf der Zeit war nicht aufzuhalten. Dieser Realität musste er sich stellen.

Er tippte seine Zusammenfassung der Ereignisse in den Computer und legte dann den fertigen Bericht ins Fach seines Vorgesetzten, damit der ihn am folgenden Tag zu seinem morgendlichen Tee in Empfang nehmen konnte.

Noch einmal vor dem Weggehen warf er einen Blick auf die Börse, und als würde eine dunkle Ahnung bestätigt, war der Kurs der CCE Holding, der amerikanischen Mutterfirma der österreichischen CCE Neuroscience, nach dem Absturz auf einmal kometenhaft in die Höhe geschnellt. Hastig las er sich in die Hintergründe dieses plötzlichen Umschwungs ein, ein unverhoffter Auftrag der amerikanischen Regierung hatte das Blatt gewendet. Außerdem hatte die Firma in einer Erklärung bekannt gegeben, dass sie sich vorläufig von ihren Aktivitäten in Österreich zurückziehen und das Projekt Sinegladium® gänzlich aufgeben werde, da das Mittel zu unerwünschten Nebenwirkungen geführt habe, ohne dass spezifiziert wurde, zu welchen. Ein alternatives Medikament befinde sich jedoch bereits in der Erprobung bei einer asiatischen Tochterfirma.

Schwarzalb und seine CCE Neuroscience waren erledigt, Frau Erdmannsky war reich und konnte den Aufbau einer neuartigen Psychiatrie finanzieren, doch die eigentlichen Drahtzieher erwiesen sich als unerreichbar. Business as usual. Desillusioniert beendete Sperling seine Arbeit und verließ das Dezernat. Es war spät geworden.

Der Abend in der Oper, er ging nun endgültig zu Ende. Wieder einmal hatte Isoldes Liebe nur im Sterben ihre Erfüllung gefunden. Der kleine Tod genügte ihr nicht, der große musste es ein. Sperling fand das überzogen. Wäre Liebe immer zur Tragik verdammt, die Menschheit wäre längst ausgestorben. Alice hatte ihn in einen Liebestod hineinzwingen wollen, er jedoch würde jetzt das Leben feiern, nicht nur sein eigenes, sondern den Triumph neu heranwachsenden Lebens. Die nächtliche Ringstraße erinnerte ihn noch einmal an die Stunden seiner Flucht vor dem Tod. Er musste fort von hier, zurück in seine Welt, zurück zu Chiara, zurück ins Herz der Stadt, zurück vom Ring.

DIE NEUEN Lieblings-Plätze

ISBN 978-3-8392-2628-5

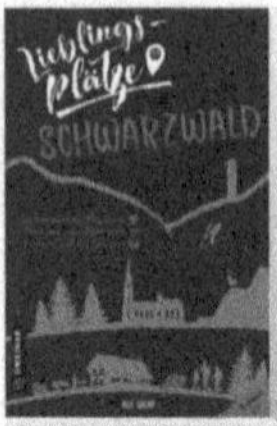

ISBN 978-3-8392-2615-5

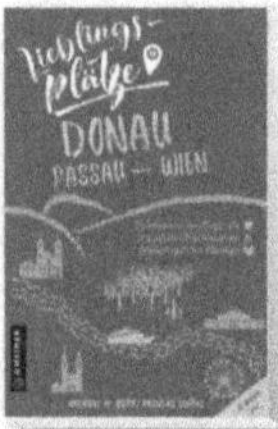

ISBN 978-3-8392-2620-9

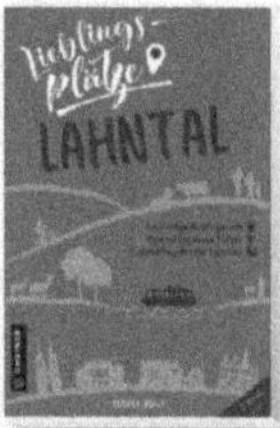

ISBN 978-3-8392-2635-3

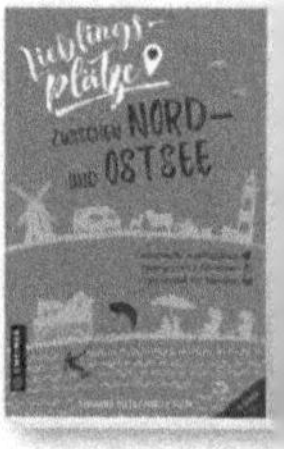

ISBN 978-3-8392-2618-6

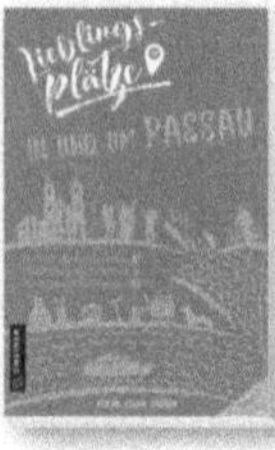

ISBN 978-3-8392-2623-0

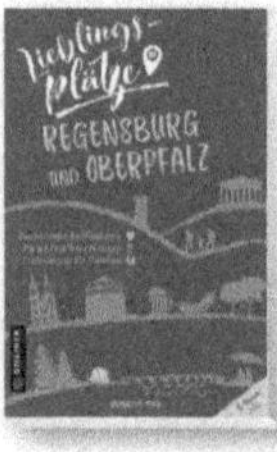

ISBN 978-3-8392-2630-8

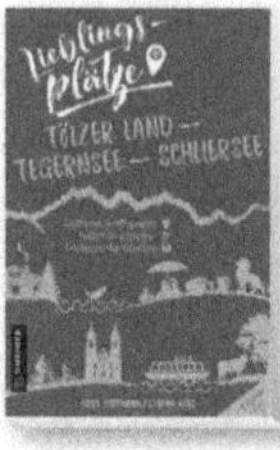

ISBN 978-3-8392-2631-5

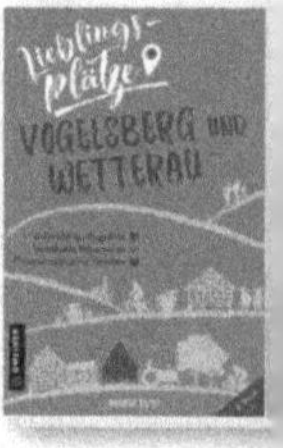

ISBN 978-3-8392-2632-2

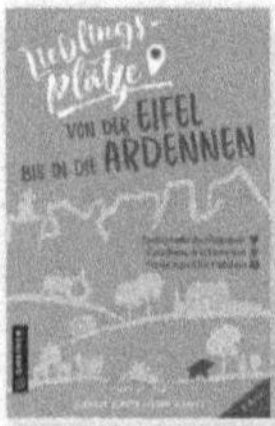

ISBN 978-3-8392-2405-2

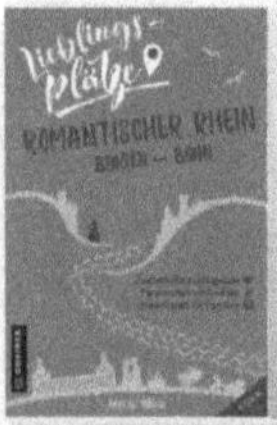

ISBN 978-3-8392-2622-3

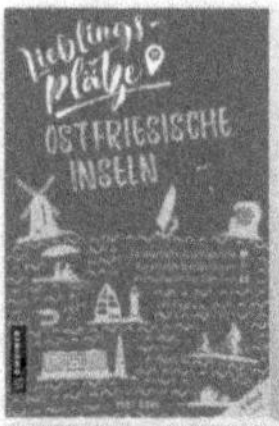

ISBN 978-3-8392-2545-5

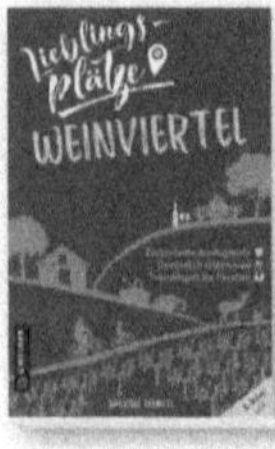

ISBN 978-3-8392-2629-2

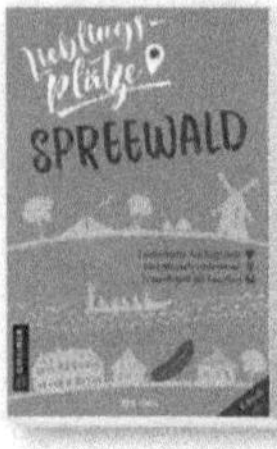

ISBN 978-3-8392-2634-6

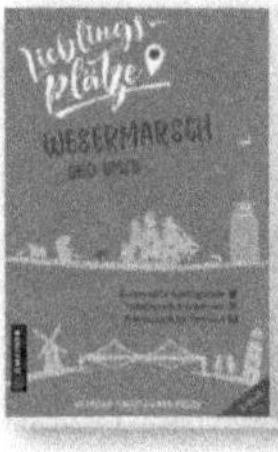

GMEINER KULTUR

WWW.GMEINER-VERLAG.

Mensch, Kultur, Regio